# 2秒內—擊倒！
# 戰鬥民族的防身技巧
# 「原始打擊」

RAW COMBAT

## 國際級「警察、特種部隊」武術教練

國際原始打擊戰鬥系統負責人
**盧克・霍洛威**［著］
**LUKE HOLLOWAY**
蘇聖翔／譯

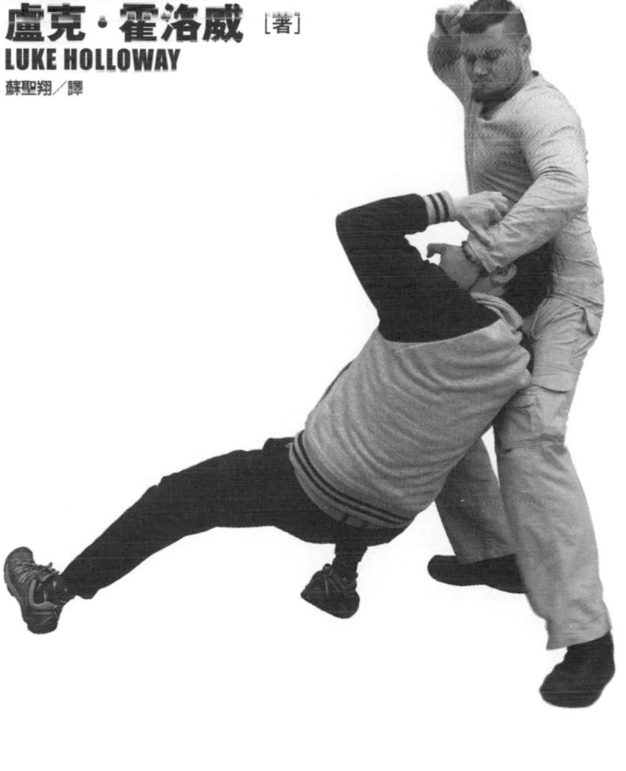

# ■■■ 為了成為都市生活的生還者●前言

我從澳洲來到日本已經有很長的一段時間了，但我最近對於日本人的危機管理意識薄弱感到驚訝不已。

日本的確是個和平的國家，和其他國家相比也很少發生械鬥。

據說日本人由於國民性使然，直到最近鄉下夜不閉戶的情況仍很普遍。

然而近年來日本邁向國際化，像我這種來自海外的移居者和旅客也逐漸增加。外國人不盡然都像日本人那樣老實。

近年來外國人犯罪增加且手段兇殘，日本人對於犯罪的警戒心卻未升高。不知為何，人們的危機管理意識極低。

在日本常見到獨自走夜路的年輕女性，而且這些女性總是忙著滑手機，或是戴著耳機一邊走路一邊聽音樂。完全不顧周遭環境，絲毫不覺得自己可能會被襲擊。這簡直是在引誘人「來襲擊我啊！」這在國外根本是匪夷所思。

不只女性，男性也是在鬧市醉得神智不清，在電車上也只顧著滑手機。這些行為簡直是告訴犯罪者「把我當成目標吧！」

我十分清楚日本人是不愛打架或爭執的國民。然而，篤信自己不愛爭鬥就不會被襲擊，這未免太荒唐無稽。

**現今日本人最需要的是，避免自己成為犯罪目標，或是避免淪為被害者的意識與行動。**

這有精神層面的部分，也有物質層面的部分。

我在本書介紹的「城市生存」與「ＣＱＣ（近身距離作戰）」，是在險惡都市生活中的求生手段。應該如何思考與行動？這是初學者最應知道的都市叢林求生術。

我平時在全球的軍隊、警察、特種部隊指導專業的戰鬥方式，但並非只有行家才需要戰鬥的技術。我的這套求生技能對於現今毫無戰鬥技能的一般人更顯重要。

對於沒有格鬥技與打架經驗的初學者，本書將逐一介紹初步的想法，以及可立即在實戰中使用，既有效又簡單的技巧。

本書為了保障你在都市生活的安全與健康，將訓練你從各種威脅中懂得保護自己，讓你成為平安返家的生還者。

盧克・霍洛威

## 全世界的專家都在學習的原始打擊

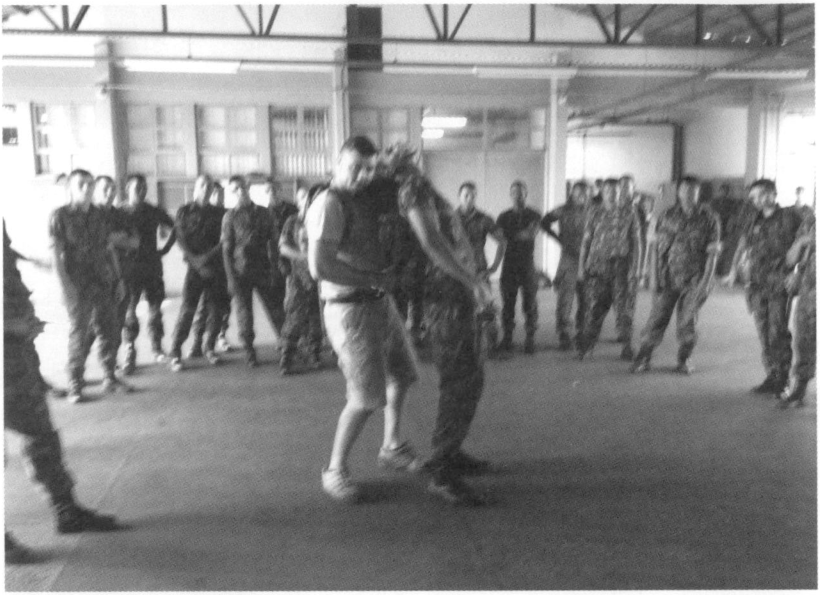

為巴西陸軍指導小刀防身術

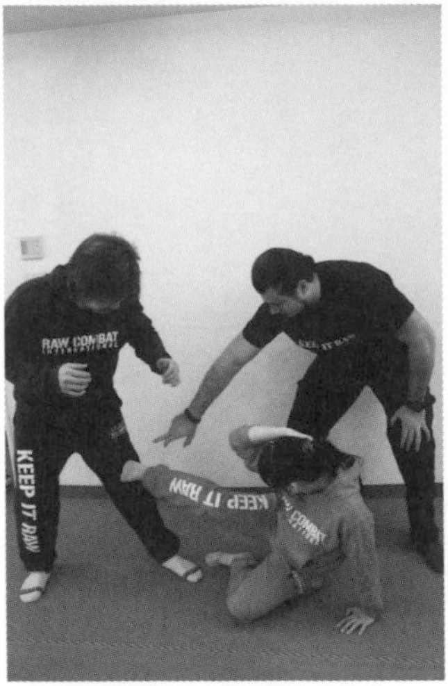


在大宮國際原始打擊戰鬥系統本部

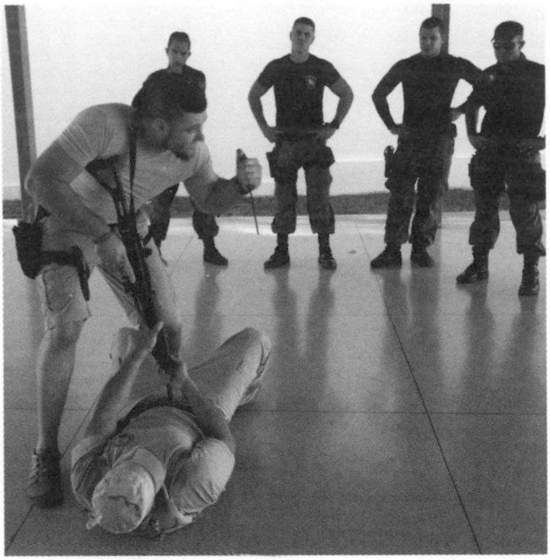

為巴西市民警察指導逮捕術

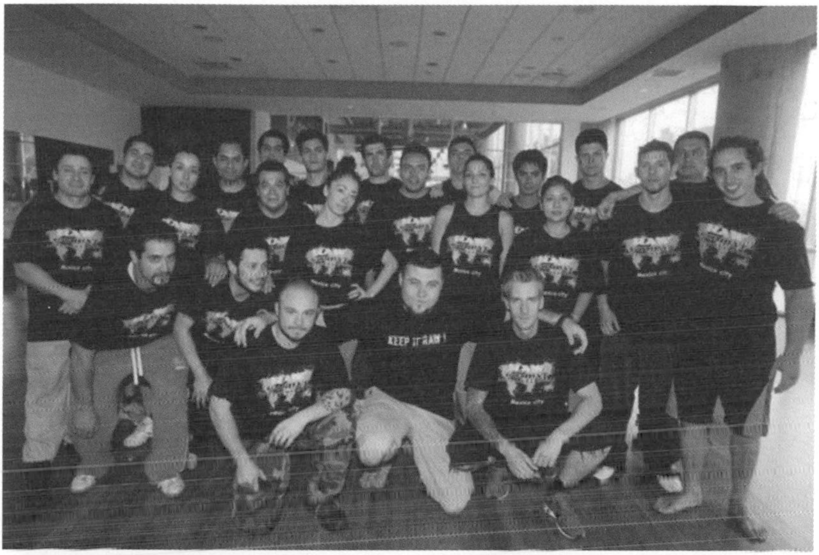


在墨西哥市原始打擊戰鬥系統分部

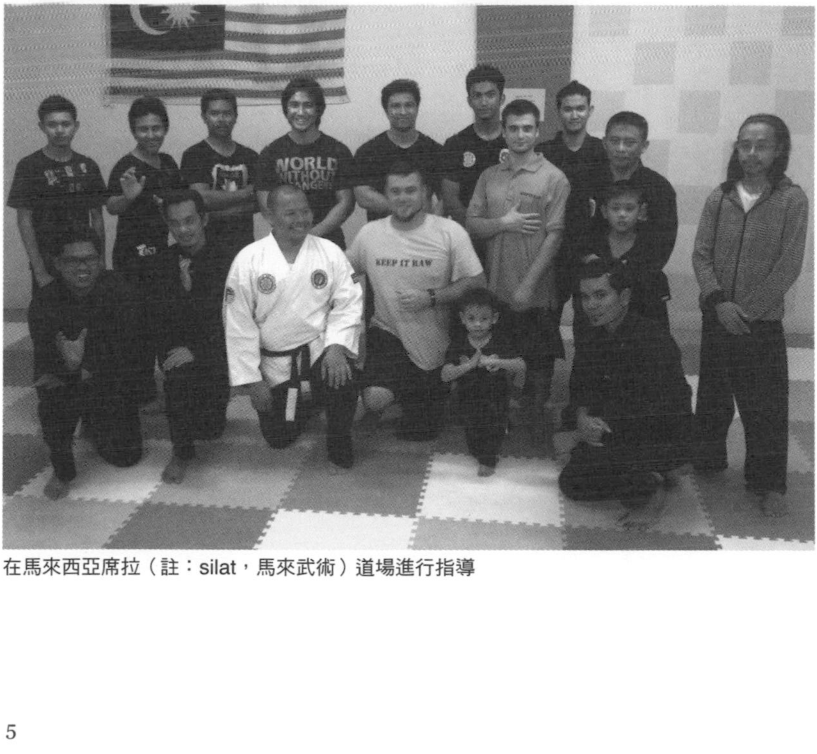


在馬來西亞席拉（註：silat，馬來武術）道場進行指導

# 2秒內擊倒！戰鬥民族的防身技巧「原始打擊」 目次



## 第1章 專業的求生理論

## 第2章 風險管理的實情



## 第3章 CQC的基本

# 目次

# 第1章

# 專業的求生理論

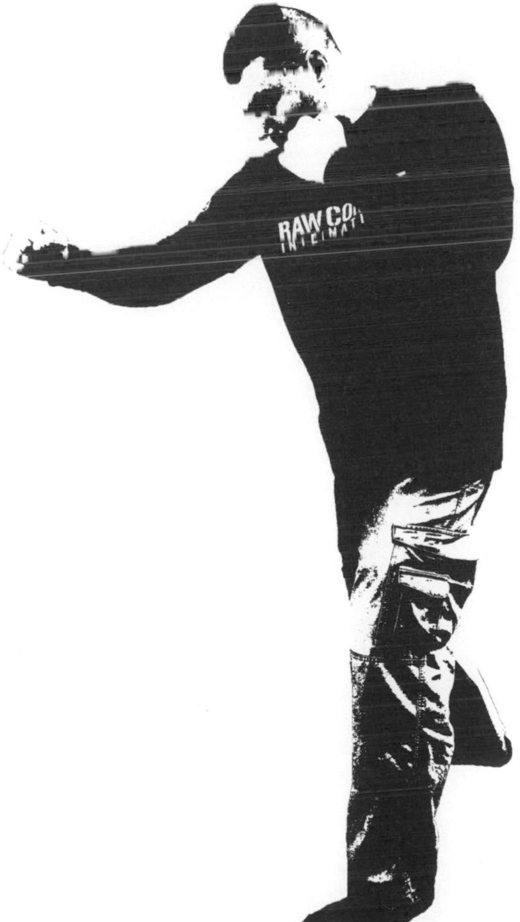

## ■■■ 別成為叢林的獵物

在都市叢林裡，我們並不知道何時、何處、會有何種敵人潛藏其中。犯罪者可能持有武器、成群結隊，或從黑暗中與背後等不易發現的場所襲擊而來。儘早察知、迴避這些危險是一大要事。於此概念下創立的體系就是原始打擊的「城市生存」法則。

關於理論與具體實例之後會詳述，不過基本原則是**學會該如何舉措，才能在一開始就不被犯罪者當成目標**。

犯罪者經常在暗中觀察你。你的態度若顯出恐懼不安，或只顧著滑手機，絲毫不管周圍的人，就能篤定你是他們的獵物。這就是「軟目標」。反之，如果你表現出抬頭挺胸的樣子，總是注意周遭環境，對方就會認定你是「硬目標」，便不會襲擊你。

所以你得留心先讓自己變成硬目標。這正是城市生存最重要的概念。

離題一下，關於這個概念的適用情況，當然得顧及都市的現實。例如你與迎面走來的男人碰撞肩膀。你現在置身何處將會左右你下一步的應對。

假如這裡是德州的街上，你狠狠地瞪對方會如何呢？在合法持有槍枝的德州，對方會立刻回敬你一顆子彈。

雖然一般人以為德州男性脾氣火爆，但這時德州男性一定會露出笑容擁抱對方再道別。他們十分清楚如果此時劍拔弩張，對方或自己其中一方有可能失去性命。

然而，如果此地是澳洲或紐約又會如何呢？兩地在自家與射擊場都被允許持有槍枝，平常則不會隨身攜帶。所以彼此容易火冒三丈，並大打出手。因此澳洲、英國與紐約械鬥的機率很高。

這種時候該如何應對呢？後面將會詳細解說。

## 「技術」是求生的「手段」

實際上面臨敵人襲擊的威脅時，該如何處理呢？這個技術體系就是原始打擊的「格鬥」。

然而，在此希望大家不要誤解。**原始打擊的格鬥並非日本常見的「護身術」，而是為了平安存活所做的「格鬥」。**

面對存心襲擊的敵人，一般的護身術都是「敵人這樣出手時，要這般……」但憑著被動的態度與意識，真的能平安存活嗎？從我自身的經驗，我不這麼認為。

我在圍事（保鏢）與SP（特警＝警護官／擔任要人保鏢的警官）的工作中，親臨了10年以上的暴力現場。**真正感受到危險時，不能等待敵人攻擊，自己必須採取行動。**若以被動的態度等待敵人襲擊，狀況只會不斷惡化。

因此，原始打擊的格鬥與一般的護身術，練習目的大不相同。一般的護身術以學習招式與技術為目的。每一個招式都有名稱。這並非實戰，只不過是武術動作。對方會如何出手、持有何種武器、總共有幾人都無法預測，光是練習招式或動作也沒有意義。

然而，格鬥是練習將「技術」當成存活的「手段」使用。在一人對多人，或在沒有照明的暗處等高壓的狀態下爭鬥。

離題一下，我從小向祖父學習叢林求生術。如使用小刀生火、製作遮蔽物與捕獵物的陷阱、肢解捕到的獵物等方法。在叢林中不僅小刀，利用小刀的各種技能，全都是求生的工具。

這在城市叢林「都市」也是一樣的。

不僅自己的拳頭、手肘、膝蓋等，凡是可以對敵人有效使用的技能，都是求生工具。

這麼一說，我想起一件往事。我在十幾歲時，非常熱衷中國拳法。我曾經滿懷憧憬地認為，若能直接用武術招式來打架一定很酷。我開始圍事工作不久，有個塊頭比我大的黑人出拳揍我。我瞬間想用中國拳法應付：「如果他這樣出拳，我就……」結果卻結結實實地挨了一拳。挨打的時候我想到：「對了，我還學過拳擊和泰拳。」我立刻用拳頭應戰，將對方擊倒。

## 以學習技術為目的的武術很難直接用於實戰。

重點並非技能本身，而是該如何使用工具、如何練習。

## ■■■ 完全活用3項工具的CQC

原始打擊的格鬥有在距離較遠的間隔使用的「防身術」，和以距離較近的間隔為主的「CQC」這2種。

所謂CQC是Close Quarters Combat的簡稱，雖然譯成近身距離作戰，但這套體系在原始打擊，就連初學者或女性等體格嬌小、沒學過格鬥技的人，這些所謂的弱者也能在短期間內發揮效果。當然像軍人、警察或SP等專業人士，必須徒手近身戰鬥，所以都要學習CQC。

本書主要將為初學者介紹CQC的基本技術。

CQC有各種工具，這次將為初學者集中介紹鎚拳、肘擊、頭錘這3項工具。

一般的格鬥技愛好者，很多人以為關節拳擊在實戰中很有效。職業拳擊手之所以能夠自由自在地出拳，是因為他們的指頭與手腕用繃帶纏繞，戴上拳擊手套保護拳頭。若徒手用拳頭打中手肘或頭部，一拳就會毀了拳頭。

我也曾經徒手攻擊對方的前額，實在是相當慘痛的經驗。徒手的正拳作為武器十分脆弱，想要恰好打中要害更是困難。一流的職業拳擊手對目標的命中率是60%。拙劣的拳擊手約10%左右就算不錯了。於是，笨拙的人即使出拳，9成只會打中目標以外的地方或是落空。

本書主要為初學者介紹即使攻擊也不易受傷，具有威力的鎚拳、肘擊、頭錘，就算訓練時間短的人也能使用。鎚拳就是鐵鎚，手肘、額頭不用像空手道做部位鍛鍊，或像拳擊手做打擊練習，就可以確實打中敵人的要害，造成損傷。

重點是鎚拳、肘擊與頭錘和防身術的拳打腳踢一樣，都只不過是技能。**這些技能何時、該如何使用、使用後該怎麼做，掌握狀況與下一步行動都很重要。**

此外，使用這些技能的環境，也不能以格鬥技或武術的常識看待。

實際上，女性遭受襲擊的地點通常是暗處。在亮處才能使用的精密技術對於防身並沒有用處。

反之，當男性打鬥時，通常都在大批對手與眾目睽睽下混戰。

這種情況下，該如何與周遭的人取得溝通？如何開打、如何收拾？這些觀點都是必要的。

在這些觀點之中可以活用本書所解說的ＣＱＣ的工具。利用這些工具求生，平安生還，正是ＣＱＣ的目的。

在都會中，眼前有塊頭比你大的人、有舉起武器的人、你被大批歹徒包圍。這時驚慌失措會降低思考能力，使你膽怯。然而，這時如果猶豫：「該怎麼辦？該怎麼辦？」就一定會成為被害者。

**想把技能當成工具，需要的是在這時冷靜地判斷，並且下定決心，採取行動的能力。**

所以在原始打擊中，首先要進行循環訓練，讓身體疲勞，營造思考力與對周遭的意識降低的狀態，然後再打鬥。狀況各有不同，一人對多人、空手對武器、在黑暗中、極大音量的背景音樂等。

除了自身的疲勞，其他狀況都會在身體上、精神上造成壓力。也要依據當天的概念，決定使用的工具。

例如只用鎚拳、肘擊、頭錘。這時（有壓力的狀態）的工具不多，且簡單的比較有效。不，事實上只剩簡單的能用。即使知道再多的招式也毫無意義。

**在危機四伏的情況下，不要停止思考、意識與動作，要用簡單的工具持續奮戰。**這就是求生之道。

## 3個M

城市生存導向成功的概念有3個「M」。

- RM（Risk Management＝風險管理）
- TM（Threat Management＝威脅管理）

・CM（Crisis Management＝危機管理）

共有這3項。

若翻譯成中文，每一項都是「危機管理」，如果活用語感意譯，RM是「風險管理」、TM是「威脅管理」、CM則是「被害或災害管理」。

舉個具體的例子，假設你去了一間黑店。這間店很危險吧？趕快離開這間店比較好吧？如此判斷的局面就是RM。

然而，縱使你想離開店員卻擋住出口不讓你出去。包含肉體戰鬥的局面就是TM。這時CQC可以大顯身手。

即使開打了，卻未必能一擊就解決問題。你的攻擊不見得有效，反之還會受到對方攻擊。你可能被打倒在地，也有可能被對方拿刀子刺傷。

這些都是不希望碰到的狀況，但是既然開打了，就得對最糟的狀況做好心理準備，必須做些能夠脫身的訓練。這就是CM。

城市生存的目的是平安生還回到自己家，隨著RM、TM、CM的推進，為了要求生成功，要設想障礙變高的局面。

## 掃視周圍

首先對第一個RM說明一下。最重要的概念是迴避（avoid）危險。為此需要的關鍵字是「掃視（scan）」。

所謂掃視是360度確認自己的周圍。雖然主要仰賴視覺資訊，但在暗處、自己背後等情況，聽覺也很重要。

**掃視是風險管理的基本，以掃視開始，也以掃視結束。**假設是TM與CM的狀況，開打後、打鬥時、打完結束，要一直持續掃視。

我在讓學員理解掃視時，會教導他們從道館到自己家的路上要如何除去威脅，安全回家。學員在道館內處理完刀刃後走向道館出口。然而，我會在此時安排另一位學員偷偷埋伏，去襲擊已經鬆懈的學員。已經知道要如何應付刀刃的學員都會在出口被擊敗。

覺得威脅消失後，人都會忘記掃視。

我的掃視動作已經成了習慣，即使走在路上時，也常有人問我：「你在看什麼？」藉由掃視，自然可以明白我現在置身何處、應該處於何種位置較好。

例如當我進入咖啡廳或餐廳時，我會坐在靠裡面的座位，並且背對牆壁。如此一來，自然可以瞭望從入口進來的所有客人。假設有危險的人從入口襲擊而來，離裡面的座位距離也最遠。

那麼，具體而言該如何觀察呢？雖然視情況而定，不過重點之一是**別人的「手」**。身在暗處時，如果接近的人手上有發光的物品，就有可能是刀刃。另外，在鬧區眾目睽睽的地方遭遇威脅，當你除去威脅逃走時，接近的人如果手插進口袋，他很有可能暗藏某些凶器。同樣狀況下，注意著你且操作手機的人，很有可能正在呼喚同伴。

危險不止於人禍。還有火災與地震等天災。為了防範這些情況，確認逃生梯在何處、出口是否只有一個，然後再就座，這是理所當然不須多說的。

這種掃視不只緊急時，在日常生活中沒有養成習慣就無效。日常生活會在何時變成緊急狀況，是誰也料想不到的。

## 硬目標

人禍和天災不同，也就是說，以犯罪為目的的人，不會隨便襲擊人。某種意義上他們也是專家，能夠瞬間看清誰是獵物，誰不是獵物。

可以當成獵物的人，第一是沒有警覺的人。完全不注意周圍，只顧著滑手機的人，會被當成即將到手的鴨子。

離題一下，我用手機和人通話時，雖然聽覺會集中在對話上，但視覺卻會打量周圍，絕不疏於檢視。如果聽覺與視覺都喪失，就會變成毫無防備。

不疏於掃視周遭，同時也要維持抬頭挺胸的樣子。有自信的人會表現在態度與姿勢上。瞄準獵物的人，也會盡量避開硬目標。

例如，當有可疑人物向你搭話時，**令人覺得你是硬目標的重點是「視線」與「所站的位置」**。

首先，視線不能往下。和對方爭執時也一樣。視線朝下或往下，在肢體語言上會被解讀成陷入「精神投降」。所謂精神投降就是「畏縮」與「服從的意志」。

常有人說，在日本人的身體文化論中，立刻低頭後退一步，這種行為被視為美德，但在國外卻不管用。雖是一種文化摩擦，但的確只有日本國內的日本人之間才行得通。若是在國外，做出畏縮與服從的肢體語言，對方當然會盛氣凌人地展開攻擊。

如果是同伴之間，一句文化摩擦就沒事了，但如果對方是鎖定軟目標的犯罪者，就會被當成絕佳的目標。**日本人在國外被捲入犯罪的機率很高，與這種肢體語言並非毫無關聯。**

順帶一提，專業的保鏢會巧妙地使用這種肢體語言。

例如在保護重要人士時，在機場與街道等大批人群聚集的場所，會有多位保鏢在周圍戒備。這時保鏢需要的肢體語言是「高調」。穿上西裝，故意走路有風。刻意告訴周遭的人他正在監視，就算有想進行恐怖攻擊的人，所營造出的氣氛也會讓他們難以下手。其目的就是讓人以為是硬目標，而不敢輕易下手。

然而，當重要人士私底下上酒吧時的警備可不能如此。這樣是刻意讓旁人知道你的客戶是重要人士。反而會招來危險。客戶與保鏢要盡量自然地融入周遭，保鏢必須「低調」。刻意穿著輕便的衣服，和要人輕鬆地閒聊，像朋友一樣行動。自然地融入周遭環境，避免招來危險，保鏢也要時時掃視周圍。這時的掃視不要轉動頭部，和人邊聊天邊把視線掃向周圍，要自然地進行。就連正在警戒也不能被旁人發覺，這才是專業的保鏢。

不過，就算你像掃視器一樣檢視周圍，維持硬目標的態度，仍會有不速之客靠過來。以犯罪為目的的人，一開始會以強硬的語氣讓你畏縮、服從，或者以溫和的話語誆騙你。無論對方說什麼，都不能被對方牽著走。這時已經是TM的局面，對方的話就如同刺拳的攻擊。被刺拳打中若不立即回以刺拳，在拳擊賽中也會被對方玩弄於股掌間。

那麼，言語的刺拳是什麼？就是不要回答對方的詢問，全部以問題回應對方。

例如對方問：「現在幾點？」你絕對不能回答。反而要反問：「咦？你沒戴手錶嗎？」即使對方回答：「我沒有戴手錶。」也要繼續問：「為什麼？為什麼你不戴手錶？」只要重複問無意義的問題即可。

對方聽到問題會瞬間思考，並停止動作。**所謂言語，是藉由發問轉為攻擊。**最好記住這一點。

提問的刺拳愈多，對自己就愈有利。過程中憤怒的對方會大叫：「混帳！敢瞧不起人！」日本人最不擅長的就是這個。日本人認為生氣的人就贏了，反社會的人會無意義地大聲怒喝。一般人聽到這聲音會畏縮、服從。反社會的人便會乘虛而入。

當對方大聲怒喝時也一樣。你要反問：「為什麼？」、「什麼意思？」**只要對方瞬間答**

**不出來，或是陷於思考時就是好機會**。如果你想ＫＯ對方，看準這一瞬間即可。

離題一下，當對方攀談時，第一瞬間其實是毫無防備的。當對方開始說話時，我常用一招就是瞄準對方下顎出拳。人在講話時嘴巴會動，所以下顎很脆弱。另外，人在開始說話時，在話說完的那一瞬間，行動會停止。

若成為高手，抓住這一瞬間就能輕易ＫＯ對方。

## 個人空間

可疑人物向你接近，或是你主動接近時，格鬥的鐵則是守住個人空間。

所謂個人空間，是指在自己正面用兩臂畫圓，一隻手可以碰到對方的胸口。另一隻手則護住自己的胸口。這能確保個人空間。不過當對方持有武器，或人數眾多時，狀況不同所需的個人空間也不同。這點也要注意。

這個空間絕不能讓可疑人物進來。為什麼呢？假如對方進入這個空間，一旦自己要攻擊對方時，就會沒有所需的距離。個人空間是自己能有效攻擊對方的「行為空間」。

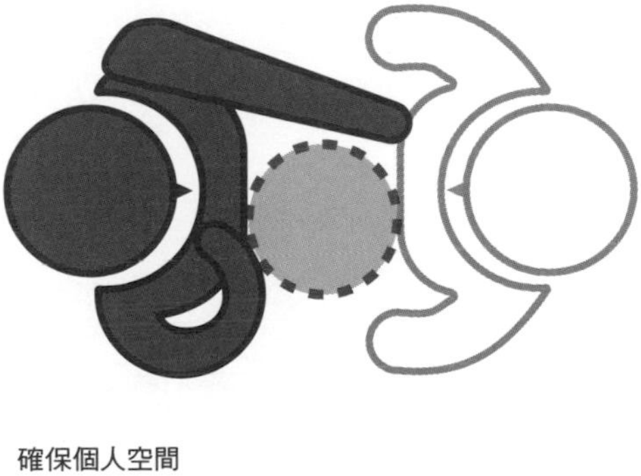

確保個人空間

另外，在日本經常看到彼此胸口或額頭頂住，互相推擠的場面。個人空間完全消失了。假如對方突然從口袋裡抽出小刀，或者對方的同伴從周圍接近，你能立刻察覺嗎？

**為了確保自己攻擊時的「行為空間」，也為了擴大視野掌握包含對手在內的周遭狀況，**個人空間非常重要。即使對方怒吼逼近也別後退，要確實頂住。這時你不能從自己的位置退後。一旦位置後退，對方會趁勢進攻。要死守自己的空間，將對方推開。一邊持續對話，一邊問：「為什麼？」把對方頂回去即可。

即便如此，如果對方仍想侵入個人空間，就能明顯判斷他有加害之心。

確保個人空間，也是確保能看清對方全身動作的距離。

## 格鬥的3個概念

格鬥有3個概念。

・先發制人
・反應
・恢復

這也是CQC與防身術的基本概念。

首先是先發制人。或許接近日本武術所說的「先之先」的概念。日本的護身術等，都是等對方毆打了，被對方抓住了才還手，這種學習方式並不符合現實。

假如可疑人物想接近你，首先不能讓他進入個人空間。然後**當判斷必須交手時，要先由自己進攻**。這就是先發制人的想法。

大家想像一下有位犯罪者正鎖定你的真實場面。當你走在狹窄的夜路上，前方有可疑人物接近。你察覺到危險，改走其他方向，想要遠離可疑人物。

就風險管理而言這是正確的。然而從其他方向，也有可疑人物接近你。或許你會被前後包夾。而且仔細觀察，前面的男子懷中暗藏武器。你理解到已進入了威脅管理的領域。

這時你可不能像日本武術那樣，等著對方拿出武器襲擊你。你要主動攻擊眼前的敵人，在對方取出武器前打垮他，用鎚拳、頭錘、還有肘擊瞬間撂倒他。並且必須快速掃視四周，當場離開。

在狹窄的路上，面對持有武器的兩名可疑人物，你可不能想要赤手空拳對抗他們。自己該如何脫離威脅？其最重要的概念就是先發制人。

話雖如此，現實中可疑人物侵入了個人空間，對方想抓住你的身體或衣服，或者你已經被抓住了，甚至是對方想揍你。這時，**反過來用自己的工具攻擊對方伸出的手還擊，保護自己的頭部，用手肘或頭對準對方柔軟的部位攻擊**。這就是反應。

在日本稱之為「後之先」。不過並非防禦的意識，而是在心情上要有進攻（攻擊）的意識。即對方出手就用鎚拳攻擊，或用肘擊打傷他的手。如果對方揮出鉤拳，就雙手抱頭，用自己的手肘攻擊對方的身體前進。結果不管是趕走對方或承受攻擊，精神上都不能採取守勢。

第3個是恢復。實際打鬥時會被毆打，或被打倒、讓對方跨到身上。**該如何冷靜地擺脫這危險的狀況呢？**這個概念就是恢復。

打鬥的基本是時時採取有利的位置與姿勢，但是受到攻擊，這個位置就會潰散。瞬間重整態勢的練習非常重要。日本武術有許多招式，這些招式失敗或無效時卻沒有恢復的概念。所以當自己的招式無效，經常會陷入恐慌。

然而像格鬥技等實際與對手互搏的比賽，高手很擅於恢復。即使被擊中，也會巧妙地化解力道，就算陷入危機也有諸多挽回的手段。

當然，縱使平日訓練希望百分之百躲過對方的拳頭，但實際上自己出拳，對方也是會攻擊的。因為小小的失敗就陷入恐慌，這樣是無法生還的。

既然打架，多少會挨上對方的拳頭。另外，如果和持有利刃的對手打鬥，自己的身體多少也會流血。

**為了避免這時陷入恐慌，從平常就要習慣。**例如必須刻意挨拳頭，做恢復練習；為了習慣對付小刀，平常就要用附有刀刃的小刀打鬥。像我在平日的練習中，也經常被對方的小刀劃傷，但我並不會動搖。

重點是被小刀刺傷或負傷時，要立刻果斷地採取行動。

## OODA循環

前面解說了從RM到TM過程中的一些重要概念，而在每個局面中都有共通的重要概念。

那就是「OODA」。這是O（Observe）、O（Orient）、D（Decide）、A（Action）的簡稱，若用中文來講，就是①觀察；②掌握狀況；③決心；④行動，這4個自發行動的要素。這4項在RM、TM、CM所有局面中，必須檢視、判斷、下決定、行動，所以稱為「OODA循環」。

也許一般人不熟悉這個詞，但這些卻是當今美國軍隊與警察學校一開始就要學習的專業安全管理基本。在RM、TM、CM的各個局面中，都必須運用OODA循環，迴避各種威脅，以達成求生的目的。

我舉個近身的例子。比如你在居酒屋和同伴喝酒時，有一群惡劣的客人嫌你們太吵存心找碴。這是日常生活中常見的麻煩場面。

你會先以最初的O（Observe）觀察。對方是怎樣的集團？是哪種類型的男性？為何他們故意找碴？

瞬間觀察後轉移到下一個O（Orient），也就是掌握狀況。你的四周有什麼？手邊有啤酒瓶等能當成武器的物品嗎？附近是否有小孩或女性？腳邊狀況如何？是否能避免打鬥？觀察並掌握狀況後，你決定勸解對方。這是Ｄ（Decide）。

然後是Ａ（Action）。你執行後，對方老實地回座，在ＲＭ的局面完成ＯＯＤＡ循環，平安地化解危機。

然而，此時不能鬆懈或疏於掃視四方。也許看似乖乖回座的男子突然回頭揍你，或者他拿暗藏的小刀襲擊你，這種情況極有可能發生。

以為一個麻煩解決了，就中斷ＯＯＤＡ循環，那會使陷入恐慌的身體變僵硬，以致於無法應對瞬間的災禍。然而，專業的安全管理者不會中斷ＯＯＤＡ循環，以免讓自己這時陷入恐慌。

如果觀察乖乖回座的男子，他是否真的接受勸解，或在背對時做出從懷中取出物品的動作，就可以預測他會拿出武器襲擊。這就是掌握狀況。

然後，假如回頭的男子手持凶器，我決定拿手邊的啤酒瓶，毫不猶豫地防禦對方的武器，或給予對方一擊。這就是行動。這時已經進入ＴＭ的局面。

如此，ＲＭ與ＴＭ並沒有所謂的界線。不時重複ＯＯＤＡ循環，自己只是行動，結果回顧後才知道剛才的情況是ＲＭ或ＴＭ。

此外，**在觀察與掌握狀況時，當決心一戰時，行動必須在「２秒內」結束**。為何是２秒內？這是為了不讓對方有思考與反擊的空檔。

至於成功的重點，就是本書介紹的ＣＱＣ的技術。下定決心的瞬間，無論任何對手，都要在２秒內確實擊倒。

因為這不像格鬥技伺機抓住對方的空檔，利用假動作或使用不確實的攻擊，**而是由我方造成對方無法防禦的態勢，確實地讓攻擊命中**。而且這個形式與戰鬥理論，即使手持武器，只要直接做出相同動作即可。就連較沒力氣的女性，也能瞬間擊倒大塊頭的男性，這可算是CQC的特性。不用像空手道專家長年累月鍛鍊拳頭，提升力量。學習後當天就能使用，可以手持武器有效利用，只要學會這個想法便可。

學會這個想法，在必要時就能毫不猶豫地採取必要的行動。而OODA循環可以使之化為可能。

反過來說，即使學了再多的CQC動作，也無法在實戰中使用。如此便只是單純的「技術」。在OODA循環中CQC才能作為求生的「手段」，發揮功能。

## CM

第3個M是CM（Crisis Management）。即使活用OODA循環，對應RM與TM，現實中自身仍會遭受威脅。

縱使決心教訓莽漢，轉移到打鬥的行動，實際上自己也會挨拳頭，或是被打倒在地。如果對方持有利刃，你的手可能會被劃傷，或是被刺傷。流血後要先用繃帶包紮創傷部位。如果沒有繃帶就拿T恤包紮。並且立刻趕往醫院。不可弄錯優先順序。

若受槍擊，就請人打電話叫警察，並且叫救護車。放鬆別讓自己的心跳速率升高，減少流血，多少減輕傷害。若是在美國，在叫救護車之前不要聯絡特警部隊（SWAT）。要是車輛被禁止通行，載送自己的救護車就會晚到，這個順序可不能弄錯。

另外在聯絡救護車與警察時不能失去冷靜，要正確地傳達狀況，在何處、是誰、發生了何種事故。清楚的判斷力可以使你生還。

尤其不懂得打鬥方式的女性與小孩，在色狼、性犯罪與暴力犯罪的面前非常柔弱，經常成為被害者。

不僅如此，都會中威脅城市生存的不只人禍，還有火災與地震等天災。關於這種突發的天災也有不可避免的要素，同時平日得下工夫將被害控制在最小限度。這就是CM，即災害管理。

為了去除威脅，假設你KO了莽漢。雖是RM、TM之中發生的事，之後卻緊接著CM。其實**光是KO莽漢，危機並未遠離**。這只是「第1回合」。KO後還有「第2回合」。

例如KO莽漢被判斷為防衛過當，之後警察、新聞機構、法院等全新的威脅將一一來襲。

假如你被判斷為防衛過當，必須入監服刑，就會失去自由。這在肉體上、社會上與心理上也是一種威脅。也必須學習面對這種威脅時該如何迴避。

現在無論置身何處都有監視攝影機，錄影帶也會留下影像。考慮到這點，在RM與TM

的局面時，必須正確地判斷避免防衛過當，進而採取行動。為此需要ＯＯＤＡ循環。

實際開打時會呈現興奮狀態，在警察審訊時可能也無法正確地說出事實經過。我也曾在被質疑防衛過當時，警察播放監視攝影機的影像給我看。自己為何採取了行動，在影片中留下了正確的記錄。

我因為平日的習慣而發揮ＯＯＤＡ循環，由於對方的挑釁行為不得已採取行動的過程都被記錄下來。是否為必須一戰的狀況，正確的ＯＯＤＡ循環會給予指令。

即使法律上正當防衛成立，進行打鬥後，無論輸贏，人的心靈都會受傷。當然，**打鬥時的心理壓力會留下創傷，當時的打鬥是正確的嗎？沒有不必出手的選項嗎？人或多或少一定會背負這種罪過的苛責**。縱使再凶惡的莽漢，如果使人身負重傷，都會有罪惡感。

此時需要心靈上的關懷。就連警察現在也會進行這種心理諮商，最好的方法是和信任的友人聊聊。自己的行動並沒有錯。確認這是正確的選擇，在ＣＭ中關懷心靈十分重要。

另外，關懷不幸成為被害者的弱勢的心靈，在此刻也同樣重要。被性侵害者經常是女性或孩童等弱勢的人，他們因為無法避免威脅的事實而自責。

假設不幸被害，這也是她或他們選擇了當時認為最好的方法後產生的結果，這點不應苛責。

這種心靈的恢復也是ＣＭ的領域。可以的話，應該在成為犯罪被害者前的ＲＭ與ＴＭ，發揮高度的ＯＯＤＡ循環，平安達成求生的目的。

而我如今在日本發表這些概念，也是希望大家至少能夠理解原始打擊的概念，讓日本讀者也能進行正確的ＯＯＤＡ循環。

**雖然ＯＯＤＡ循環從下決心到行動只有２秒，但一想到人生便是這許多２秒的累積，我便相信ＯＯＤＡ循環正是為了能光明正大度過人生的最強概念。**

COLUMN

# 求生的哲學

我的父親待過特警部隊，我從小就學習戰鬥方式，同時向祖父學習求生的方法。祖父是陸軍的狙擊手，同時也是求生專家。祖父將年幼的我帶到山中，教我拿槍射殺兔子與袋鼠，剝皮和調理的方法。

年幼的我殺害、調理並吃下生物，對我的內心帶來衝擊，其實這正是求生的基本，祖父親自教導我這一切。過著都市生活，牛肉和豬肉自然會端上餐桌，那是因為有人殺牛或殺豬，我們才得以吃肉生存。

向父親學習的戰鬥術，結合上向祖父學習的求生術，我創造出城市生存這個概念。在大自然中生存的智慧，當然在面對都市生活中天災等威脅時也很有效。

在此將稍微談談求生的基本。山中求生所需的第一工具是小刀。只要有一把小刀，就能在山林中生存。

求生最初該做的事為何？就是砍木頭，收集樹枝。製作避難所是優先順序的第一位。夏天因為太陽的熱度體溫會超過38度，冬天由於寒冷體力會下降。如果製作避難所，就可以在裡面升火。

其次是找尋水源。在森林中有各種找尋水源的方法。葉子背面或樹木下方一定會有水分。

接著是確保食物。不只果實和蔬菜，也必須狩獵動物。

這些求生的必要知識被稱為「3的教誨」。

首先是3秒。判斷在3秒內瞬間進行，採取行動。OODA循環是求生的基本。

接著是3分鐘。這是能停止呼吸的時間。超過這時間不能呼吸的話就會死。

再來是3小時。待在惡劣天氣下3小時就會死。在雪中裸體3小時會導致死亡，在沙漠中被太陽照射3小時會體溫上升致死。

然後是3天。3天沒有攝取水分就會死亡。

接下來是3週。然而，人3週沒有進食也能存活。因為可以消耗自己體內的脂肪轉變成熱量。

之後是3個月。如果能3個月順利求生，就能度過一個季節，可以生存下來。

這種求生技能在發生災害時的都市生活也能派上用場。例如在日常的都市生活中，過著近似於求生生活的流浪漢，他們首先會確保紙箱等遮蔽物。

不過要是我的話，我會把紙箱放在陽台或大樓屋頂。這樣可以俯視地面，也最容易確保安全。當然若非非常時期，闖入他人的大樓睡覺便是非法侵入。然而，若是法律不及的非常事態，這些求生知識就能派上用場。

# 第2章

# 風險管理的實情

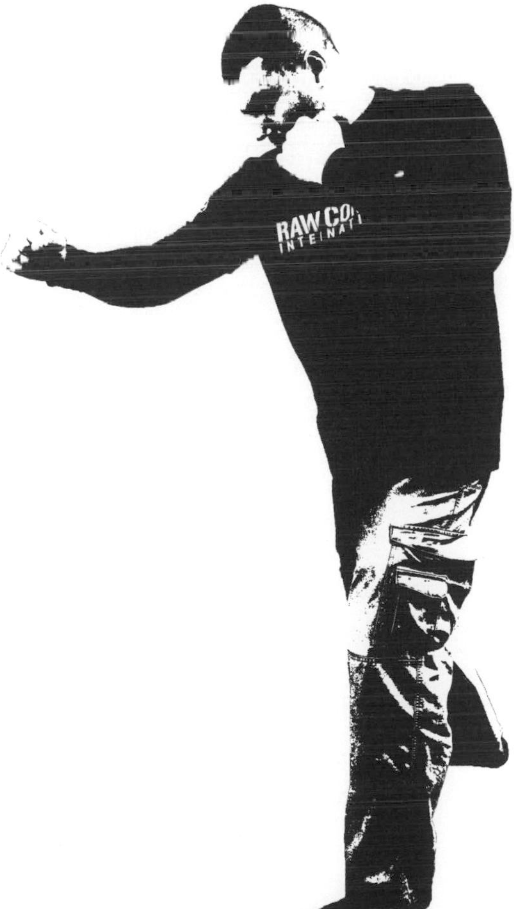

風險管理的目的是事先察覺接近的威脅，並盡速遠離威脅。

而基本就是「掃視」。經常觀察周圍，掌握狀況，假如判斷有危險接近，要毫不猶豫地下決定，並且執行。要經常啟動ＯＯＤＡ循環。

風險管理若不在日常生活中進行就沒有意義，所以必須讓ＯＯＤＡ循環變成習慣。**走在街上也不會鬆懈觀察周圍的習慣，自然會讓你變成硬目標。**

如果仔細掃視觀察周圍，就能及早察覺可疑人物。這時可以改變行進方向與速度，或大聲呼喊迴避危險。假如可疑人物已來到眼前，也比較容易保留個人空間。

大部分的情況下，如此就能脫離危險。然而如果無法逃脫，或對方露出開始攻擊的跡象，則會增加下一章的威脅管理的威脅等級。

這在下一章會詳細解說，首先將舉出具體的例子解說風險管理的概念。

## 軟目標

企圖犯罪的人，會物色容易當獵物的人。

例如邊看手機邊走路的女性，在視覺上絲毫未注意周圍。另外，戴著耳機邊聽音樂邊走路，聽覺完全不會發揮作用。

兩者都完全沒有掃視的觀念，現今的日本年輕人幾乎都是軟目標。即使陌生男性接近，也會輕易地讓對方侵入個人空間。

不掃視，等到他人侵入個人空間時，多數人會驚慌、縮起肩膀、採取縮小身體的防禦反應，這是在進行「精神投降」，也就是畏縮與服從的肢體語言。

小心這樣會使犯罪者更加得意，自己提高風險等級。

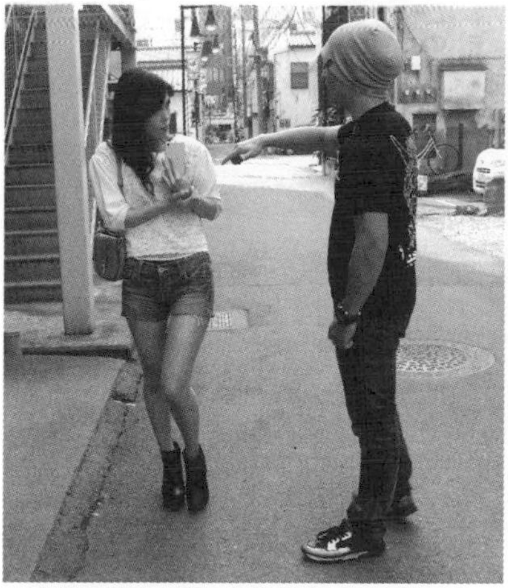

當被侵入個人空間，便驚慌地陷入精神投降。

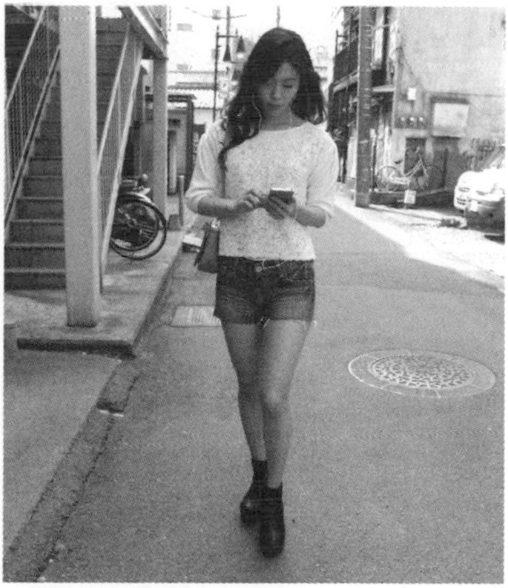

邊看手機邊走路的軟目標。

## 硬目標

想令犯罪者覺得是難以襲擊的獵物（硬目標），**視線要往上抬，保持抬頭挺胸，並且不疏於對四周掃視**。

假設有可疑人物接近，右手就向前伸出，表現出「停，別再靠近」的意思。這時身體面向對方，確實地眼神接觸，重點是不要表現出恐懼或畏縮的態度。

可疑人物或許仍會以各種手段試圖侵入個人空間。

例如他可能會搭話：「欸，小姐，妳要去哪裡？」同時手搭到妳的肩膀上。這時別被對方的步調牽著走，妳要反問：「什麼事？」、「幹嘛？」、「你是誰？」任何問題都好，總之就是發問。平時若不練習反問問題，瞬間可能會想不出

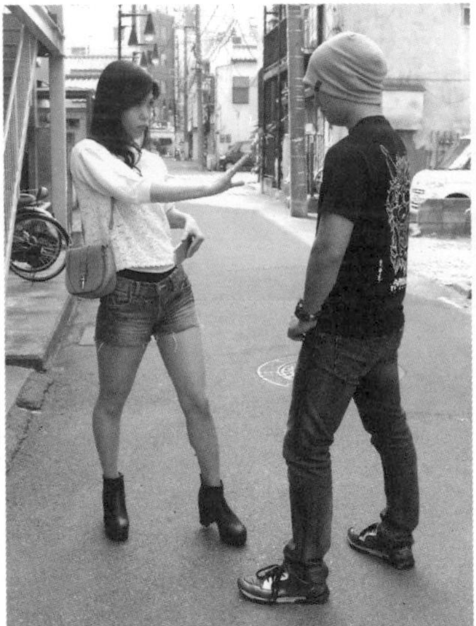

即使可疑人物接近，也要及早表現出「停！」的意思，便能確保個人空間。

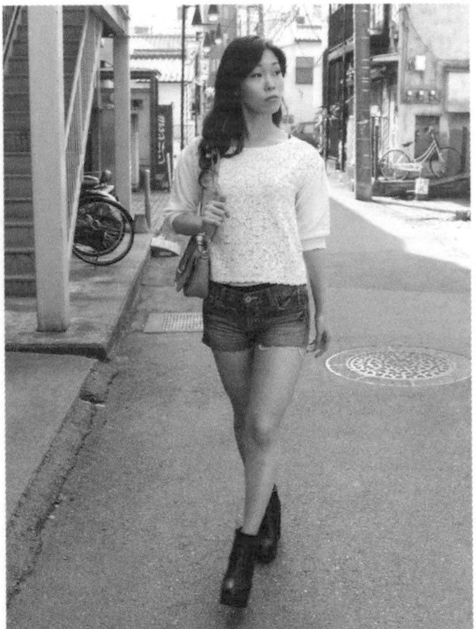

視線抬高，以抬頭挺胸的方式走路的硬目標。

來，所以不妨事先練習。

另外，有些可疑人物會突然抱住你。這時自己也別退縮，要把對方推開。重點是維持硬目標的態度。

並且啟動OODA循環，下決定後立即行動。當場逃離也是一個選項，如果是在鬧區，大喊：「他是色狼！」也行。從決定到行動、迴避危險，要在2秒內完成。

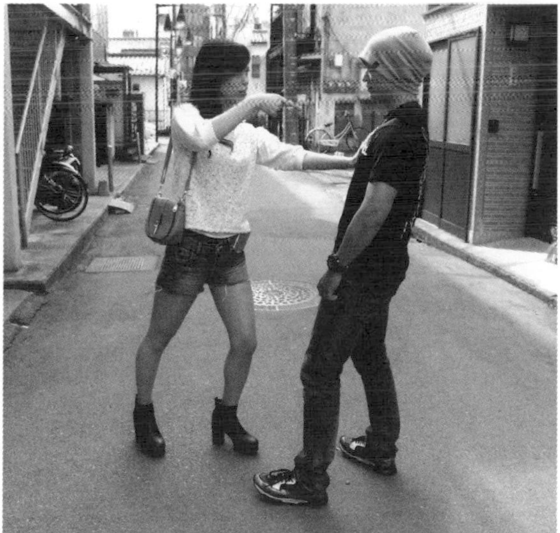

對方侵入個人空間時，不要退讓，視線也別降低，要把對方推開。展現出自己不會退讓半步的迫力。

## 眼神接觸

不掃視，也不注意周遭，此時就算可疑人物接近也不會察覺。

當看到可疑人物，最好別輕易讓他接近個人空間。

為此，若及早看到可疑人物，就看著他的臉，和他目光交會。

日本人很不喜歡和人眼神接觸，可是對於犯罪者，要盡早讓他知道：「我正在看你。」

如果對方知道你有所戒備，就不會輕易地接近或襲擊你。

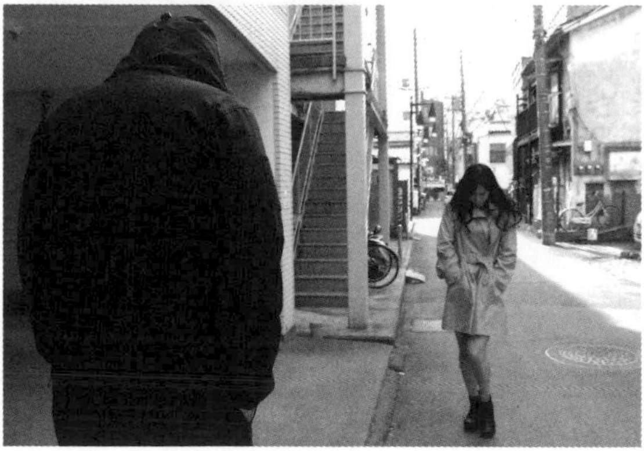

手插進口袋低頭走路，就會被當成軟目標。

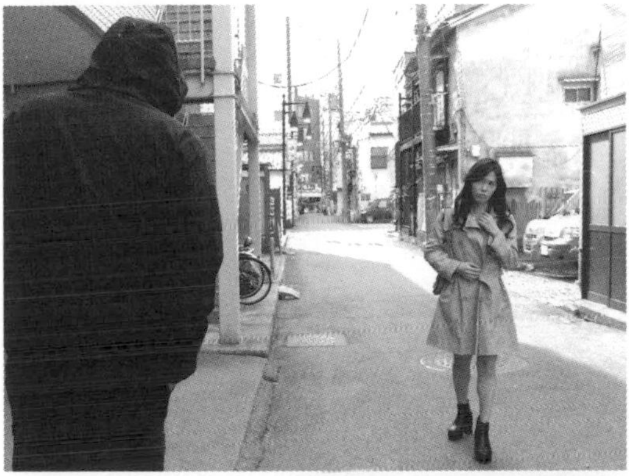

兩手從口袋裡抽出，確實地和對方眼神接觸。

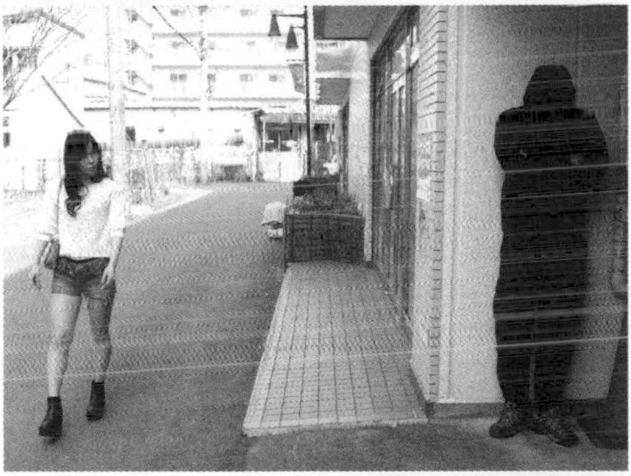

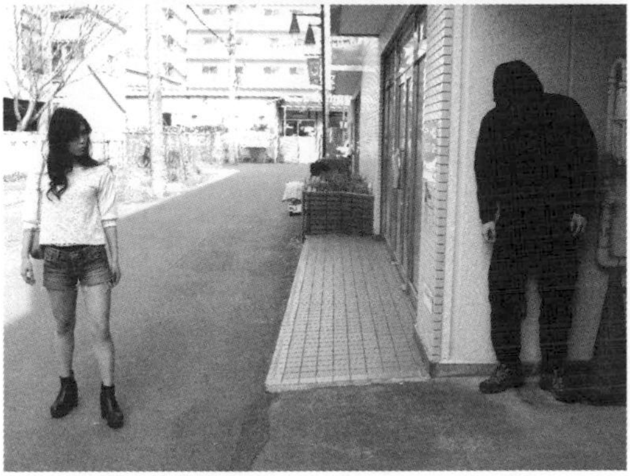

如果覺得暗處中有可疑人物，就確實地和對方眼神接觸。

## 別背對陌生人

在街上看手機、坐著等人時，**盡可能不要背對陌生人**。為避免如此，背部要對著牆壁。如此便能預防可疑人物從背後接近。另外，如果掃視自己視野前方180度，就能掌握周圍的情況。

盡量別讓陌生人站在你背後。

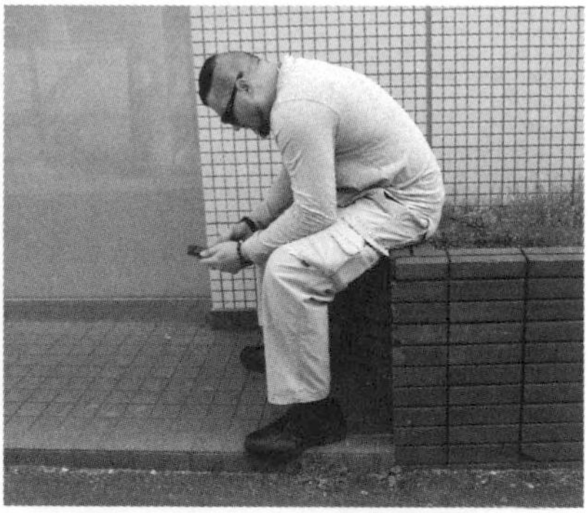

坐在花壇上滑手機。這是常見的情景。

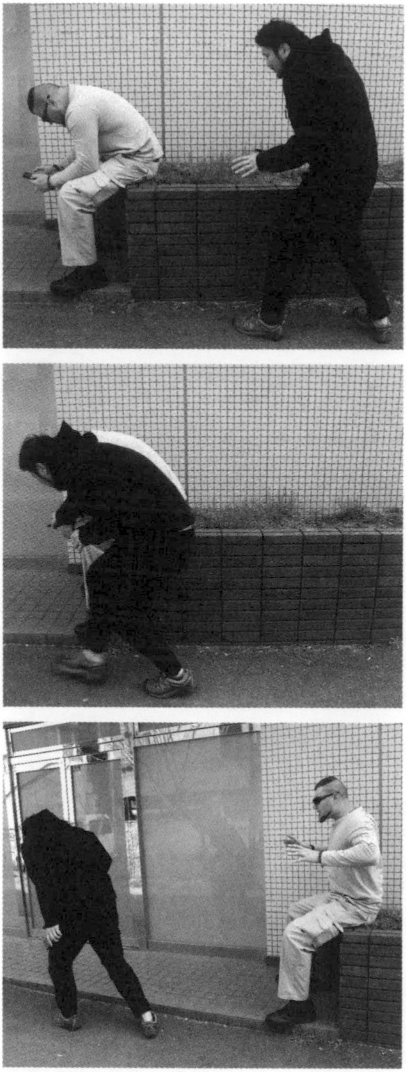

但是，如果沒有察覺到有人從背後接近，貴重物品就會在瞬間被搶走。這在海外是搶匪的慣用伎倆。另外，手機充滿了個人資訊，若被犯罪者搶走，將遭受嚴重的損失。

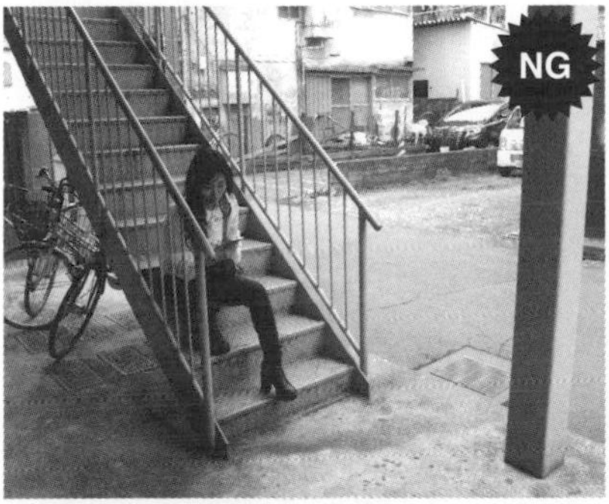


雖說要背對著障礙物，但樓梯上也不行。的確不會被人從背後偷襲，

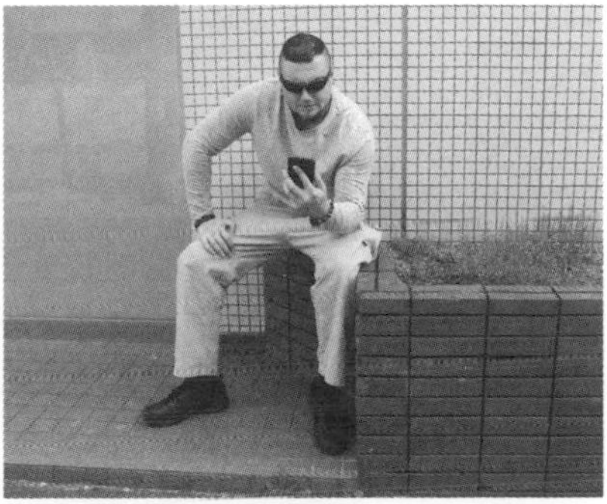

坐下時也一定要背對牆壁。

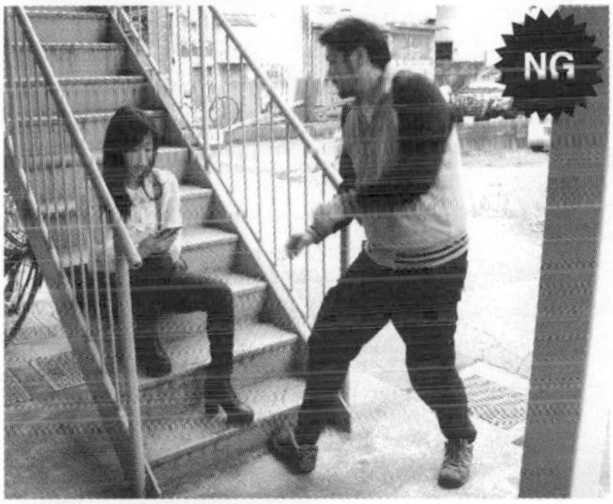


但是對方從前方襲擊時，

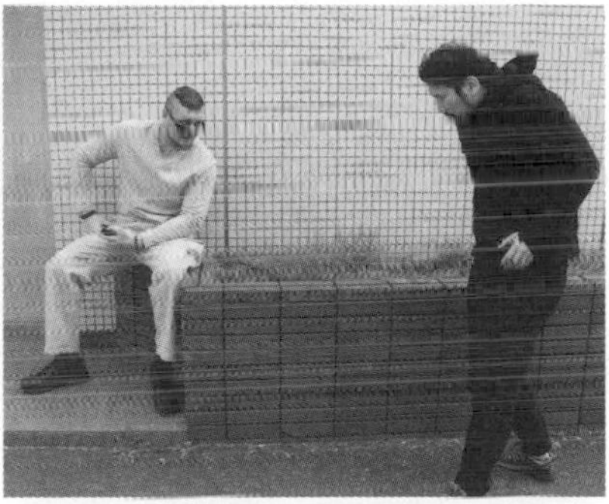

當可疑人物接近時，藉由眼神接觸牽制對方。

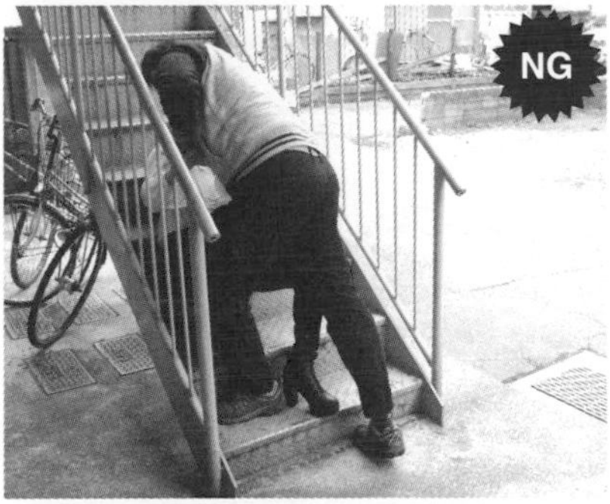


自己將沒有逃走的空間。在樓梯遇襲的情況很常見。

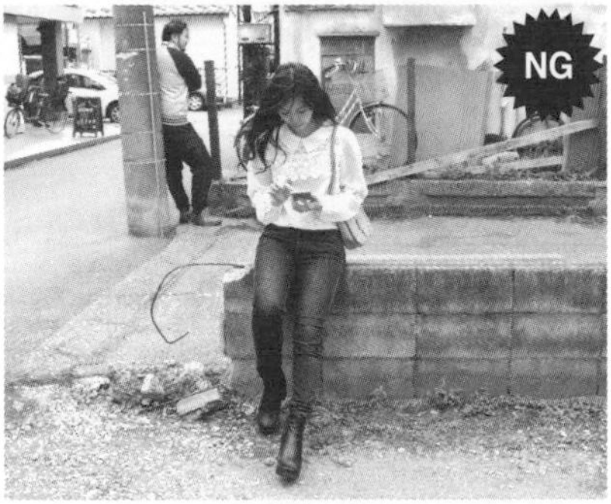


在可以環視360度的地方坐著，同樣也很危險。你不會察覺背後有可疑人物正在窺視你。

## 陣勢

當和自己的女友、家人或重要人士走路時，要讓他們遠離危險。

例如你和女友牽手走在路上時。若是前方出現可疑人物，你要先讓女友移動到自己的身體後面。

當你們摟著肩膀走路時也一樣。讓女友移動到自己的身體後方，躲在自己的背後。

最好在平時就和女友練習這些連續動作。

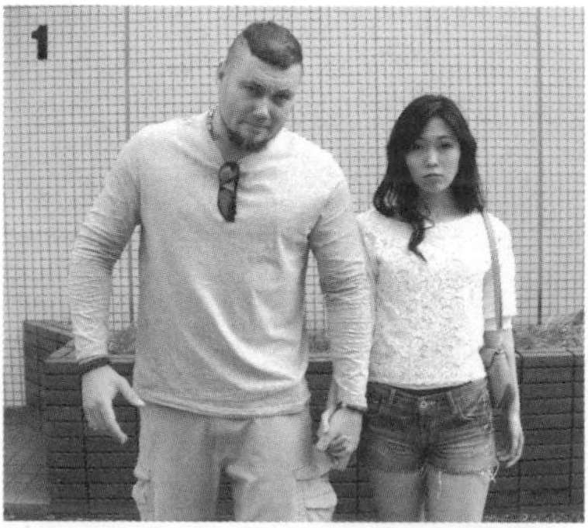


前方有可疑人物出現時，用左手拉著女友，

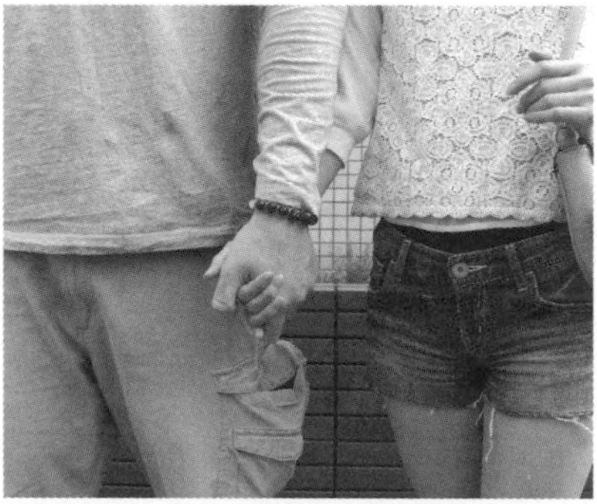

和女友牽手走路時要掌心對掌心地牽手。

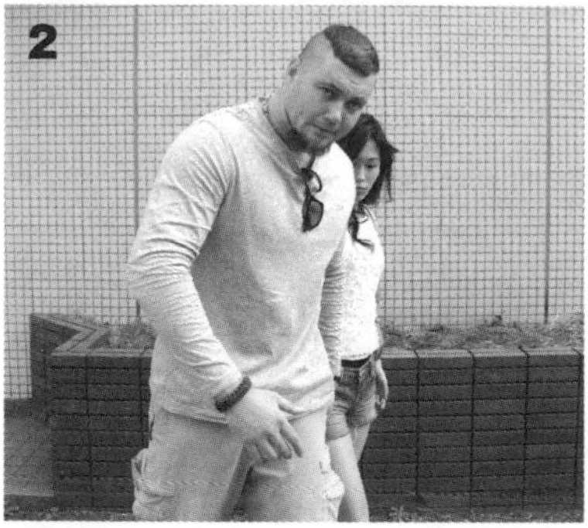


讓她躲在自己身後。

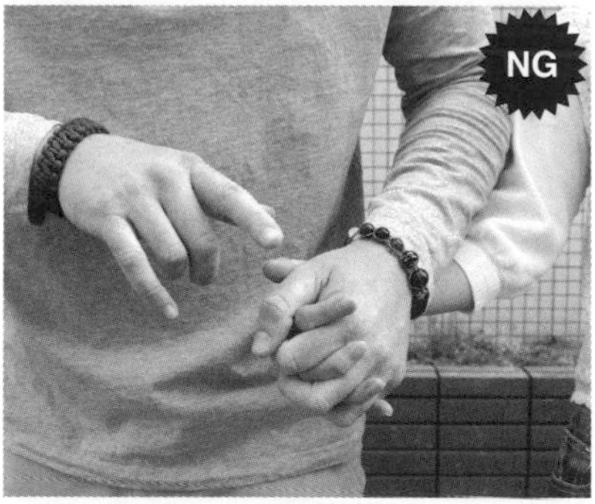


不要十指交握。一旦緊急時，女友的手指可能會受傷。

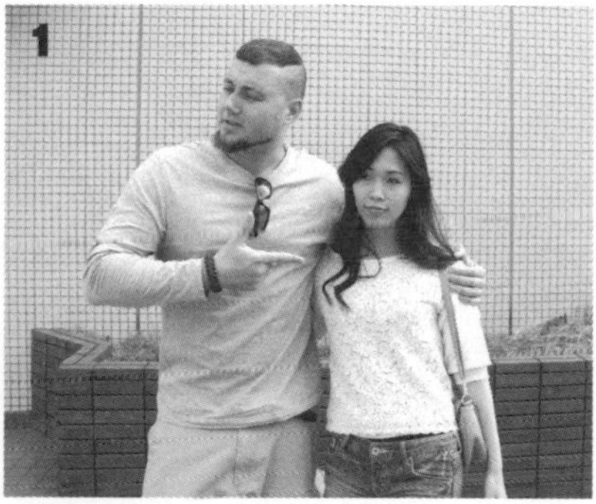

摟著肩膀時，左手搭在女友肩膀上。

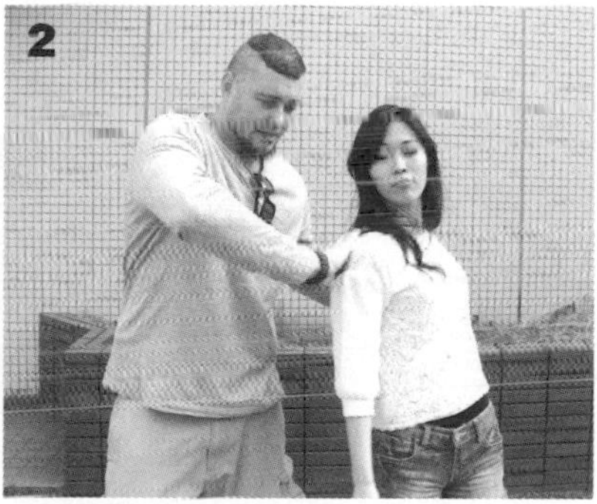

假如出現可疑人物，就用左手拉著女友，右手推她的右肩，

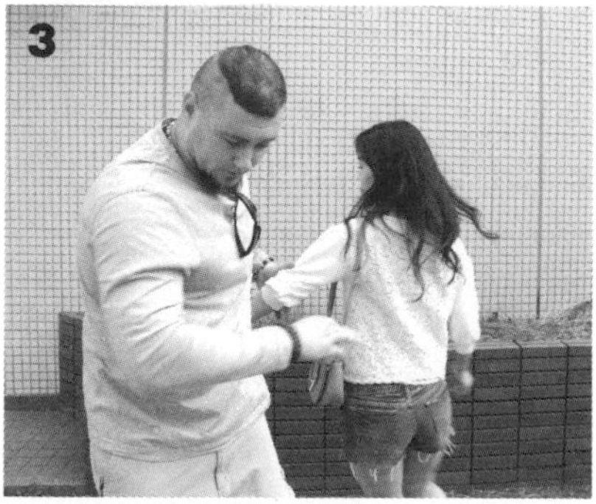

然後拉著她繞過自己的身體，

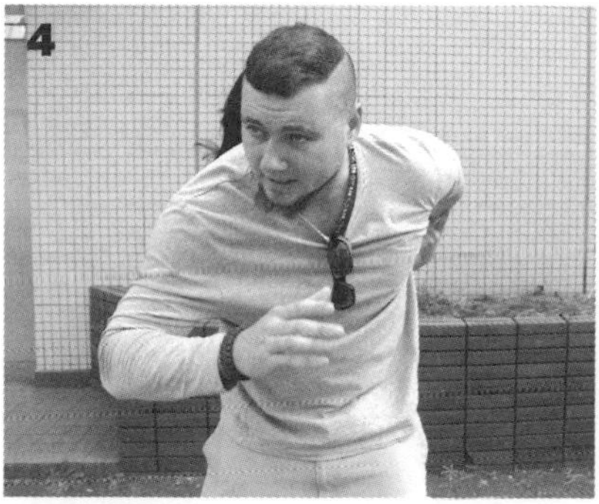

讓她躲在背後。

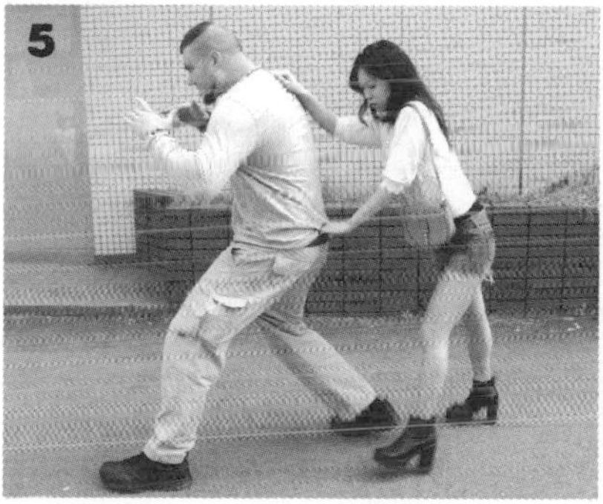

繞到背後之後，女友抓住後領與皮帶，和前面的人一起移動，繼續躲在身後。

接著將設定具體的情境，解說這一連串的動作。

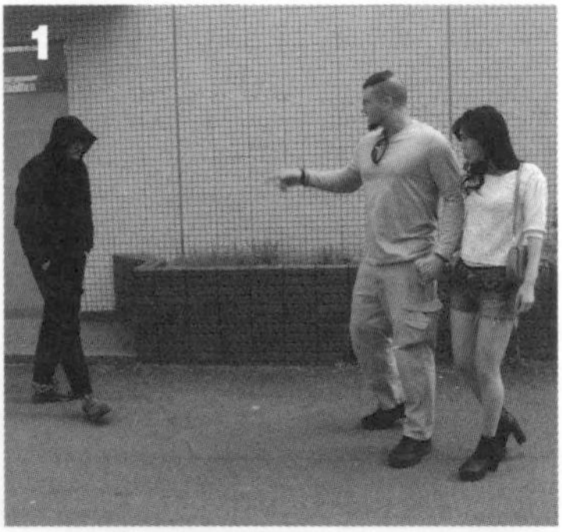

當和女友牽手時，前方來了一名可疑男子。

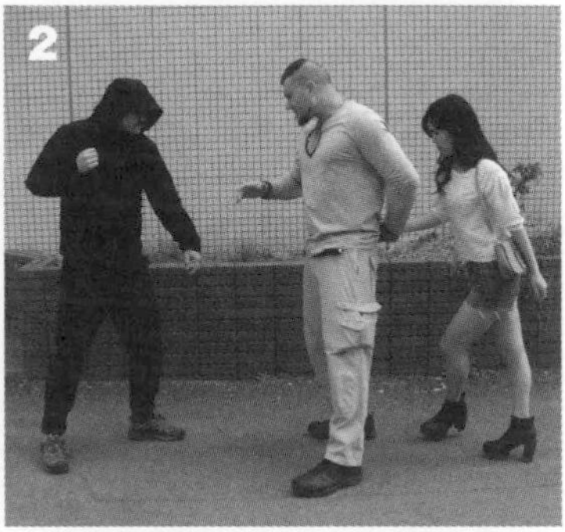

立刻用左手拉女友，讓她躲到背後。

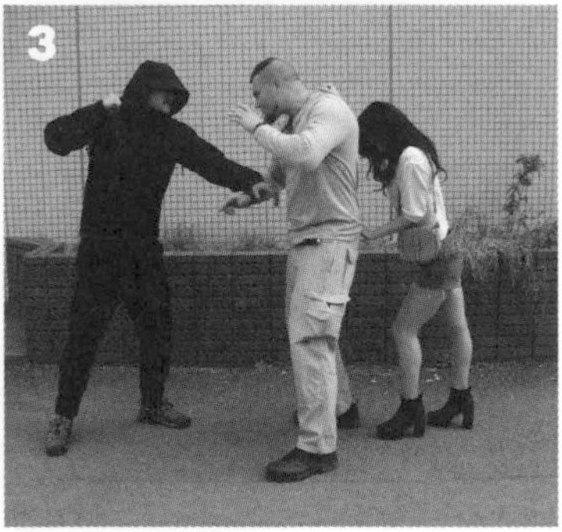

打鬥時也待在背後。

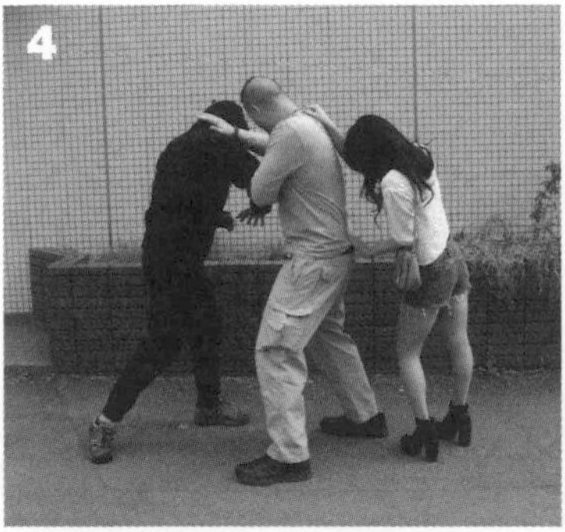

躲避對方的攻擊，

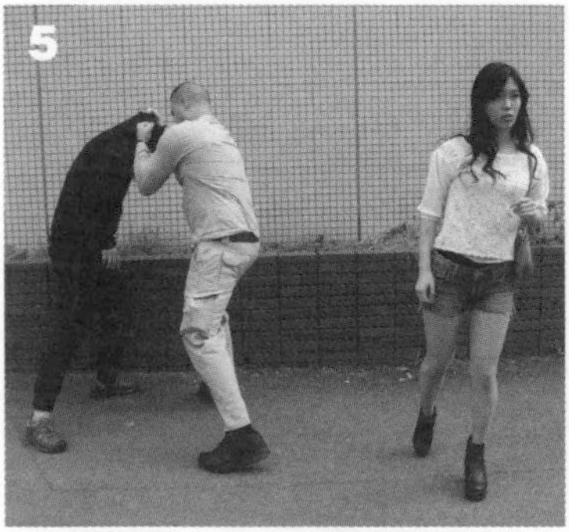

拖他去撞牆，

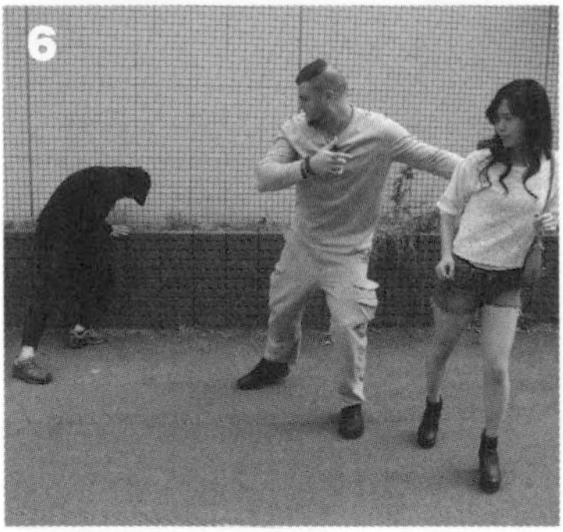

在可疑人物的動作停止時，先讓女友從紅色區域（戰場）離開避難。

帶著孩子走在路上時也一樣。當出現可疑人物，就立刻用左手拉住孩子，讓他躲在背後，不妨在平時訓練一下。

另外，最近偷拍等犯罪也很多，讓孩子戴帽子，如果覺得對方是偷拍的人就馬上把帽簷壓低，必須訓練別讓臉被拍到。

並且，**當要開打時，以一聲「行動！」當作暗號，讓孩子跑到背後的隱蔽處躲起來**。孩子置身於打鬥的紅色區域相當危險。

孩子也要瞬間找到後方的隱蔽處躲起來。平時親子之間不妨以遊戲的方式去練習一下。

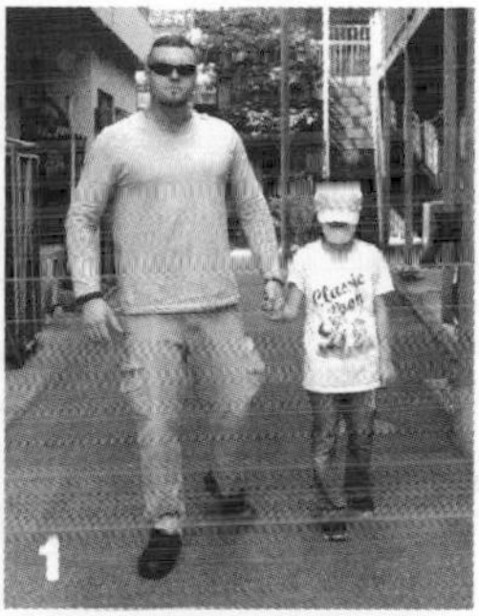
1
和孩子牽著手走在路上時，

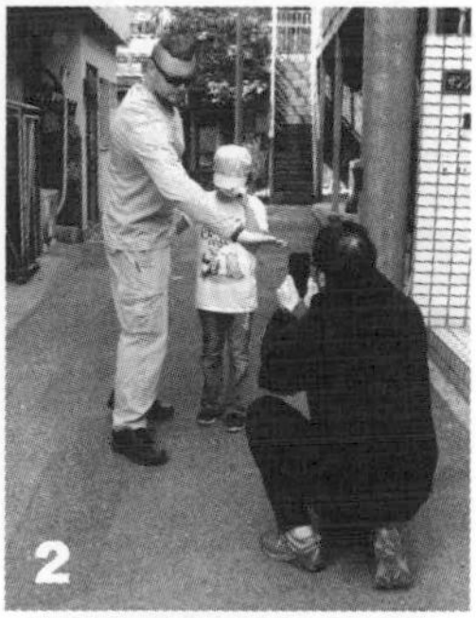
2
突然出現偷拍者。此時先用帽子遮住臉。

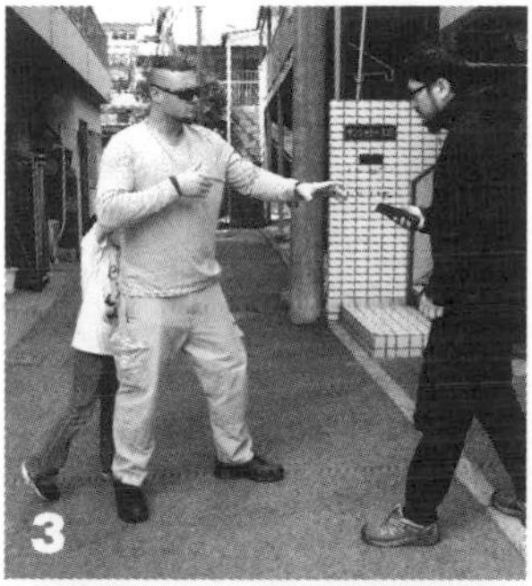
3
接著要開打時，讓孩子躲在背後。

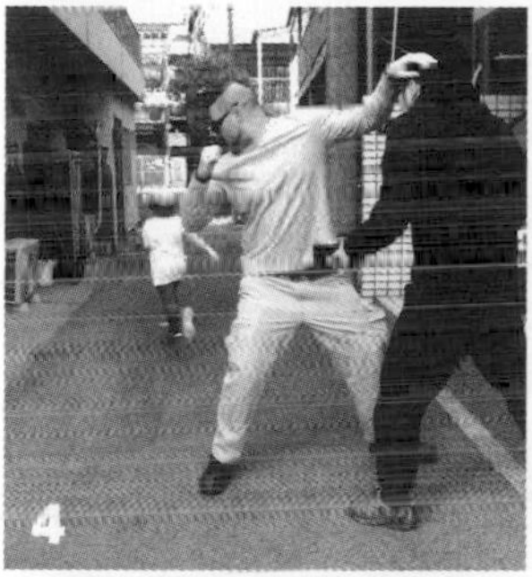
4
開打時，孩子待在附近會很危險。以一聲「行動！」當作暗號叫孩子衝向後方。

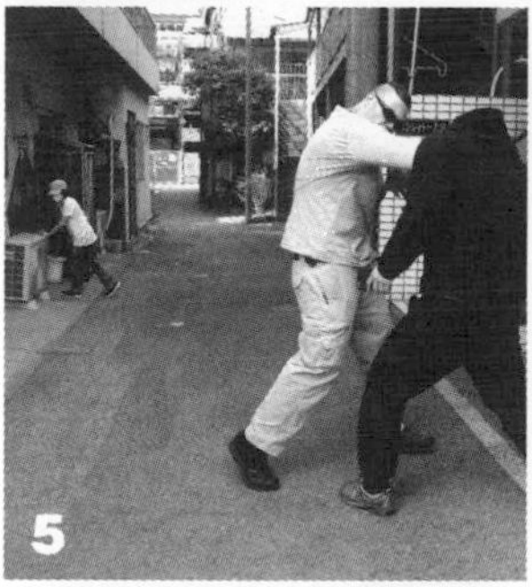
5
開始打鬥後，讓孩子躲到隱蔽處。因為可疑人物不見得是赤手空拳，也有可能取出利刃或掏槍出來。

## 3人的陣勢

3人行走時，自己走在最後面，重要人士走前面一點，另一位走在更前面，可以大範圍地掌握一直線的道路。自己也容易掃視前方。

於是，假如覺得有危險接近，就拉住重要人士的手，3人配置成V字形。和保護女友時的要領相同。

掌握大範圍的道路和抬頭挺胸的姿勢，和成為硬目標的理由相同。另外，當可疑人物接近時，他就無法進入3人的一直線中。

反之如果3人靠近走著，要是集中精神滑手機，就跟單獨時一樣會被視為軟目標，引起犯罪者注意。

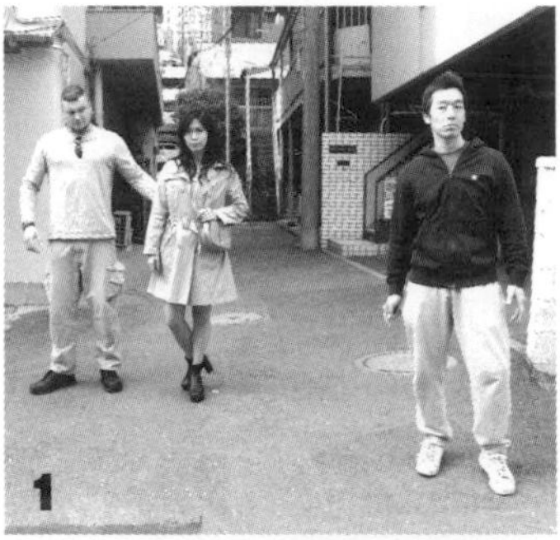

自己走在最後面。讓重要人士走在身旁，行走時以直線的陣勢掌握大範圍的道路。

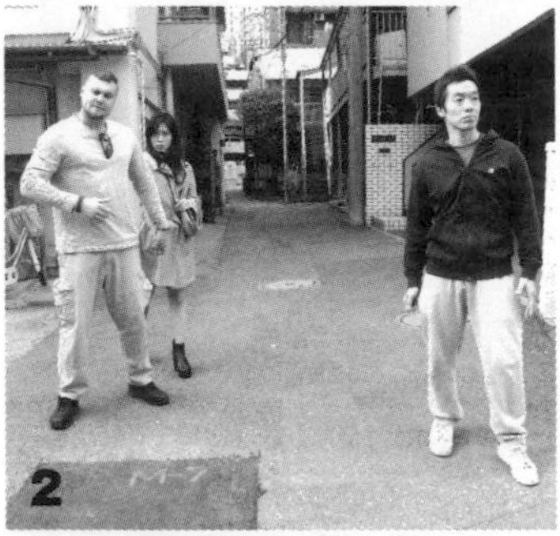

假如有危險接近，就拉住重要人士的手，擺出V字形的陣勢。

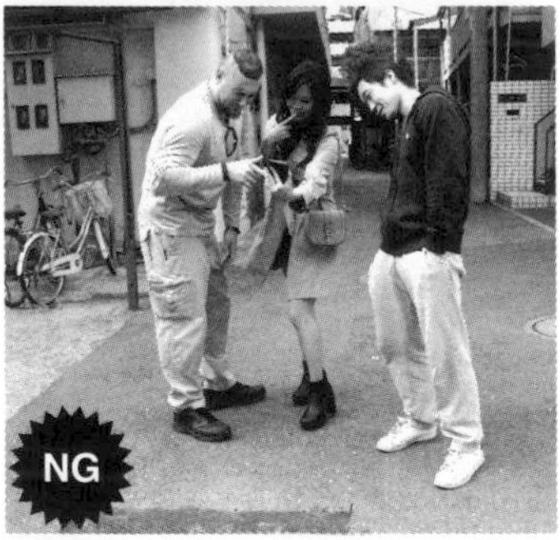

3人走在一起，若不注意周圍，即使人多也會被視為軟目標。

COLUMN

# 疏於掃視將遭遇意想不到的危險

CQC的重點是掃視。雖說不時注意周遭狀況稱為掃視，但在打鬥前、打鬥時、打鬥後也要時時注意周遭。

我已經養成這個習慣，走在路上時我的同伴經常問我：「你在注意什麼？」即便如此，我仍覺得掃視程度不夠。

前些日子，在我回到家鄉澳洲時，我造訪了一起修行功夫的中國友人的店。那是位於百貨公司購物中心的中國餐廳。

因為是午餐時間，店裡店外客人都很多，不久有惡劣的澳洲年輕人開始在店前面徘徊。其中一人在店外大聲喧嚷：「中國人滾回中國！」不只一次，他們多次在店前面吵鬧，雖然我瞪視他們，那些人卻不打算離開。

實在沒辦法，於是我從座位起身，瞪著那個男子大吼：「你幹什麼！」並且推他一把。就在這一瞬間。我從右後方感覺到殺氣。有個大塊頭的男子朝我揮了一記右鉤拳。我下意識地用左肘格擋並且回頭，我使出右鎚拳由上往下打中對方的鎖骨。我感覺到鎖骨啪的一聲斷裂。

巨漢「喔！」地大叫一聲，用手按住折斷的胸骨看起來很痛苦。我用手推開男子的身體並且後退，掃視四周。定睛一看，喧鬧的男子的同伴共有5、6人。

雖然我沒發覺他們混進一般客人之中，但如果我冷靜地掃視，應該就會立刻察覺他們有同夥。要是能察覺，我就不至於走進他們中間的位置。

因為男子突如其來的攻擊在我預料之外，使他受到了不必要的傷害。

然而，看似橄欖球隊員的巨漢似乎是他們的頭頭兒。最強的人被一擊打倒，他們便垂頭喪氣，不敢再上前一步。

我確認那群人離去後，因為給老闆惹事覺得過意不去，正要向他道歉時，結果看到老闆也擺出功夫的架式。「一拳打倒那樣的大塊頭，一定很爽快吧？」老闆都這麼說了，所以也沒追究我惹出的這一樁事。

# 第3章

# CQC的基本

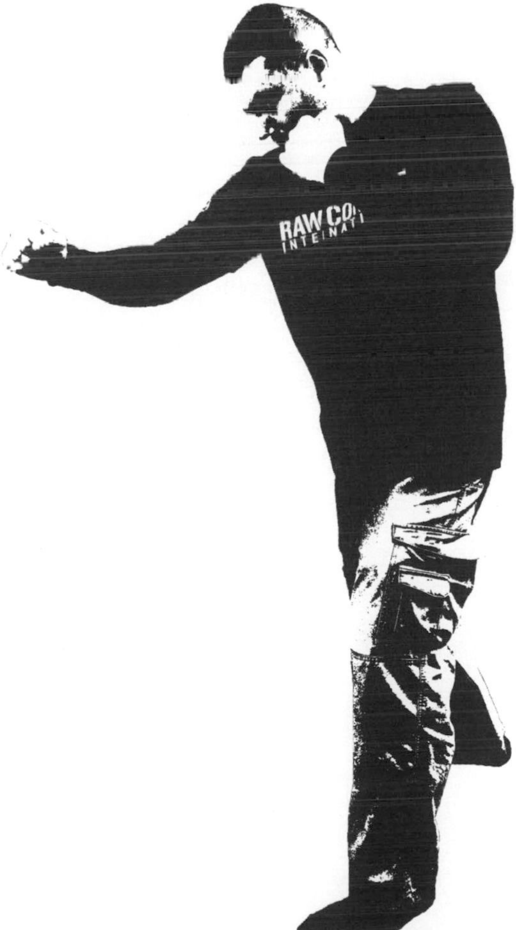

即使藉由風險管理努力迴避危險，當無法迴避時，就必須採取威脅管理層級的對應。就是**實際上隨著肉體的接觸排除威脅**。

為此所需的工具，正是本書所介紹的「CQC」。

OODA循環能讓CQC從單純的技能昇華成求生的工具。觀察、掌握狀況，下決定後就採取行動。並且要在2秒內逃跑。也就是決定應戰後，要在2秒內擊倒對方。

為此，不應等候對方攻擊，自己應積極進攻，並在瞬間擊倒。這個想法最為重要。

日本一般進行的護身術是「反應」，就是傾向於等對方行動或攻擊後自己才應付。持續這種練習，會養成總是等對方攻擊的習慣，反而會陷入危險。雖然常看到有人教導缺乏格鬥技經驗、體力差的人、或是女性這種護身術，但這實在是種罪過。若是實際經歷打鬥場面的指導者，便會明白這種護身術在現實中並不管用。

**若是體力差的人，應該盡早察覺威脅，由自己積極進攻。並且給予對方強烈的一擊，再逃離現場。**這是最有效的方法，這種攻擊意識也很重要。

在這個概念下，CQC是非常有效的工具。

那麼，這裡一定會有個疑問，就是關於「正當防衛」與「防衛過當」。

在日本的法律中明確記載：「對生命、身體的加害行為有急迫性，不得已反擊的行為稱為正當防衛。」

這並非是否先出手的問題，法律所陳述的是，藉由風險管理無法迴避危機，在不得已的情況下，威脅管理的行為被斷定為正當防衛。

不過，即使這種情況也不能出手太重，這是防衛過當的告誡。

現代都會中到處都設置了監視器。另外，即使沒有監視器，若在都會中打肉搏戰，當然會吸引路人的目光。如果留意OODA循環，即使在這種條件下你積極進攻打倒可疑人物，也能自然形成被判定為正當防衛的條件。

不過，究竟是正當防衛或防衛過當的問題，是平安脫離威脅後的事。**最重要的一點是，不要變成被害者。**

## CQC的工具

在CQC使用的攻擊工具有幾項，主要使用的有下列3項：

- 鎚拳（鐵鎚）
- 手肘（肘擊）
- 頭錘（鐵頭功）

這些攻擊就連初學者也不易受傷，可以給予沉重的打擊。

為何不用拳頭呢？首先，拳頭想有效地命中，需要一定程度的經驗，還有與對手之間的距離。經驗需要時間累積，但初學者並沒有充裕的時間。

再來是距離。對方會衝過來施加壓力，所以難以保持距離。使用拳頭時需要手肘伸直的距離。若是無法保持距離的近身戰，鎚拳、肘擊、頭錘則非常有效。

對方上前時，或許你以為自己後退就行了，但這其實很困難。自己愈是後退，對方向前的氣勢就會愈增加。自己若是穿著皮鞋或有鞋跟的鞋子，要是立足點不好便難以順暢地移動。而且像樓梯的平台、電梯或廁所等狹窄的場所在空間上無法後退。

假如用拳頭打對方，若打中對方的頭或手肘，拳頭會很容易受傷。因此，ＣＱＣ的徒手攻擊不用拳頭（正拳），而是用鎚拳。

另外，若學會鎚拳的動作，手上握有武器時可以直接使用這個動作。如果緊握手邊的筆或打火機，將成為強大的武器。

不過，我不建議抓著手機攻擊敵人。當手機掉落或被搶走時，個人資訊會洩漏給對方，之後可能會有超乎想像的威脅向你襲來。

**武器的選擇也必須在慎重的危機管理下進行。**

## 鎚拳

基本架式是從左腳向前的姿勢，左手往前，想像按住對方的頭向前伸。右肘往外凸出，手肘往內收，右鎚拳打向臉的上方。左手貼在自己頭上。

鎚拳對準的地方是**耳下下顎根**。就是拳擊所說的擊中下巴。

另外對於太陽穴，就是鬢角的位置也很有效，可是打得太用力會很危險。

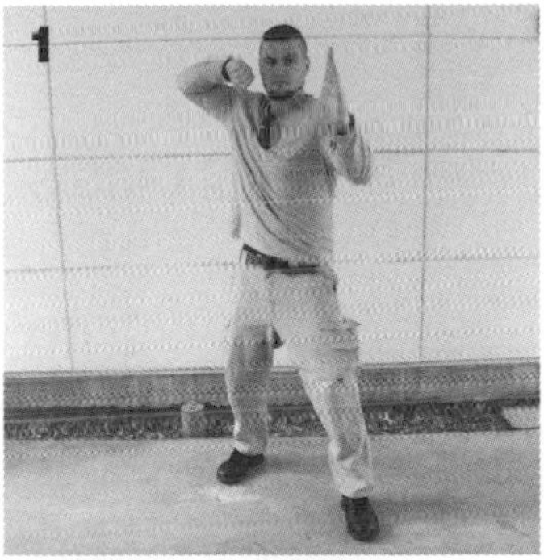

右肘往上抬，左手向前伸。

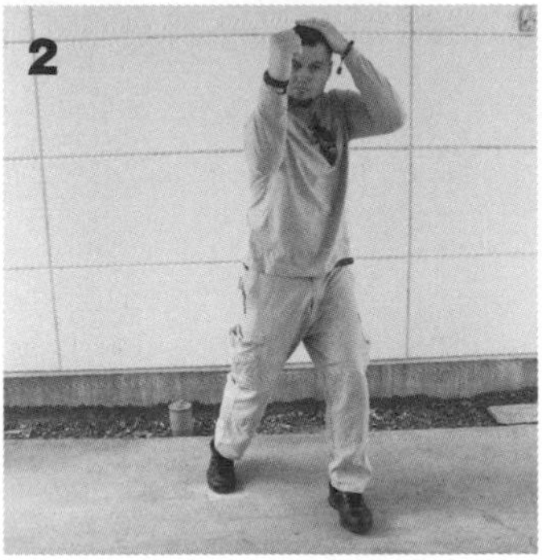

右肘收起揮出右鎚拳。左手抱頭。

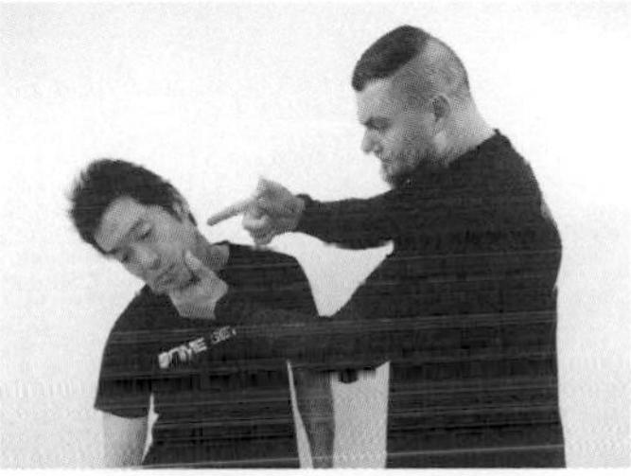
耳朵附近的下顎根。

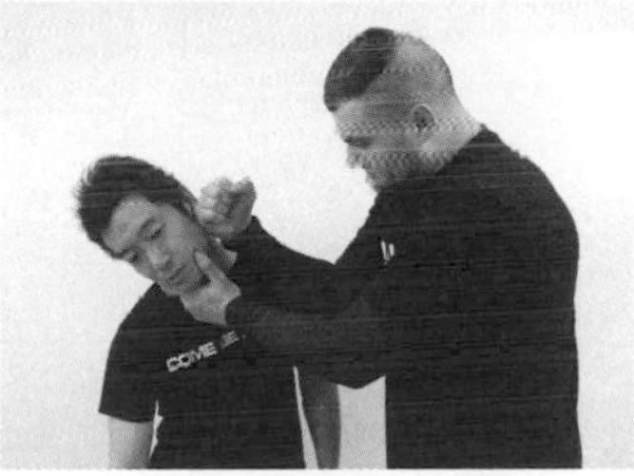
用鎚拳的小指這一側打這裡。

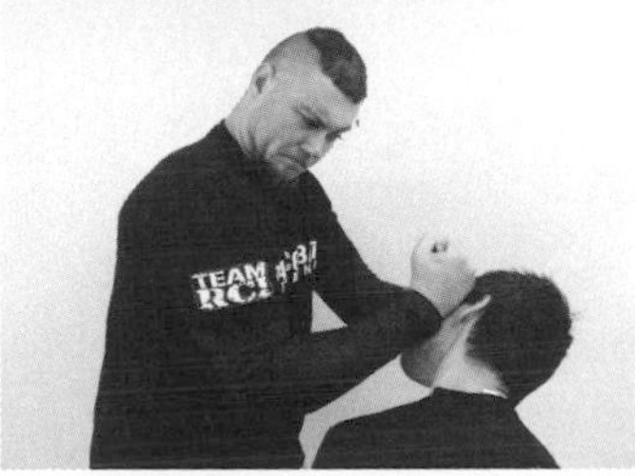
對於鬢角也很有效，可是用力打會有生命危險。

另外，**鎚拳在近身戰中，從手放下的狀態下容易瞄準對方的下陰**。以鎚拳的拇指這一側往上打前方的對手，後方的對手則以小指這一側擊打。兩種攻擊都會使對方呈現前傾姿勢，此時可以銜接下一個攻擊。

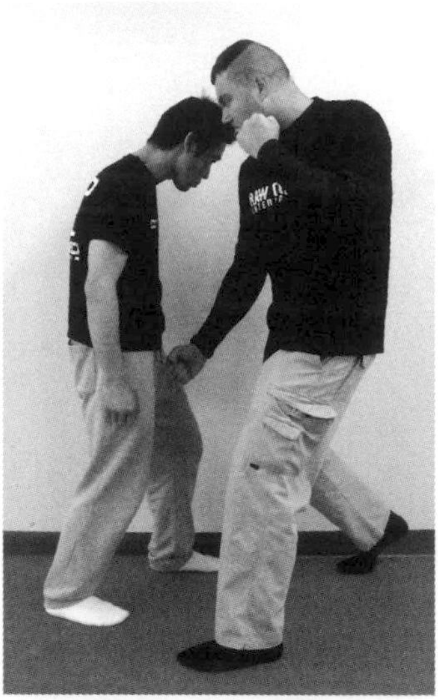

從接近的位置以鎚拳的拇指這一側往上擊打下陰。對方一定會往前傾。

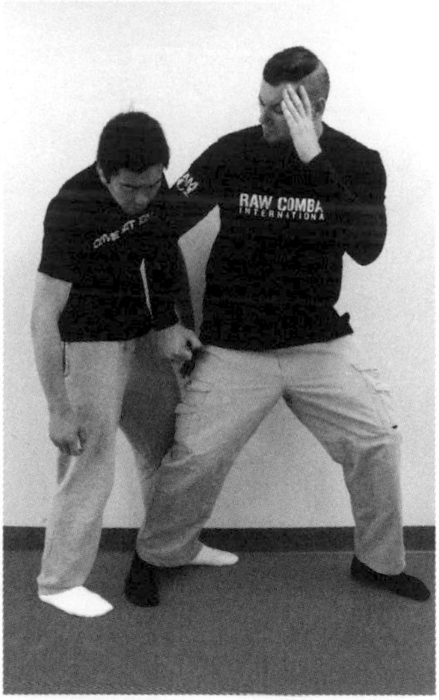


對於後方的敵人，以鎚拳的小指這一側擊打下陰。

## 肘擊

肘擊的基本架式是，左手貼著頭，右肘從側面旋轉攻擊。這時右手腕折起，右手手指朝下，如捲起般用手肘前端打中目標。

如先頂住右手腕再出手，就算前臂的部分打中目標，也無法造成太大的傷害。

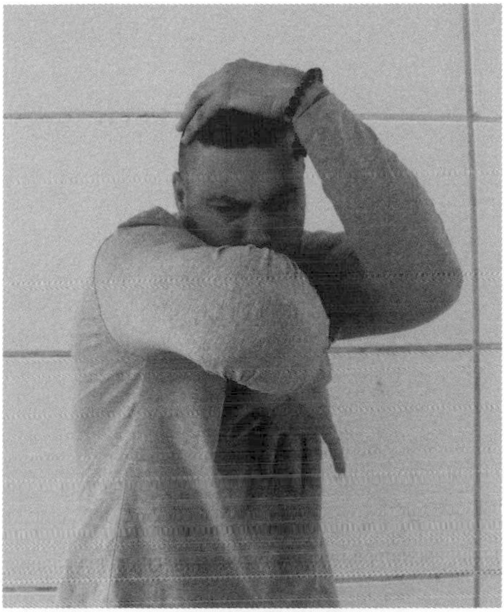
右手腕彎曲，以手指朝下的姿勢攻擊。

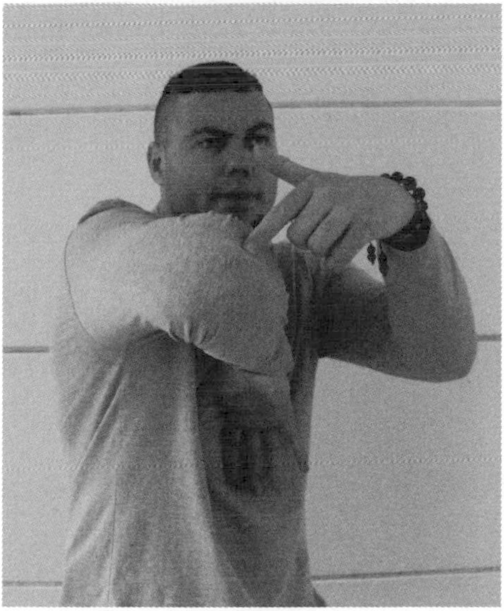
藉由手指朝下，使手肘前端擊中目標。

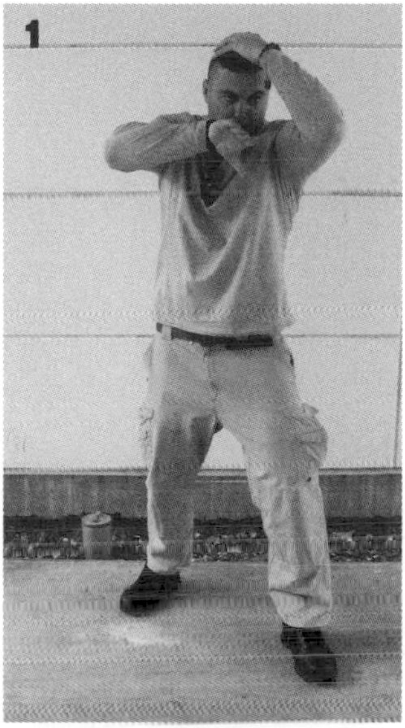


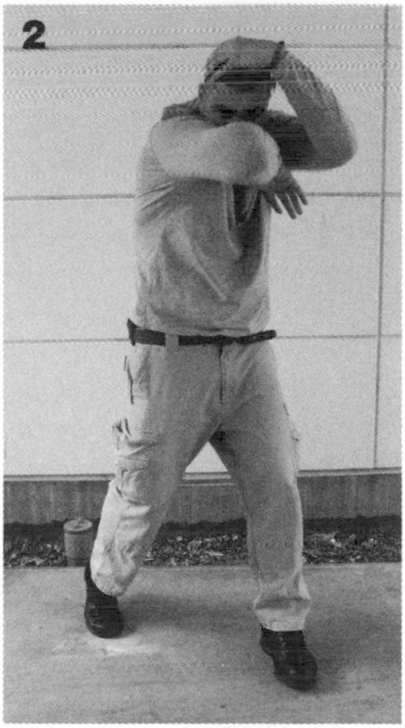

左手放在頭上，右肘從側面攻擊。

另外，打中目標的訣竅是，**右手指尖伸向目標，想像右手與右肘瞬間替換攻擊**，就能打出短距離的強勁肘擊。右肩自然地伸展。

在戴陪練靶練習時，手指先貼在陪練靶靶面上，再使出肘擊。

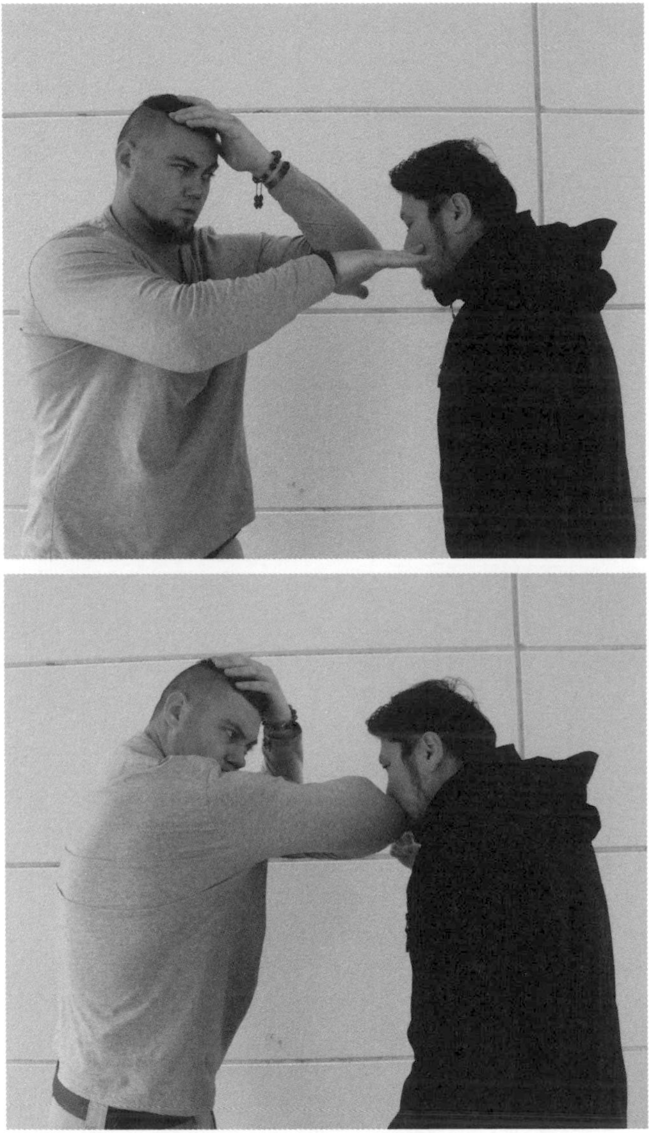

右手指尖先伸向目標，手與手肘瞬間替換使出肘擊。

## 頭錘

基本架式是兩手抓住對方的頭抬起左腳，左腳落到地面時用整個身體使出頭錘。

這時頭錘的原則是**不用額頭的正面，而是以額頭旁邊堅硬的部分**，攻擊對方臉部柔軟的部分。絕不能像職業摔角的頭錘，上半身大幅向後彎，從正面擊中。必須注意反而會被對方的頭錘擊中臉的正面，恐怕會自取滅亡。

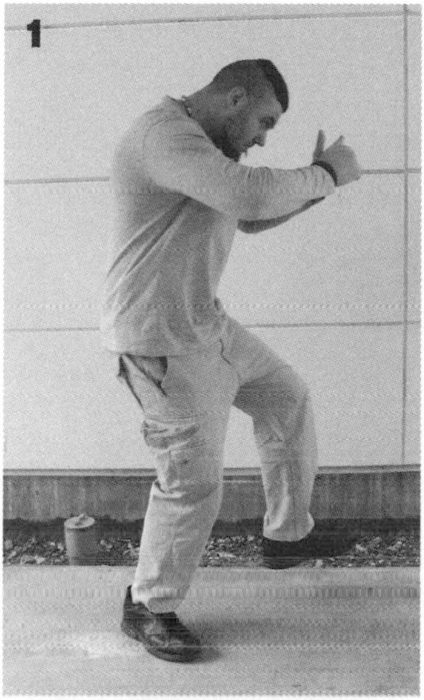

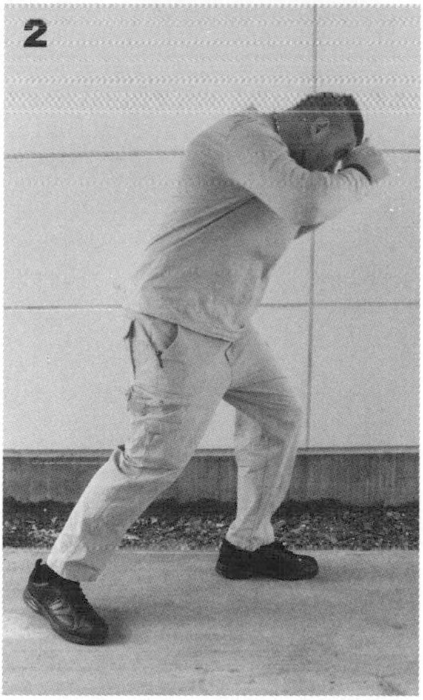

左腳抬起，落到地面時用整個身體攻擊。

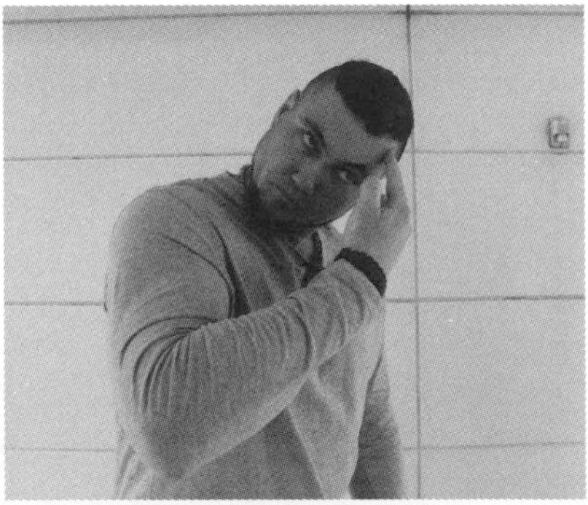

攻擊部位是額頭旁邊堅硬的部分。

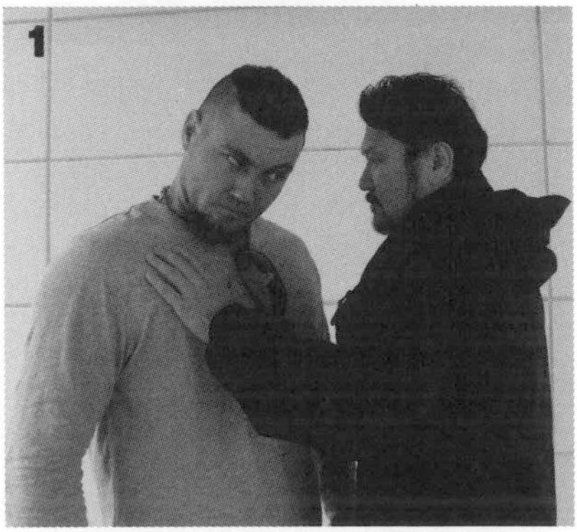


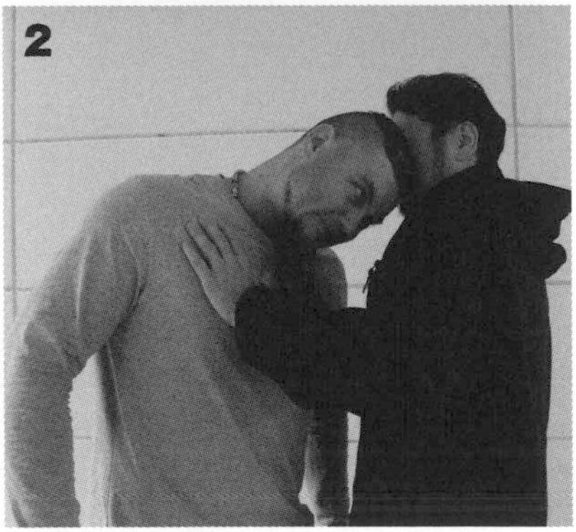


撞擊對方的側臉。

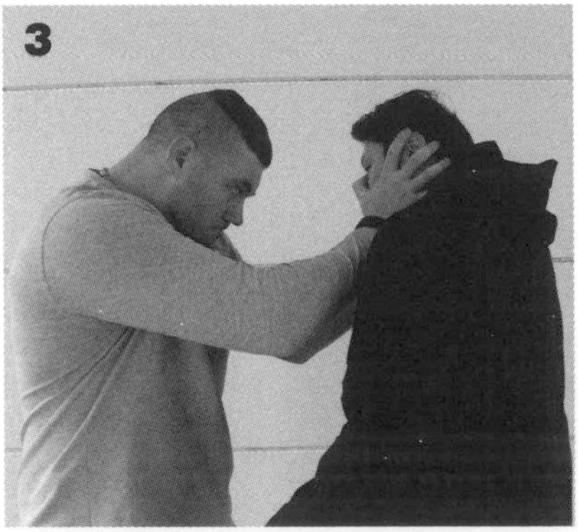


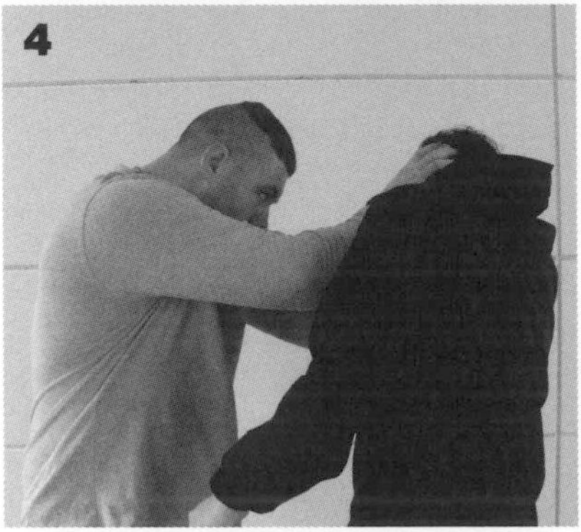


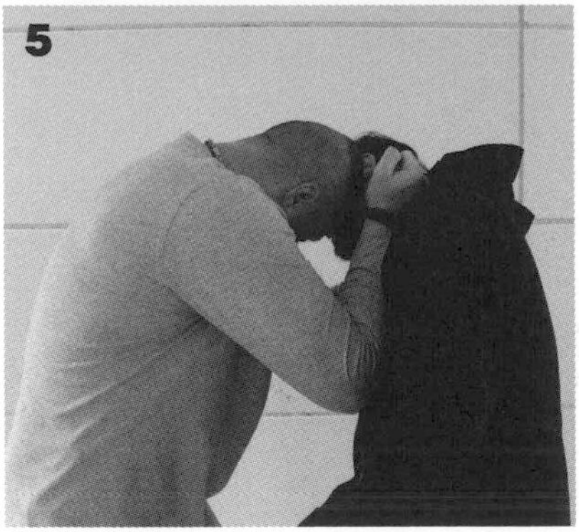


兩手抓住對方的頭，推到旁邊再拉過來撞頭。

## ❖鎖喉

慣用手與另一隻手（圖片中為左手）作為「反應手」非常重要。尤其用左手鎖喉停止對方的動作，就能用慣用的右手給予強烈的攻擊。

鎖喉就像捏住圓形物體般，手指要到達喉結後面。勒緊就能影響對方的內心，停止呼吸與血流，可以有效削減對方的戰鬥意願。在對方停止動作時很容易給予對方攻擊。

**雖然乍看之下是很殘酷的招式，但如果能消除對方的戰鬥意願，就能避免無謂的打鬥。**

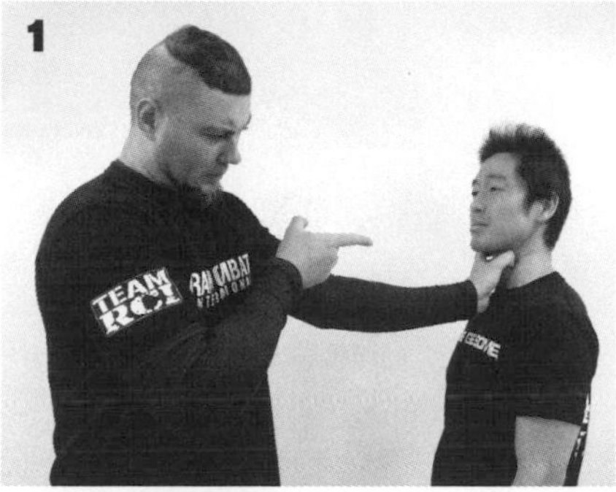

左手抓住對方的喉結，

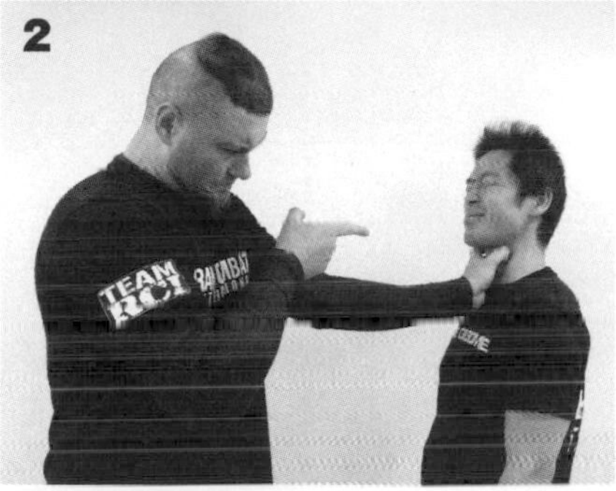

手指達到喉嚨後面勒緊。

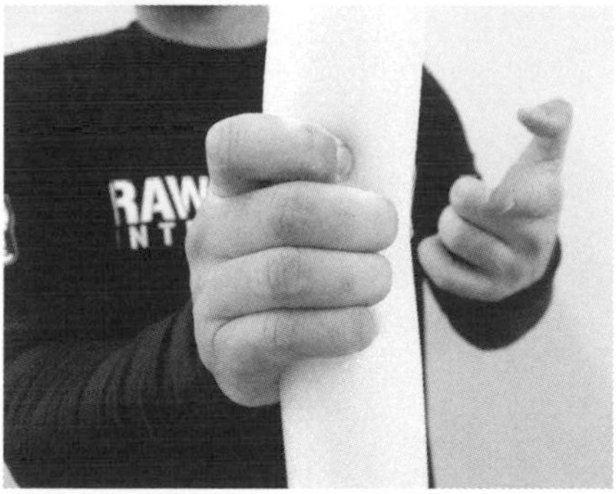

想像單手抓住圓柱體，用拇指和其他4根手指勒緊。

## 控制後頭部

後頭部是重要的控制重點。為了不讓對方逃脫，將對方拉到跟前，臉轉向側面，使得對方不易看到我方的攻擊，並方便我方擊中對方。

對方向前傾時，用左手拍打拉住後頭部。光是如此也能造成損傷，此時對於前傾的對手臉部，可以隨意使出頭錘或肘擊。

另外，維持這樣的姿勢後左手稍微往上錯開，讓對方低著頭鑽進自己的左腋下，對方的頭就會毫無防備地轉向側面。右鎚拳剛好可以從這個角度開打，再近一點的話可使出右肘擊，再更近一點也能使出頭錘。

1

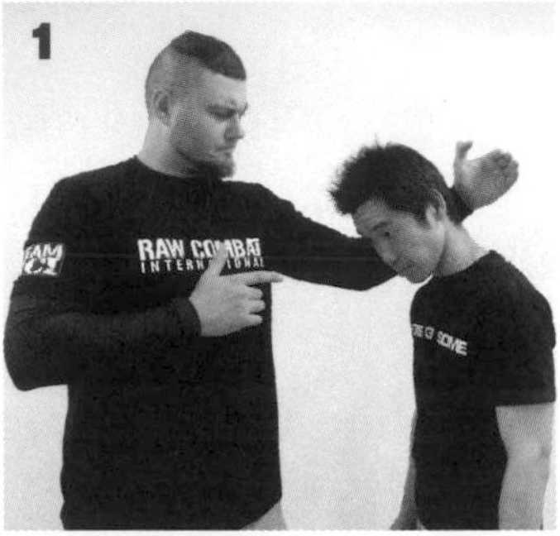

2

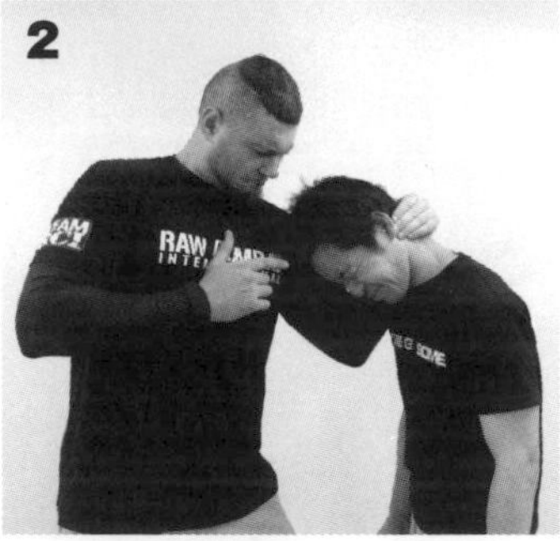

3

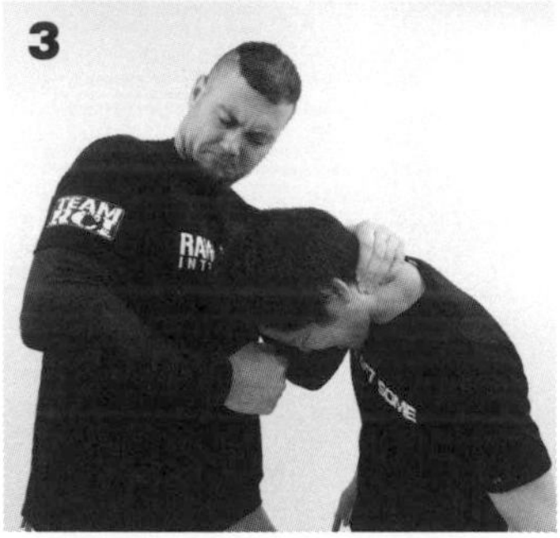

用左手拉住對方的後頭部，讓頭朝下。可以隨意使出肘擊或頭錘。左腋下夾緊，左前臂壓著對方胸口，重心稍微往下移。

1

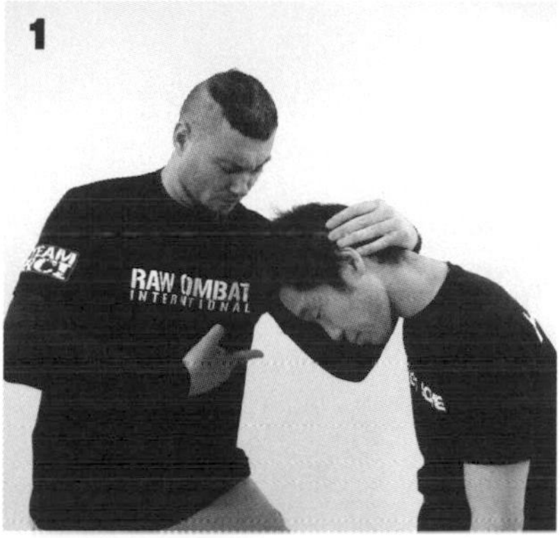


2

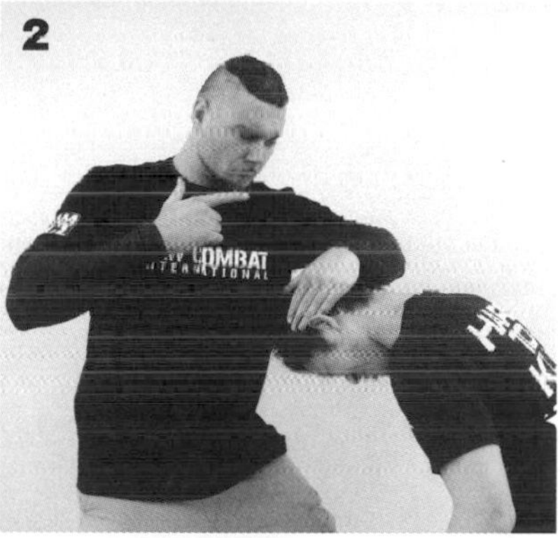

3

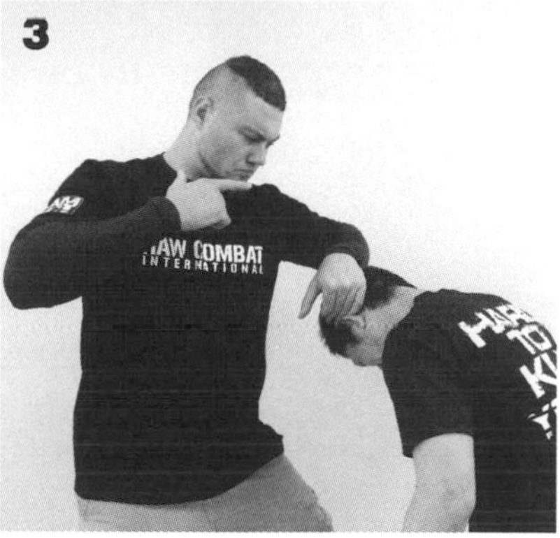


4

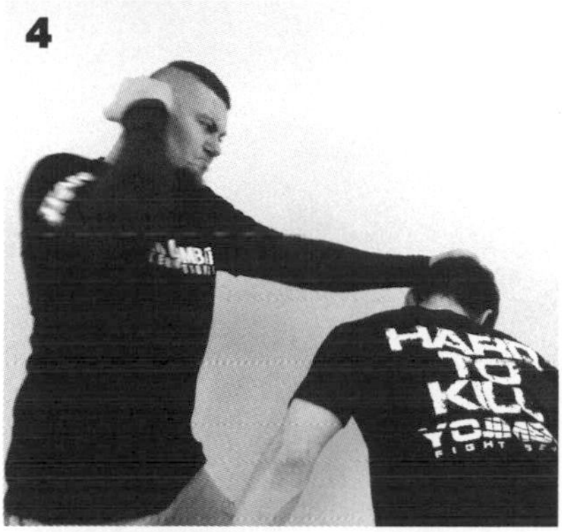

5

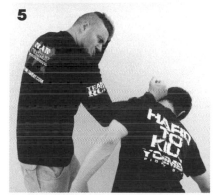

左手稍微往上移，讓對方的頭前傾，從左腋下讓臉部由外而內朝向側面，這是使出鎚拳的絕佳位置。可以用左手抓住頭髮使對方失去平衡，往下使出鎚拳。

## 臉部與下顎

讓對方的頭從正面轉向側面時，手刀擊中側臉，整個手掌按壓住臉，讓對方的頭轉向側面。

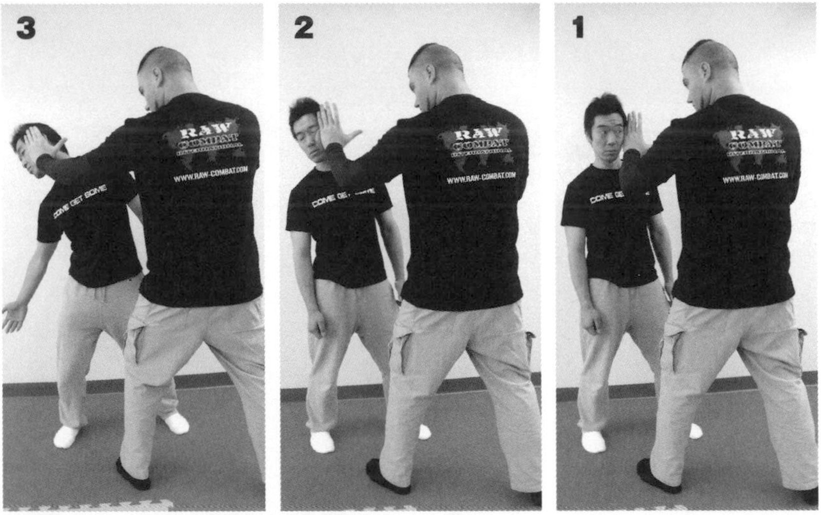


手刀打中對方的側臉，用整個手掌按壓能使對方的頭轉向側面。這時自己的胸膛中心要對準對方的頭。

繞到對方背後，將對方往後拉，同時扭轉對方的頭。

訣竅是左手從背後按住對方的下顎，使頭轉向側面。這時如果只是水平旋轉，對方轉一圈會變成正對自己。如此不但失去位置優勢，也讓自己陷於不利處境。

將對方的下顎扭向側面後，往下方施加力道，對方就會失去平衡。可以讓對方倒在地上，也可以把對方固定在自己胸口，使他動彈不得。

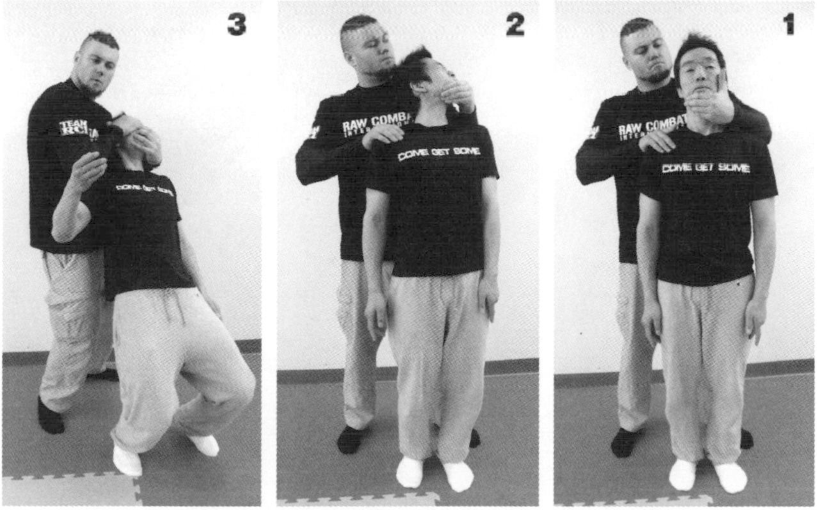

手刀打中對方的側臉，用整個手掌按壓可以使對方的頭轉向側面。

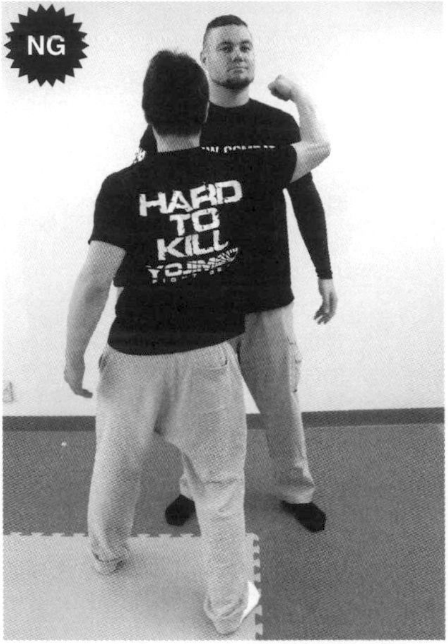


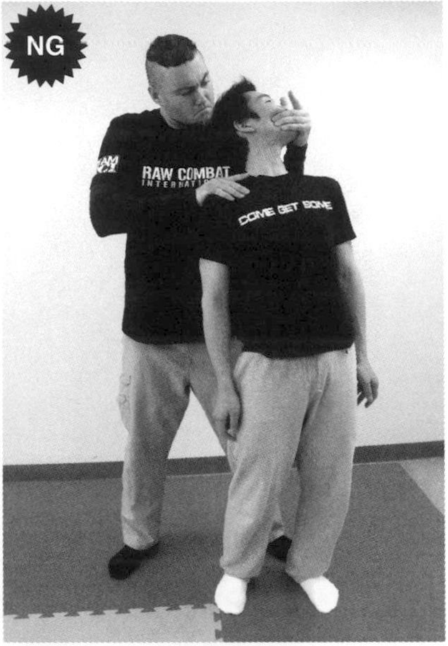


如果只是將下顎水平旋轉，對方就會回頭攻擊。

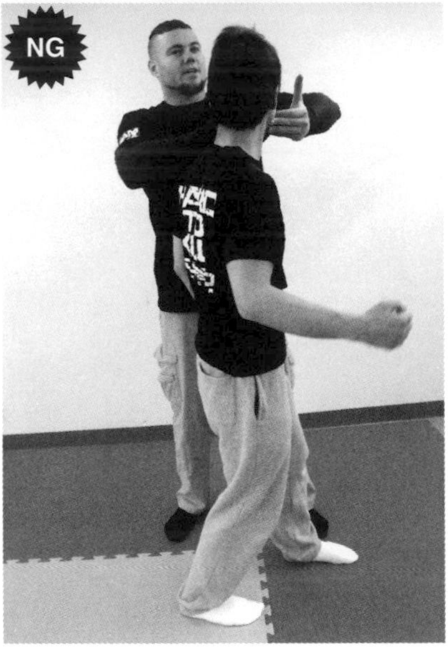

## 手肘與肩膀

從下方抓住對方的手肘，同時按壓肩膀，對方的上半身就會嚴重失去平衡。

另外，用右手抓住對方的右肩，用力拉扯時，對方的上半身會有一邊失去平衡。可以從背後用左手給予攻擊。

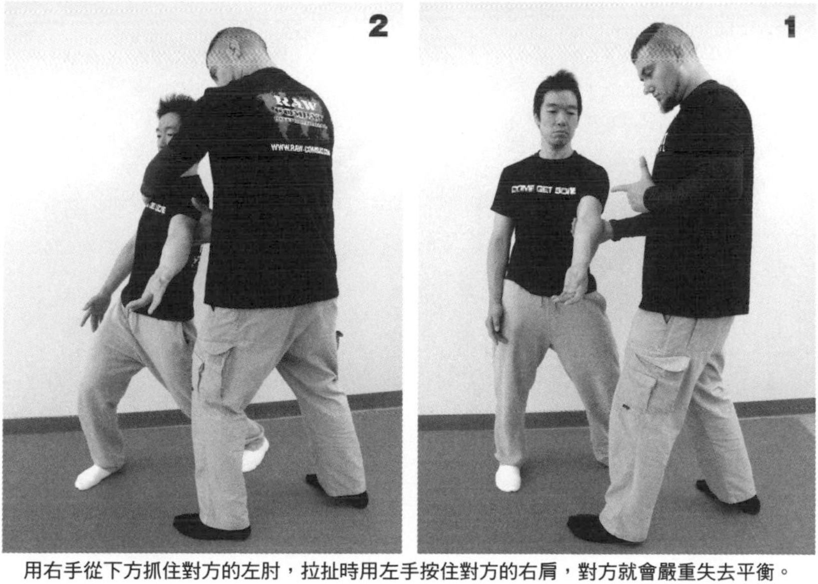


用右手從下方抓住對方的左肘，拉扯時用左手按住對方的右肩，對方就會嚴重失去平衡。

1

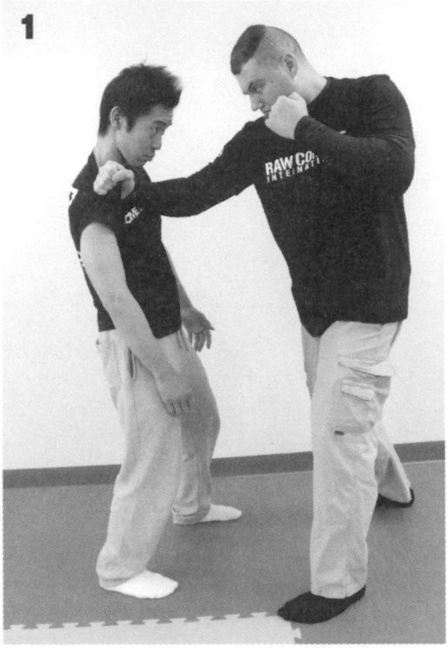

2

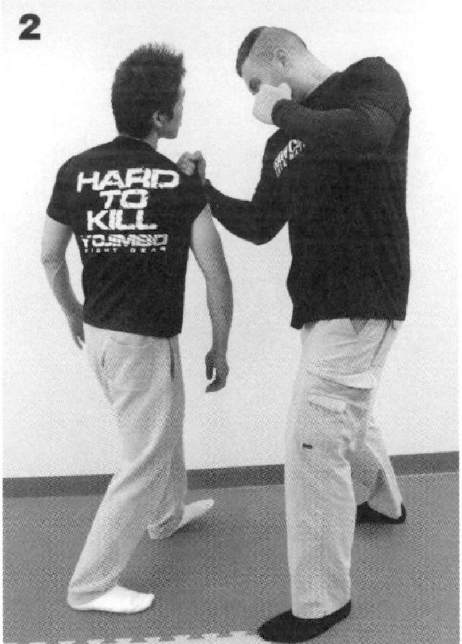


3

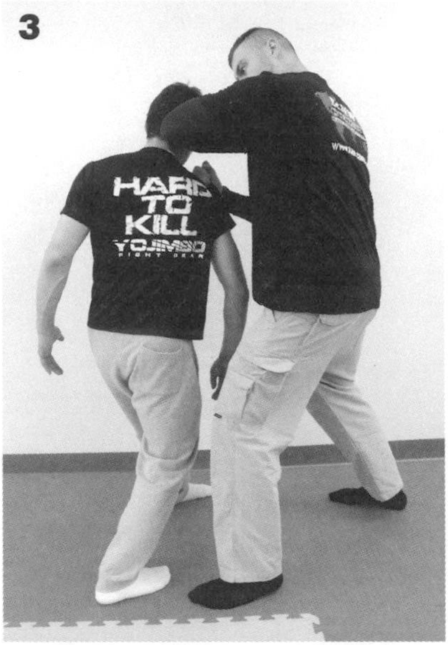


用右手抓住對方右肩拉扯，對方便會側身，此時可以用左手從背後攻擊。

## 胯股與下陰

在接近的位置按壓對方的下腹部或胯股，對方就會前傾失去平衡。此時對方的頭會向前伸出，便能給予各種攻擊。

用鎚拳的拇指這一側往上攻擊下陰也有同樣的效果。

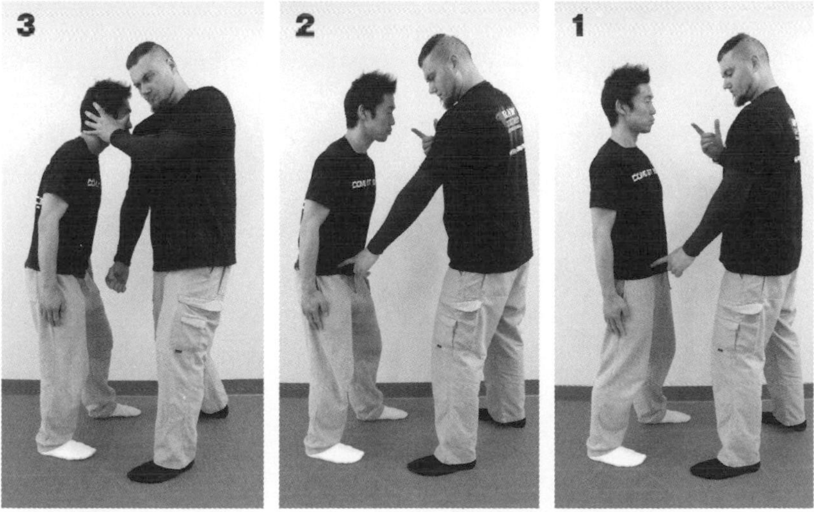

按住胯股使對方前傾，頭就會向前伸出。

用鎚拳攻擊下陰也有同樣的效果。

## 手指與手腕

當被對方抓住胸口時，要將對方彎曲的拇指按住繼續折彎。

雖然需要一點訣竅，但只要記住施力的方向，就能輕易地讓對方感到劇痛。

一般會因為疼痛而當場蹲下。訣竅是瞬間施加力道。

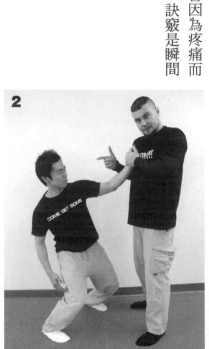

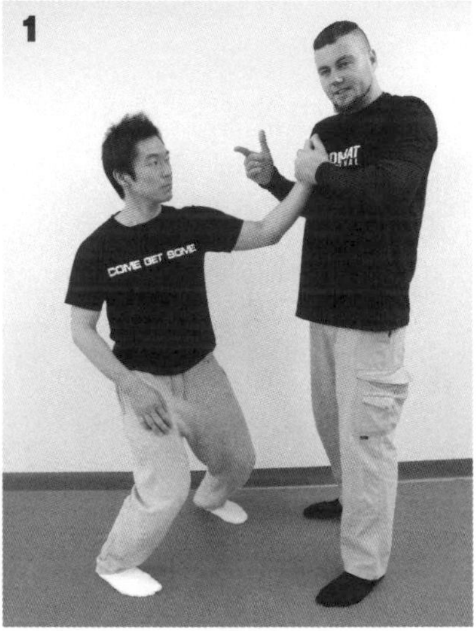

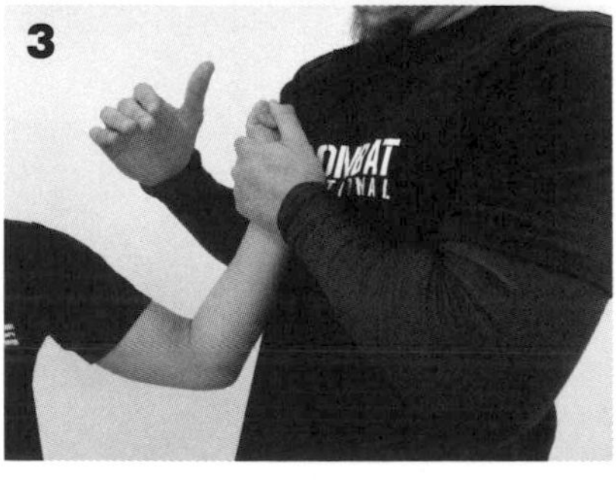


若被對方的左手抓住，就用自己的左手將對方拇指往下按。壓在自己的胸口，別讓對方掙脫。

另外，在國外初次見面的人會握手。當彼此右手握住的瞬間，可以趁機壓制對方。

用食指按住對方手腕內側的「壓迫止血點」，對方的手就無法使力。如此一來，就能輕易用左手壓制對方。

1
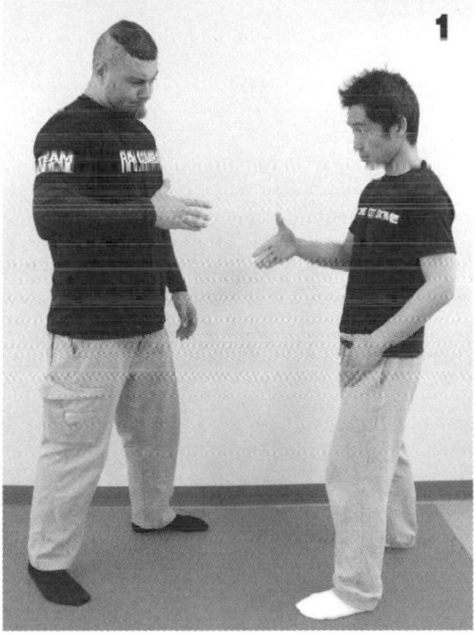


2
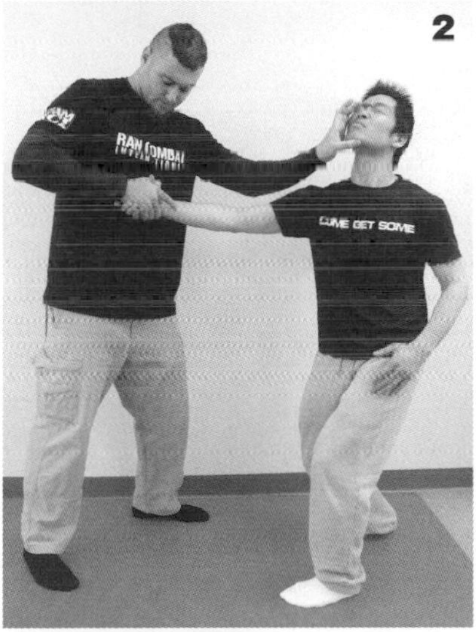


3
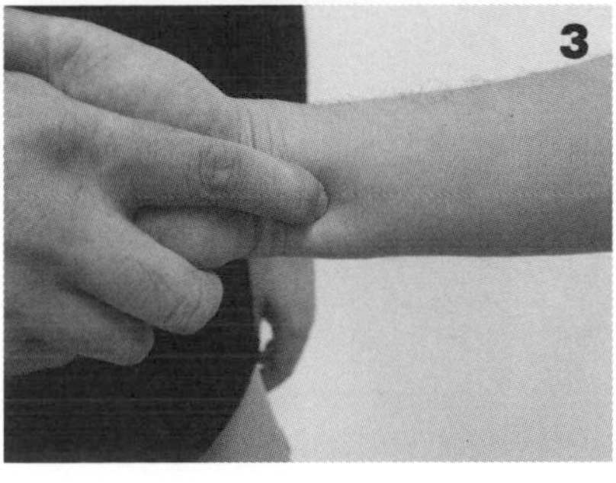

在握手的瞬間，用右食指攻擊對方右手腕的壓迫止血點。

前述的手腕要害與拇指關節攻擊也可以同時進行。例如當對方用右手抓住自己的右手時，用右手食指攻擊對方手腕內側，左手按壓對方的拇指。對方由於疼痛會停止動作。此時再使出頭錘或肘擊即可。

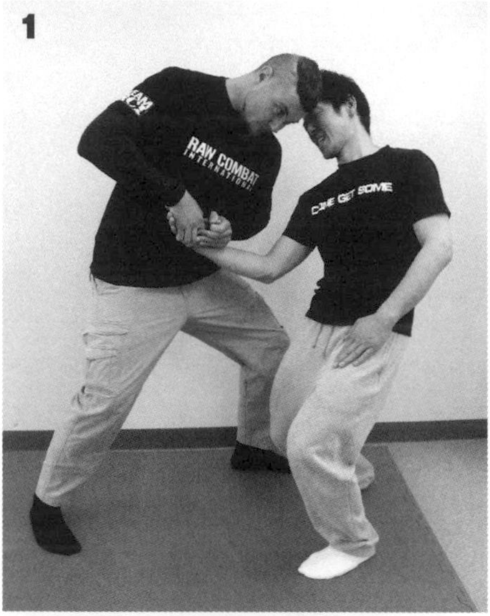

使對方感到劇痛，首先使出一記頭錘，

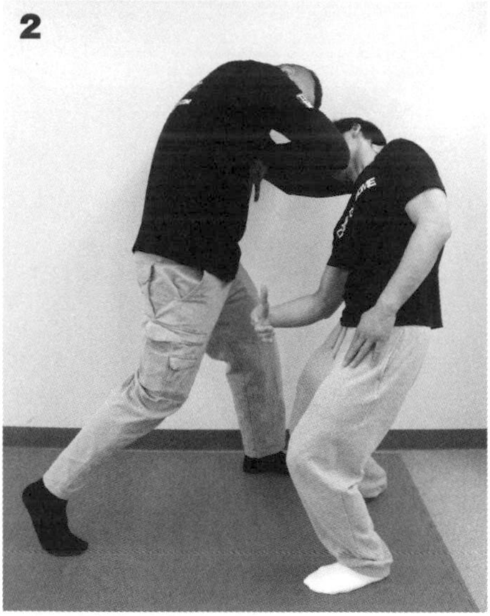

接著用肘擊擊倒對方。

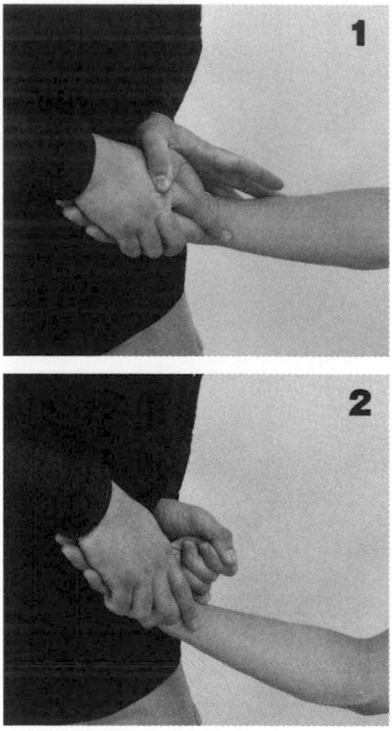

同時攻擊手腕內側與拇指。

## 踩腳

踩對方的腳背使他失去平衡。要讓對方失去平衡倒下時，這是最簡單好用的一招。不過這有個訣竅。當你從正面踩對方的腳，即使你直接推他，對方也只會後退，並不會倒下。

**想讓對方確實倒下，踩住的腳與對方的上半身須呈現對角線。**為此，要用自己的右腳踩對方的右腳，用左腳踩左腳，踩踏時讓兩者的腳呈對角線，對方便容易倒下。

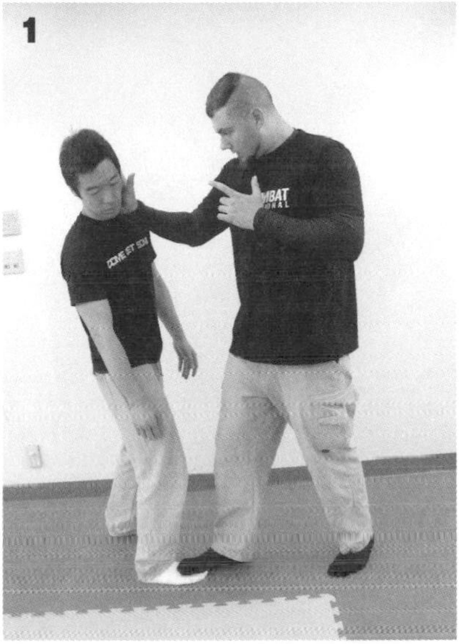

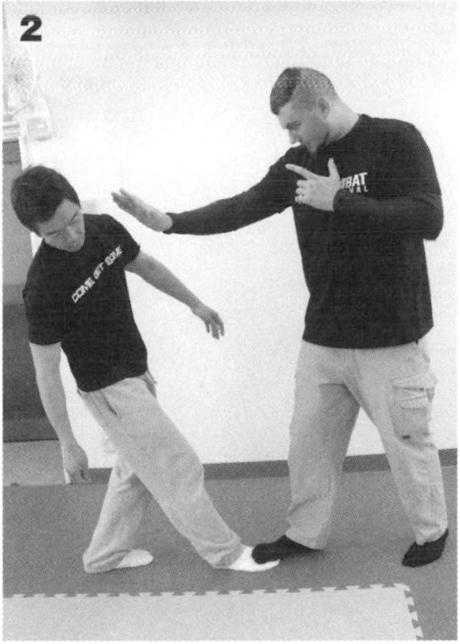

用右腳踩右腳，出手一推使對方扭轉上半身，便能輕易地推倒。

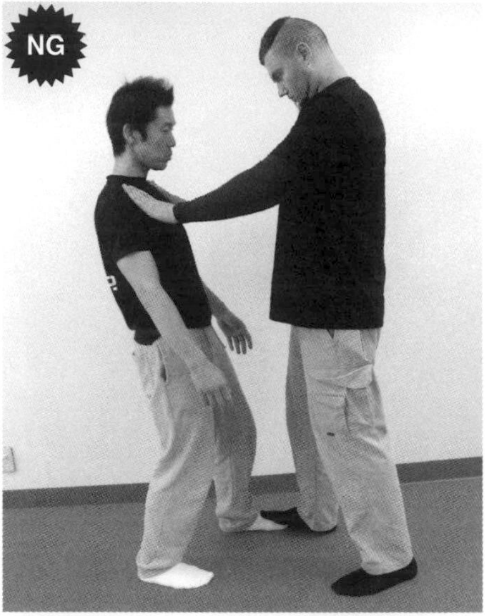


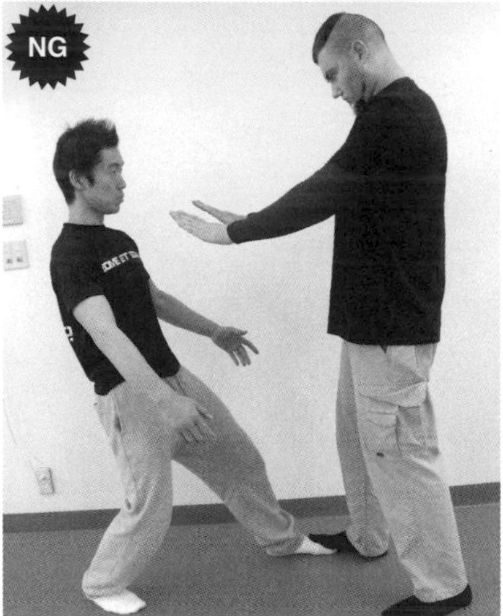


用右腳踩對方左腳，即使從正面一推，對方也只是往後退。

另外，踩腳使對方倒地後要繼續踩住，一邊對對方的腳造成傷害，另一隻腳跨一步踩住下陰，短時間內可以造成對方嚴重傷害。

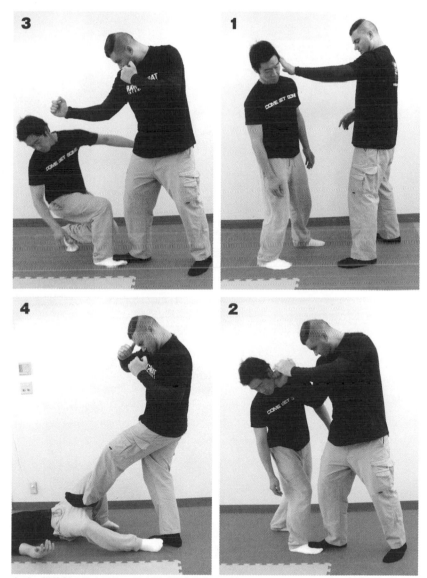


左手一推使對方失去平衡，用右腳踩對方的右腳，補上一記鎚拳。左腳踩住倒地的對方的胯股之間，終結對方。

## 清除

在CQC不只攻擊手肘，攻擊時會用另一隻手格擋，旋轉兩肘使對方失去平衡以取得位置優勢。這是用整隻手臂做出擦窗戶般的動作，所以稱為「清除」。

這是非常重要的動作，所以將從基本的動作開始說明。

首先兩手貼住額頭，手肘由內往外畫圓。手臂轉到內側時，一隻眼睛看前面，轉到外側時用另一隻眼睛看前面。上半身盡可能不要動，最好是只有手臂活動。

在移動時，對方從下方推手肘時手不要抬起來。

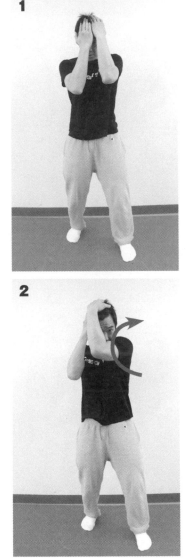

1

2

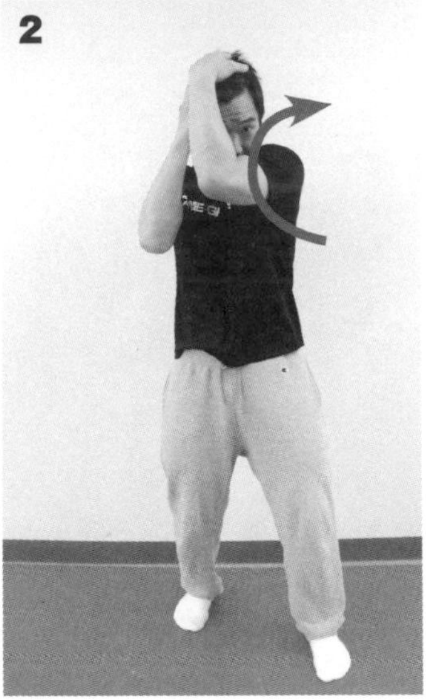

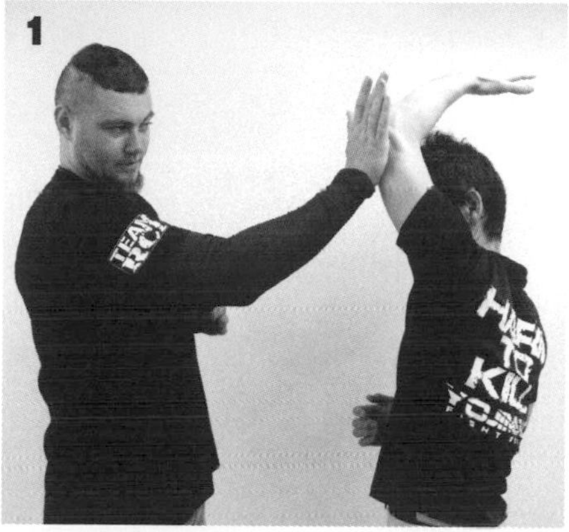

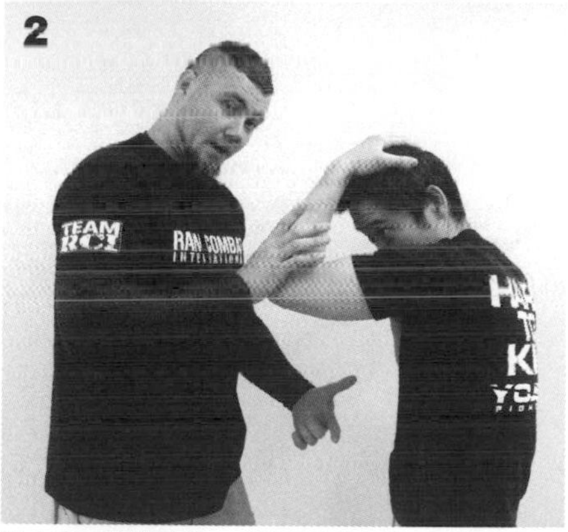

對方用手推的時候，手臂不能抬起來。手貼在頭上就不會抬起來。

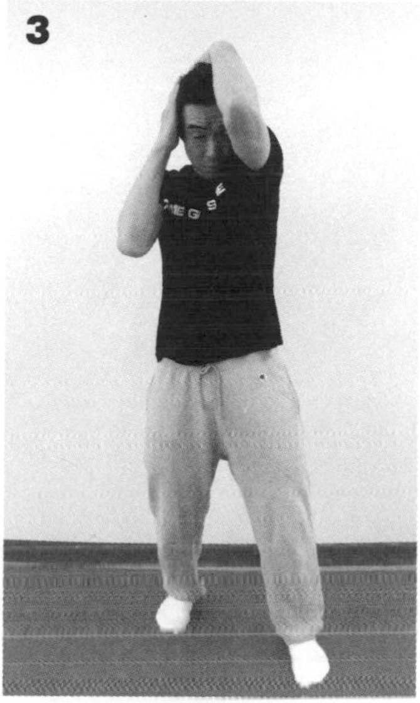

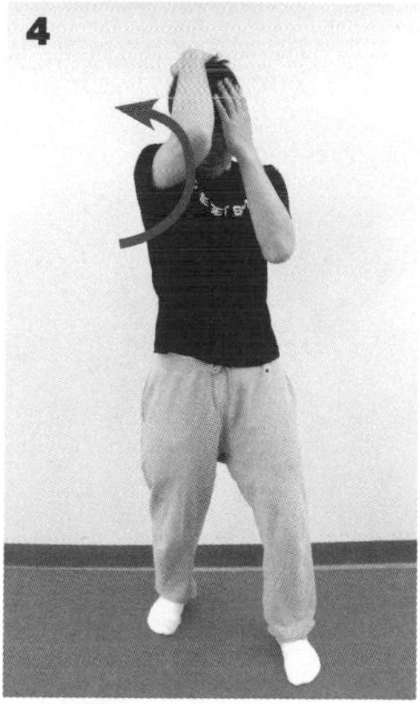

手貼住額頭，由內往外畫圓，分別移動一隻手臂。

接著手肘交互直向移動。一邊的手肘抬起時，另一邊的手肘要下降。

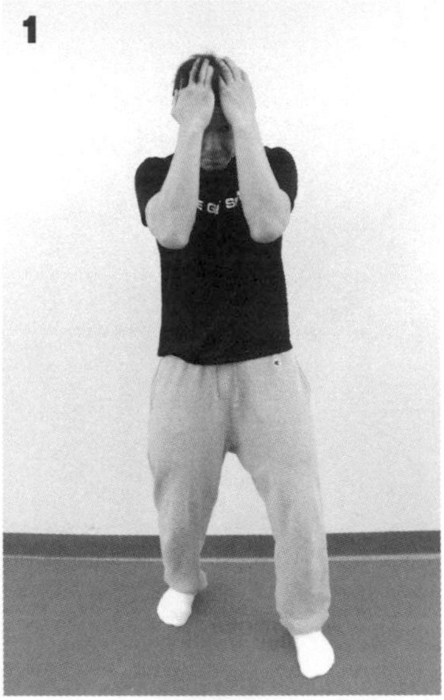


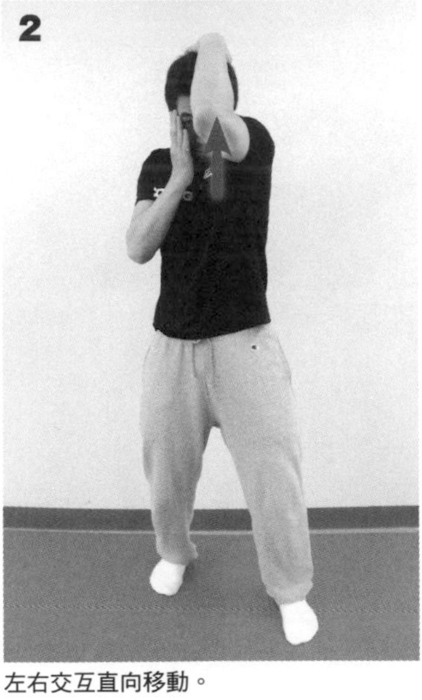


左右交互直向移動。

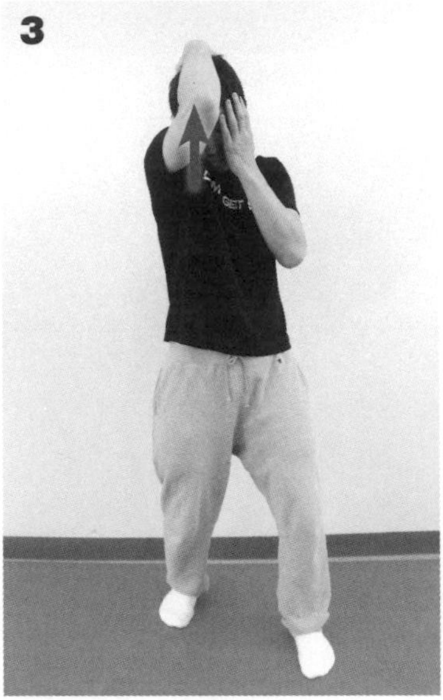


重點是手掌不要離開自己的頭部。指尖到達後頭部，肘尖要抬到額頭的髮際線。

接著左右交互水平移動。手肘移到內側時，一隻眼睛看前面。

1

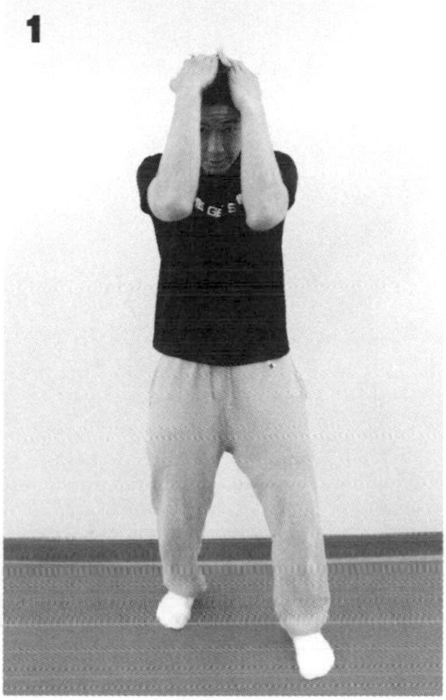

2

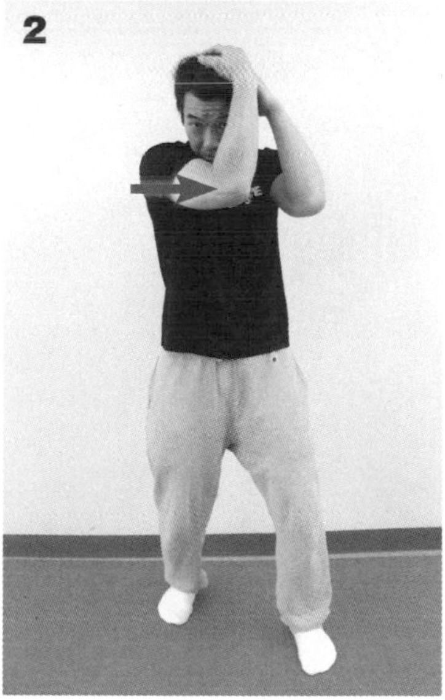

3

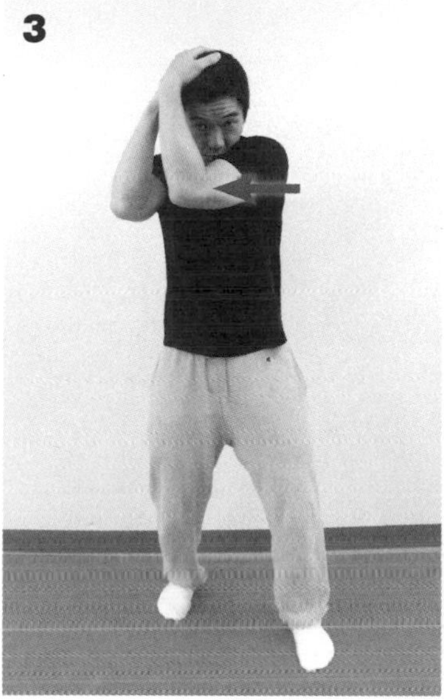

手貼著頭部，手肘水平移動。

最後兩肘橫向畫「8字形」。上半身盡量不動，只動手肘。一邊的動作結束後，也要進行反方向的8字形。

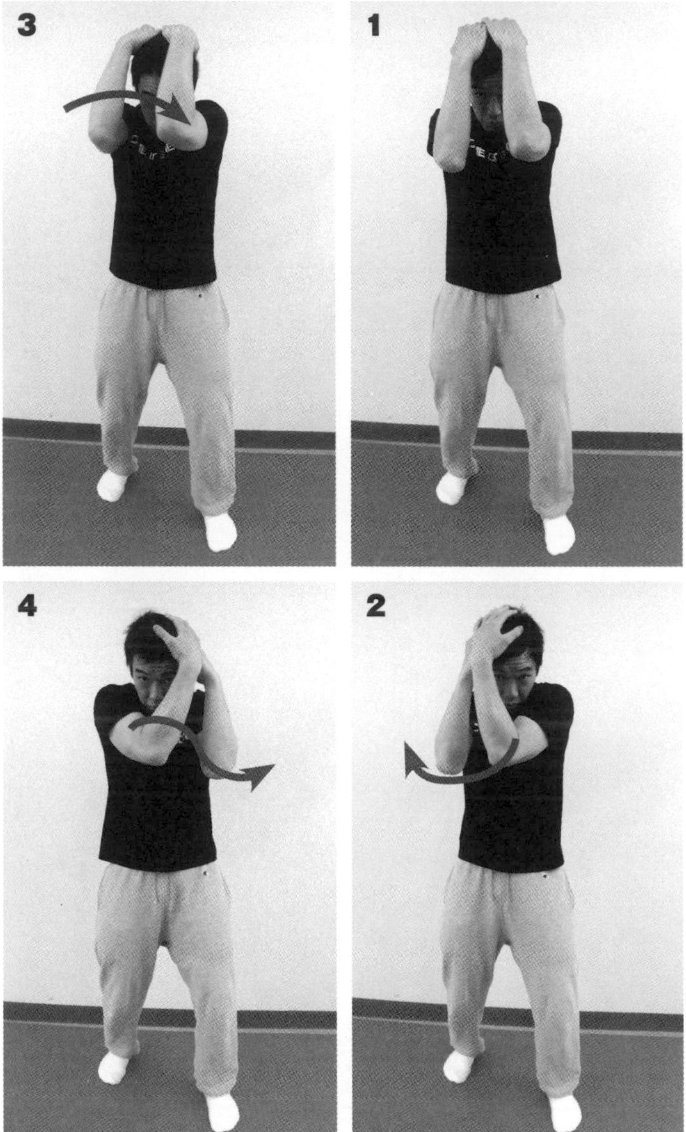


用兩肘橫向畫8字形。手肘移到內側時，一隻眼睛看前面。

這個手肘的動作可應用在各種情況。

當被對方抓住胸口時，只要從這個姿勢順勢做出肘擊的動作即可。

畫圓繞過對方的手臂反擊也行，在這過程中如果對方失去平衡，直向的手肘可轉成橫向用來攻擊。

另外，兩臂遮住臉部，將肘擊像衝撞般打向對方的身體也行。

隨著對方的姿勢，即時反應展開攻擊即可。

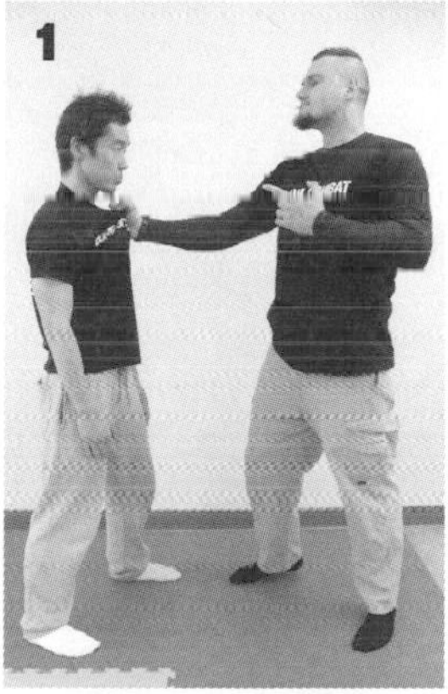


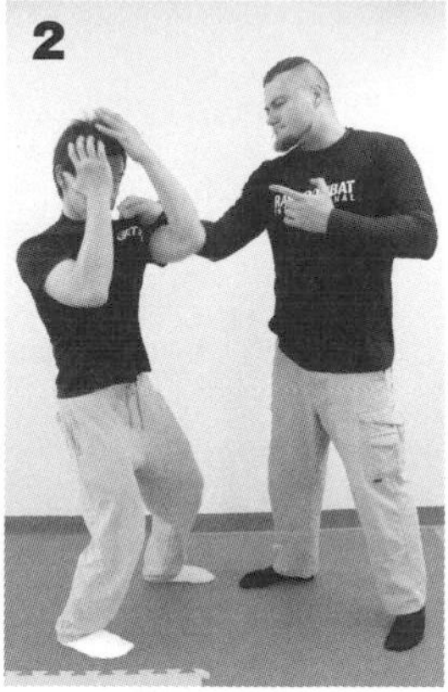


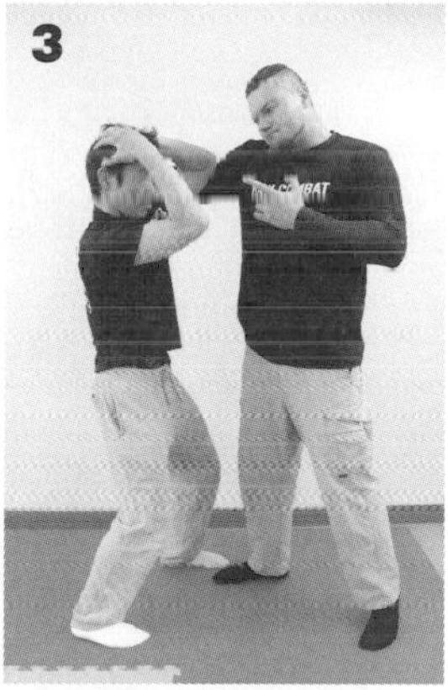


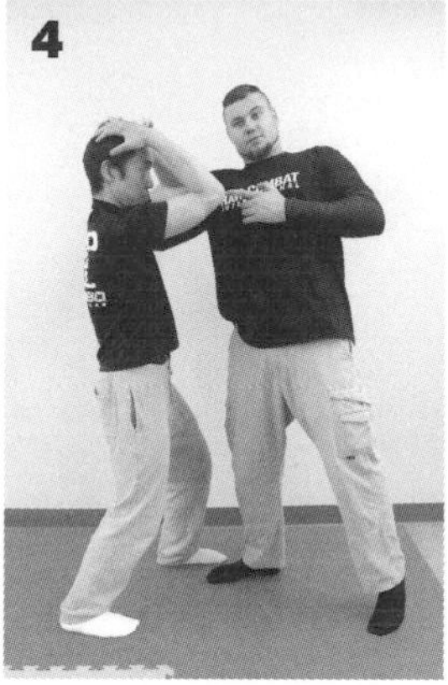


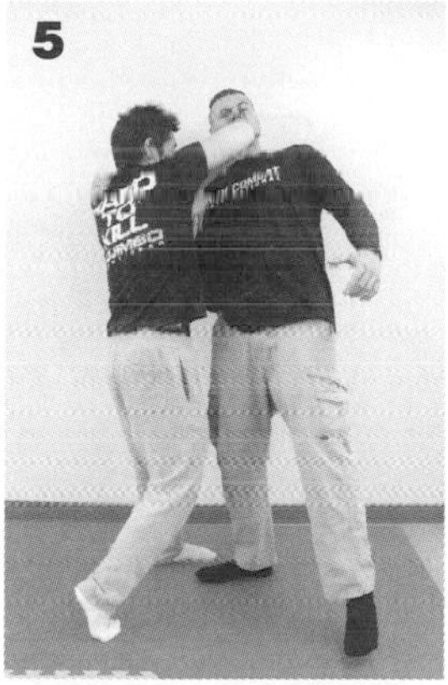


若被對方的右手抓住胸口，兩肘從內側旋轉，對方就會失去平衡。右肘從直向轉成橫向就會變成肘擊。

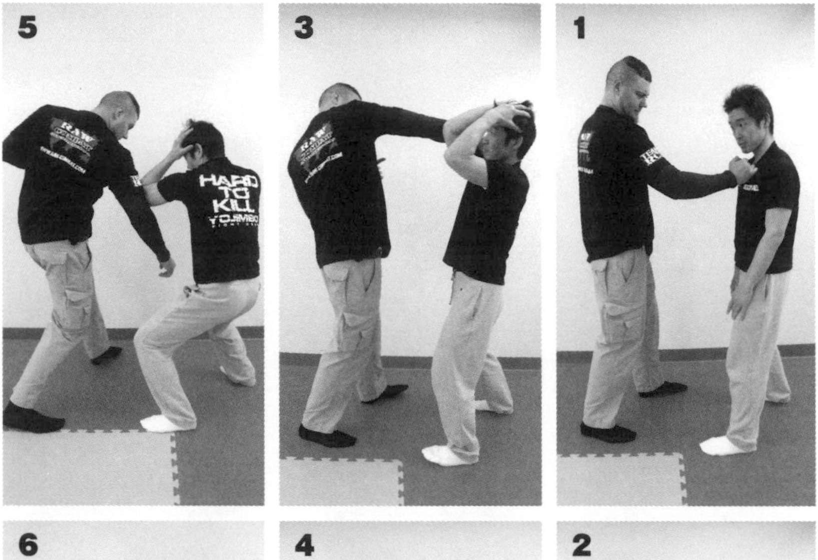

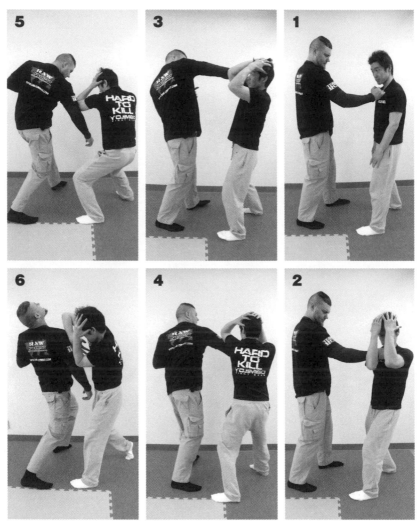


如果被對方的右手抓住胸口，這時兩肘由外往內旋轉。左肘靠在對方手臂上，對方的手就會鬆脫，並失去平衡。此時用右肘水平攻擊。

7

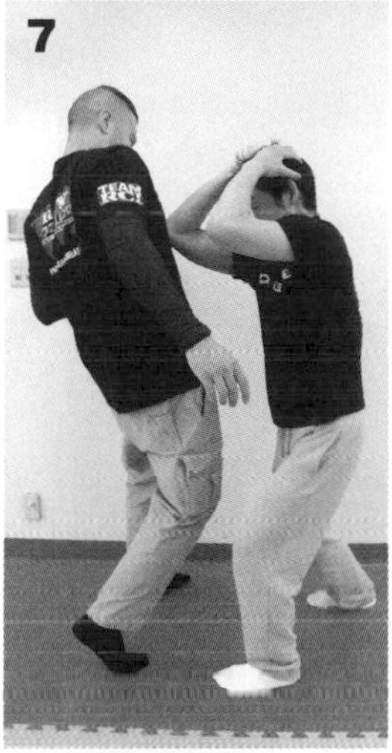

或是用兩肘遮住臉部，衝撞對方的胸口把他撞倒。

無論何種攻擊，在實戰中對方也會攻擊。有時臉會挨上對方的拳頭。不習慣的人會因此陷入恐慌，不過既然我方出手攻擊，對方當然也會攻擊。

挨了拳頭不用驚慌。重點是頭要朝向側面，別承受所有力道，然後轉向側面的臉要立即恢復正面面對對手。

這時用兩肘保護臉部，不要承受更多的傷害，並且肘擊對方來反擊就是恢復的基本。

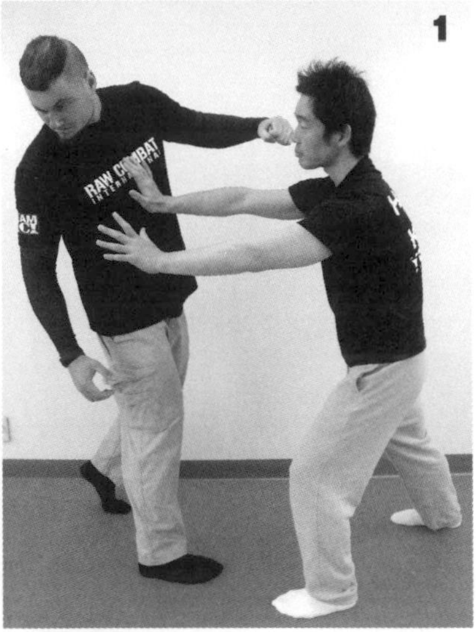


用手掌推對方，

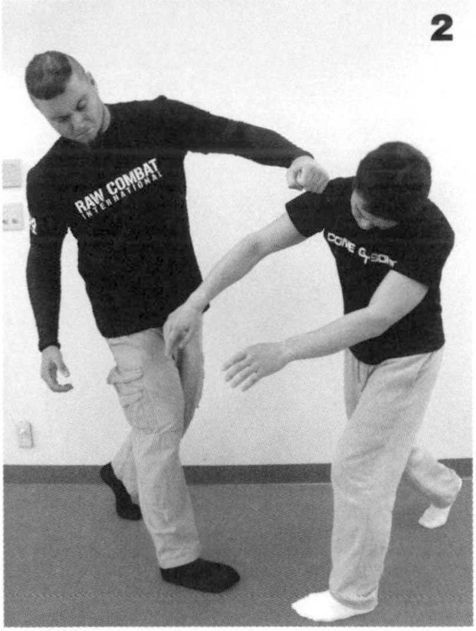


會很容易挨拳頭。

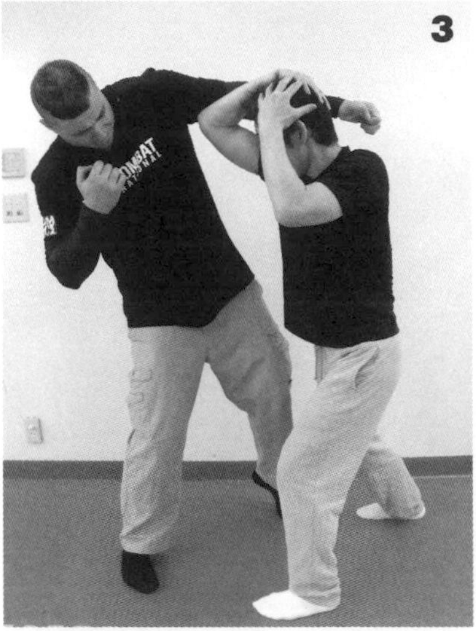


用兩臂遮擋往前推，就不容易挨上對方的拳頭。

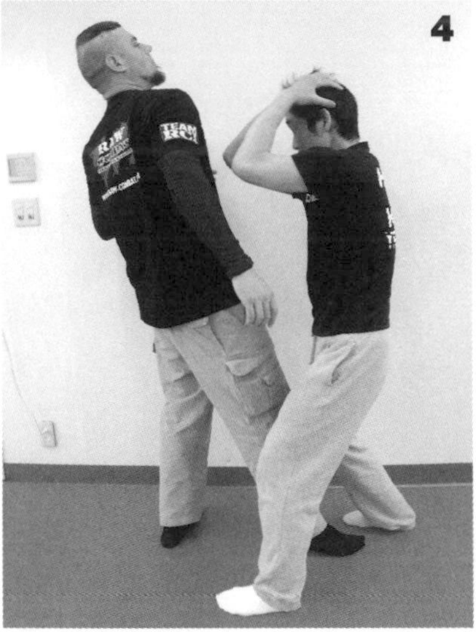


另外，用肘尖堅硬的地方，攻擊對方柔軟的胸口效果也很大。

COLUMN

# 何謂實戰的格鬥技？

我在澳洲大型酒吧當圍事時，圍事的夥伴都有學格鬥技，所以我看過各種格鬥技的打鬥方式。

有一位夥伴是跆拳道冠軍，他也有學以色列近身格鬥術，平時老是說：「就連巨漢只要踢出撩陰腿就能一擊KO。」

有一次，有個愛爾蘭的大塊頭客人大鬧現場，這位朋友使出擅長的撩陰腿，然後迅速地後退。雖是一瞬間的踢腿法，被踢的客人大吼：「痛死啦！」結果更加憤怒，反而把這位朋友痛宰一頓。

我看了覺得很有意思，實際上沒有打架經驗的人，都相信撩陰腿和戳眼睛可以一口氣解決對方。想要讓攻擊奏效，就要有奏效的理論。

相反地，平時被夥伴瞧不起的人，卻展現了精彩的招式。他是澳洲空手道點到為止規則的王者。學綜合格鬥技與踢腿法的夥伴調侃他：「就算是對打比賽的王者，也是因為點到為止啊。」說話總是語帶輕蔑。

而他與大塊頭的客人對峙時，一直聽著客人大吵大鬧的他，突然發出「嘿──！」的吆喝聲，對著心窩使出一記中段拳擊。他的右拳收回時，巨漢當場砰的一聲倒下。果然用最基本的一記正拳攻擊就打倒了巨漢，大家都驚呼：「太厲害了～！」

可見，並不能說學了格鬥技就很會打架。而是關係到使用格鬥技的當事人，在打鬥場面中如何冷靜地控制內心。

招式只是技巧，全看使用的人如何使它變成工具。

# 第4章

# CQC的實戰

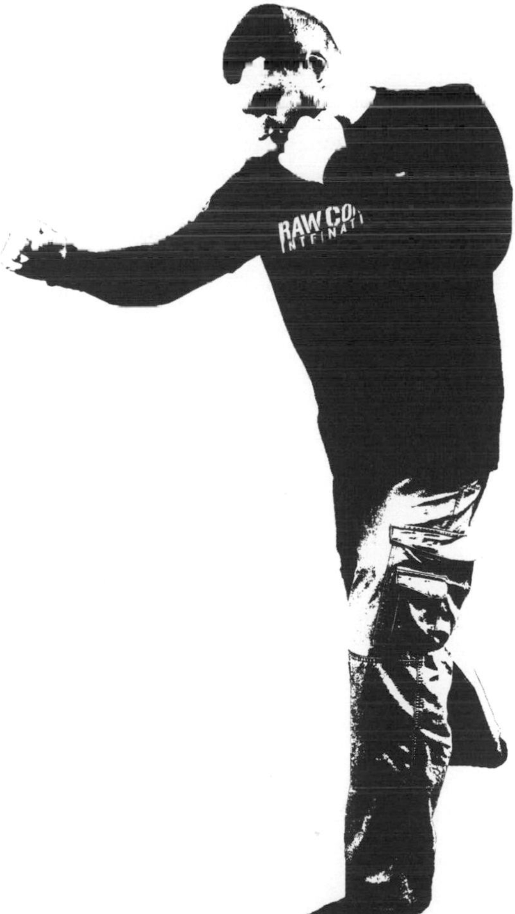

## 原始打擊與武術的差異

前面已經敘述過ＯＯＤＡ循環能讓ＣＱＣ的３項工具變成實戰的技術。

當可疑人物接近時，要先觀察、掌握狀況、下決定、在２秒內行動，並離開現場。這時不可疏於掃視，確認周圍。

並且，如果可疑人物侵入個人空間，可以先發制人，也就是主動進攻是ＣＱＣ的基本。當然，假如對方先出手，你格擋後，或者一時大意挨了對方的攻擊，要立刻恢復態勢。

理解這些基本概念後，重點是實際走到街上模擬。

實戰和格鬥技不同，發生打鬥的場所、服裝、對手的體重與人數，全都無法預料。夏天與冬天，自己所穿的服裝和對手的服裝都不同。狹窄之處與寬闊之處、亮處與暗處、安靜的地方與嘈雜的地方等，發生打鬥的地點無法自己選擇。

這意味著，打鬥過程很難有固定的模式或形式。**要求的是即時反應能力。**

因此，僅有鎚拳、頭錘、肘擊這３項工具，要按照上一章的法則，在所有環境下發揮即時反應能力，必須在每個場面中最短、最快地做出最有效的動作。

ＣＱＣ沒有動作，也沒有招式名稱。只有概念。而要理解它的概念，對學習傳統武藝與武術的人來說非常難。

先學動作，再套用到現實就會失敗。原始打擊與一般武藝、武術的差別之一，就在於是否以這個概念為基本。

這個CQC的概念在實際打鬥中活用時，必須先理解3項武器。**和格鬥技不同，在日常生活中打鬥時，身旁的所有物品都能變成武器。**然而這種東西只有3種類別：

・自己的隨身物品
・對方的隨身物品
・環境

當要發生打鬥時，必須先觀察、掌握狀況，就是為了掌握這3項之中，目前自己能拿什麼當成武器。

即使自己與對方沒有可當成武器的物品，但是路上有牆壁，任何地方都有地面。將環境變成夥伴，決定如何移動，採取行動，在2秒內打倒對方，就可以逃離現場。

在格鬥技的擂台，前提是選手彼此不拿武器，所以在分出勝負前要花好幾分鐘。實際打鬥最好在2秒內結束。而3項武器的概念可以使它化為可能。

這是原始打擊與一般武藝、武術不同的第二個理由。

那麼，如同上述實際在街上打鬥時，如何發揮即時反應能力，或發現有效的武器加以使用，將是至關重要的事。

在此會將各種威脅管理的解決方法，利用CQC讓學員進行。當然，全部由他們即興發揮。並且我會提出建議，具體介紹這些確認過的動作。想必能將CQC的即時反應能力與化為武器的概念，實際傳達給各位讀者。

## 先發制人

在介紹CQC的實戰之時，首先必須敘述先發制人的概念。如果可疑人物企圖侵入自己的個人空間，就用手推開保持距離。至此算是風險管理的範疇，要是可疑人物仍不離去，就是有加害自己之意。不僅如此，這時他對你出言恫嚇。你覺得再讓可疑人物接近會很危險，此時轉移到威脅管理的範疇。你下定決心先發制人，就是不等待對方的物理性攻擊，自己活用肉體的攻擊，阻止對方的行動，在2秒內採取行動離開現場。

**只要能有一瞬間使對方無法打鬥，就能讓自己遠離危險**，這種想法下的攻擊就不算防衛過當。

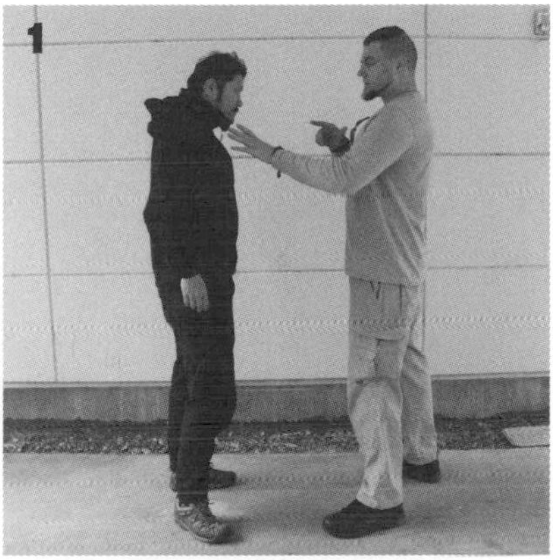

用左手推開侵入個人空間的可疑人物。

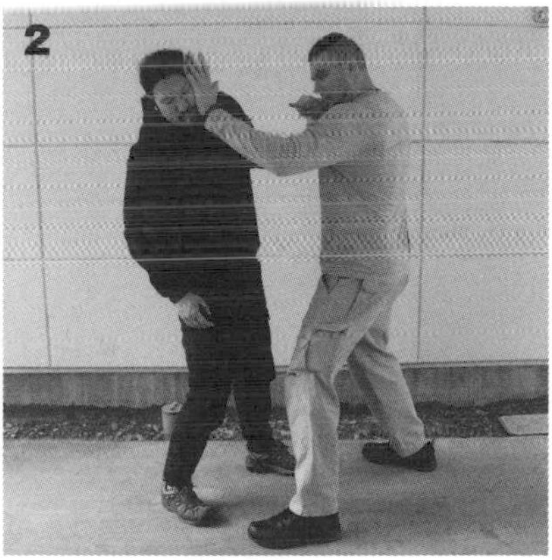

如果他仍執意侵入，就用左手把他的頭推向右邊，取得位置優勢。

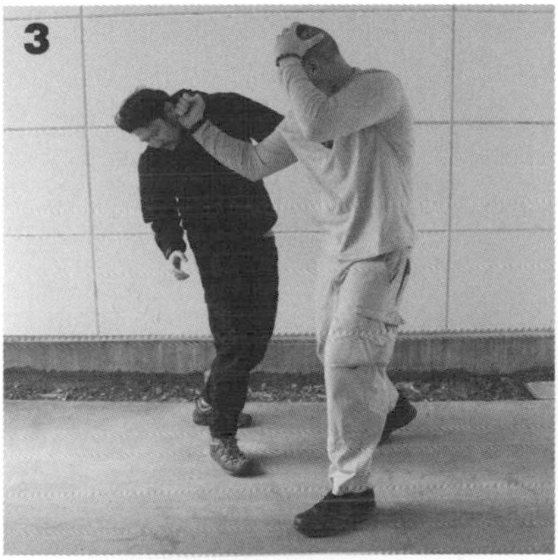

擊出右鎚拳造成傷害。

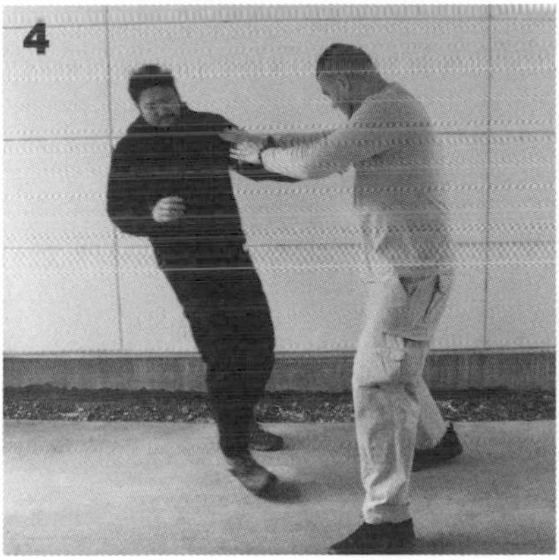

用兩手推開，使對方撞上後面牆壁的突起部分。

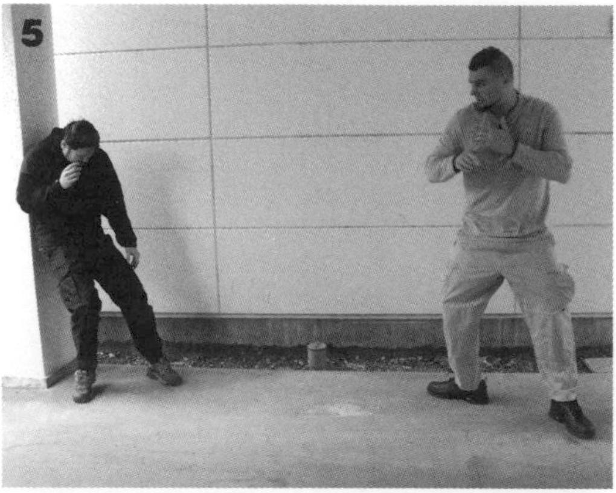

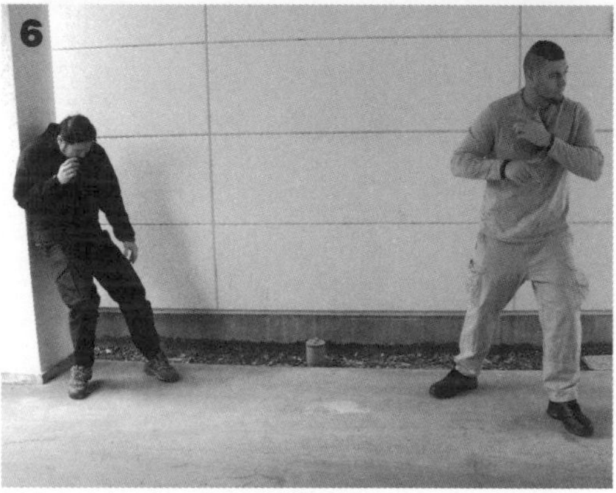

對方肉體上負傷，失去了戰鬥意願，可是說不定周圍有他的同夥。用手確認自己有沒有受傷。另外，手貼在胸口以便能立刻遮掩頭部，掃視後趕緊逃跑。

## 當對方侵入個人空間時

別讓可疑人物進入個人空間是風險管理的基本，但仍可能會被可疑人物侵入。

當對方來到臉和臉快碰到的距離時，自己就無法掌握對方的整體。然而，就對方而言也一樣。

這個距離最有效的攻擊是用鎚拳的拇指這一側打對方下陰。對方必定會前傾失去平衡，這時可以接連攻擊，並脫離危機。

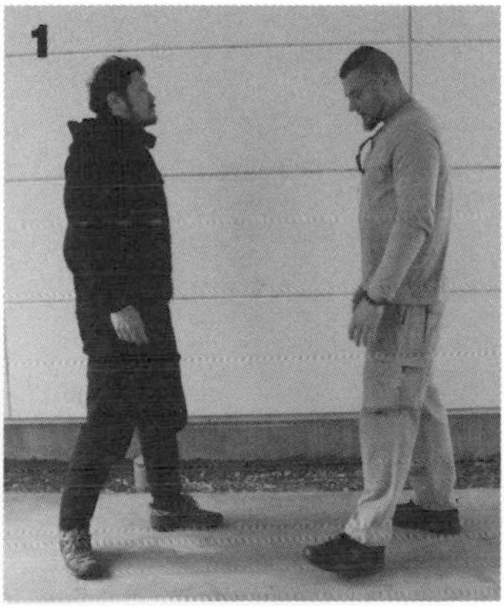

你想守住自己的個人空間，

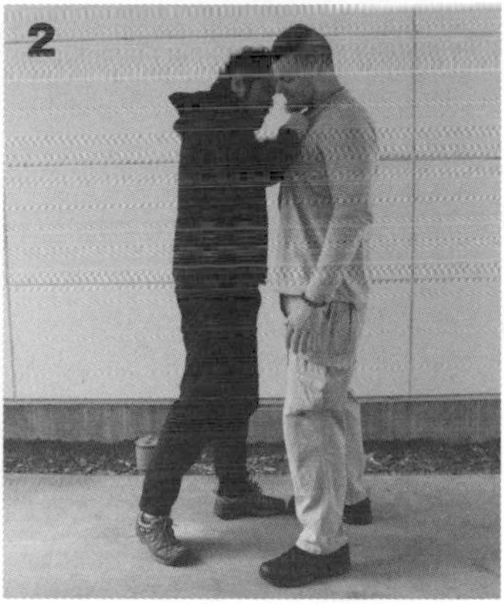

對方卻瞬間侵入，一把抓住你的前襟。

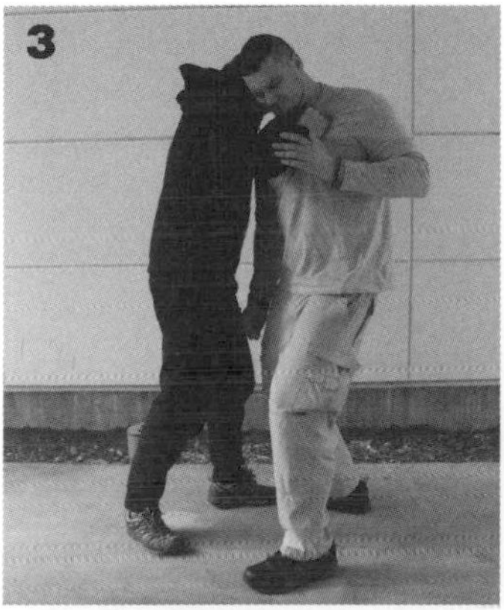

你用右鎚拳的拇指這一側打他的下陰，於是對方往前傾。

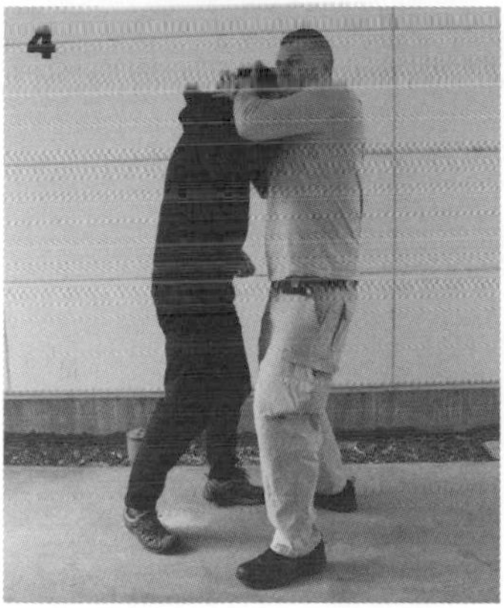

你用左手抓他的頭，右手從下方夾住臉部。

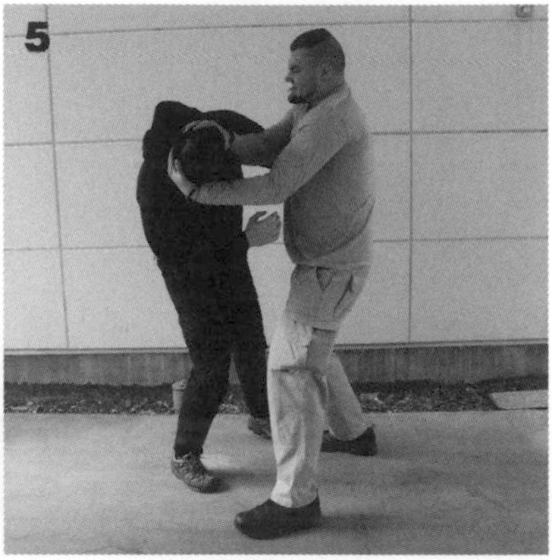

將對方的頭往左邊像雨刷般扭轉，取得位置優勢。

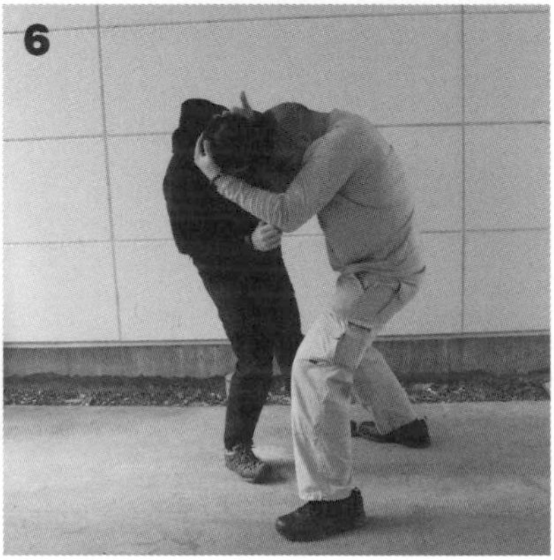

先使出頭錘，

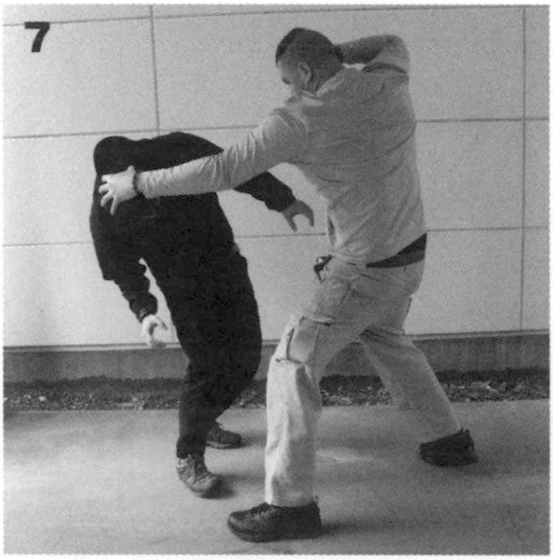

左手抓住對方的頭髮往下拉，讓對方更加失去平衡。

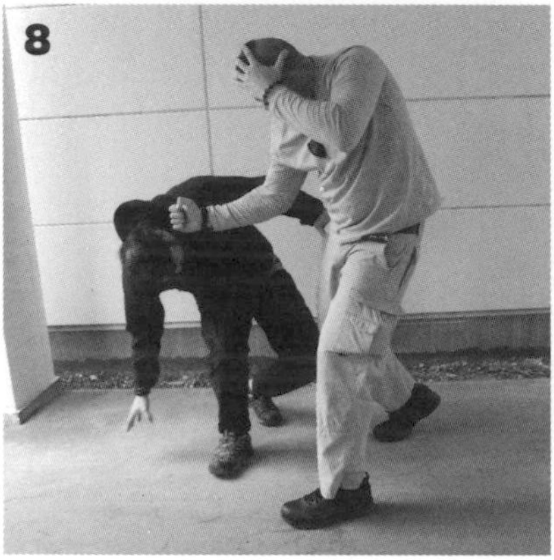

用右鎚拳給予最後一擊。之後採取跟前述同樣的脫離行動。

## 當對方用左手揪住你的胸口

當可疑人物侵入個人空間，用左手抓住你的胸口。

這種情況是，他想用左手抓住胸口揮出右拳，比起前述的例子，這個例子中對方身體更是門戶洞開。

與其用鎚拳打下陰，肘擊或頭錘在這個距離更好用。

請看其中一例。

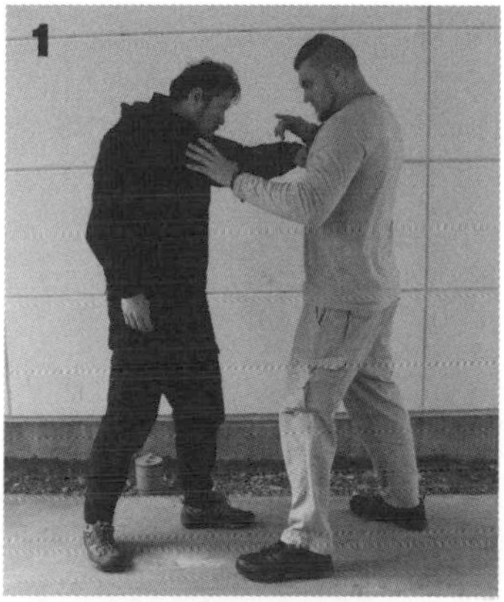

可疑人物用左手抓住你的胸口。

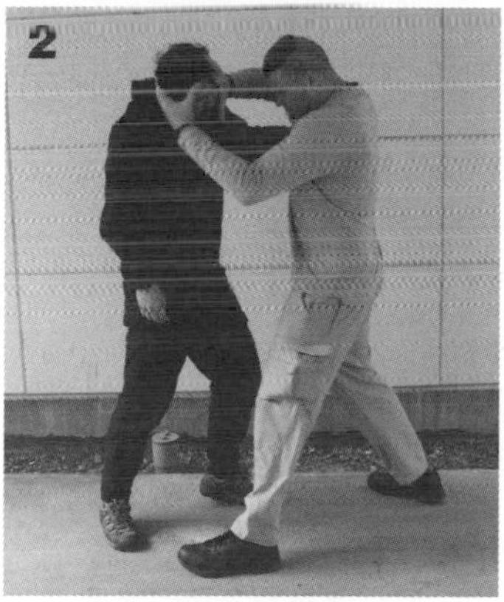

從兩側用雙手夾攻對方的頭，讓他的頭傾向左側，取得位置優勢。

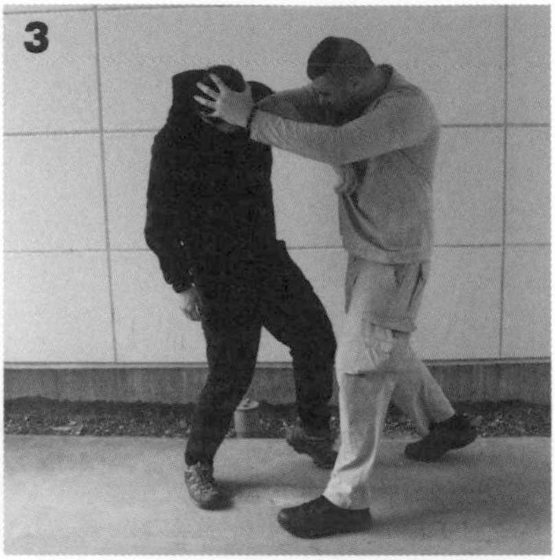


右手放開的同時，如換手般用右肘攻擊太陽穴（鬢角）。

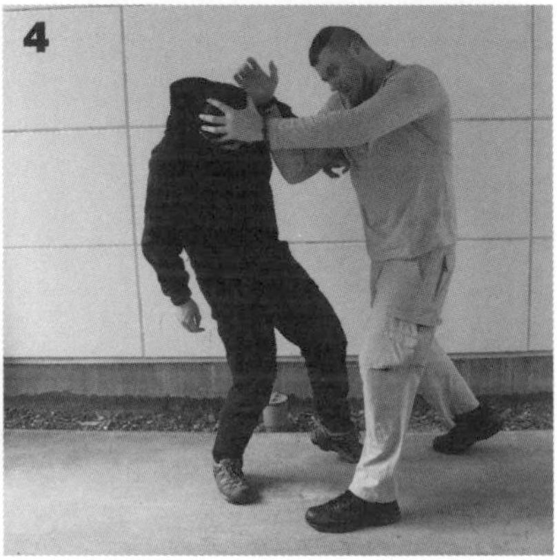


右手畫半圓收回，指頭朝上，再次用兩手夾擊對方的頭。

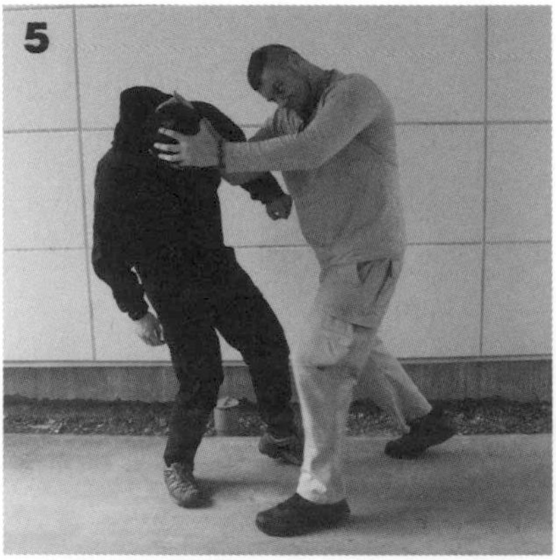


兩手把對方的頭拉過來，身子壓低使出頭錘。

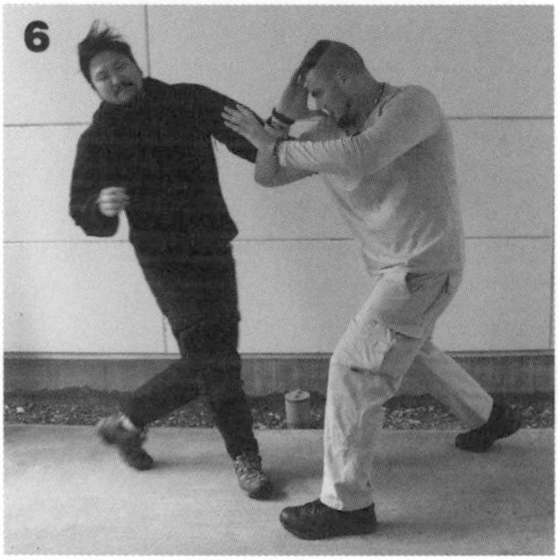


右肘立起，把對方推去撞牆。

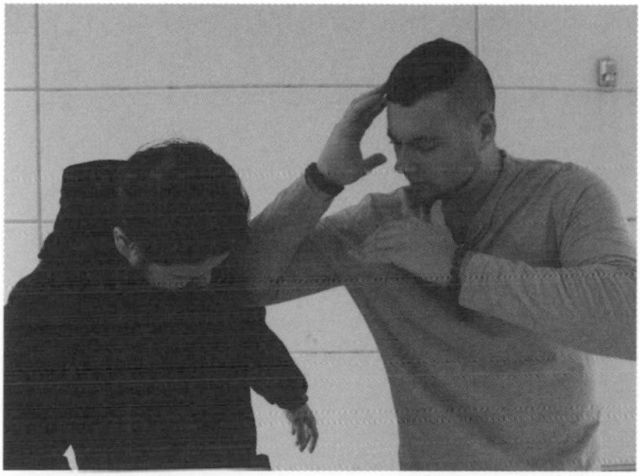
直立的右肘打中對方胸口柔軟的部分，壓低身子把敵人撞倒。

## 面對擒抱

可疑人物不見得只會慢慢地侵入個人空間。像澳洲和美國等橄欖球盛行的國家，塊頭大的對手有時會施展強烈的擒抱。

最近在日本也受到綜合格鬥技的影響，或許有些對手會施展擒抱。在多人打鬥時倒地會受到致命的傷害。對於擒抱最好留心對應。

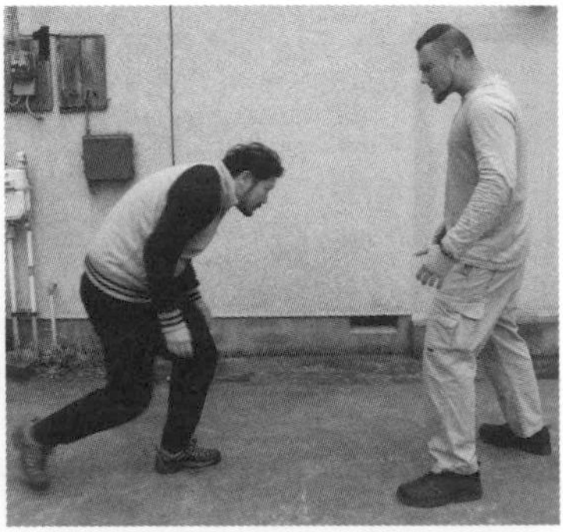


可疑人物會施展擒抱，突然侵入個人空間。

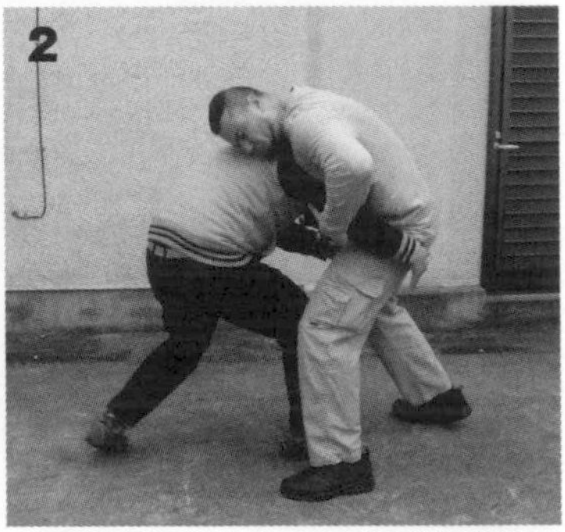


腰部放低，從上方用兩手纏住對方的兩臂。

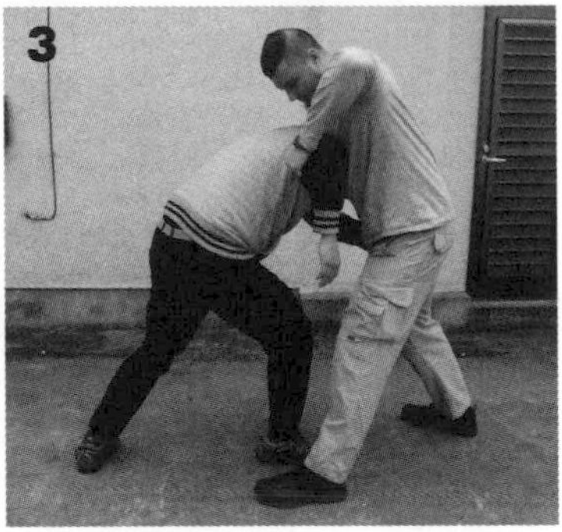


用左手拉起對方的右肘，把纏在自己腰上的手解開。

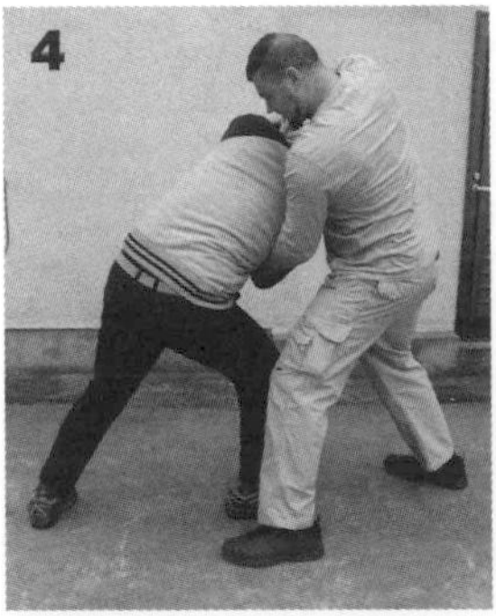


把他的右手用力往下按到身體的另一側。

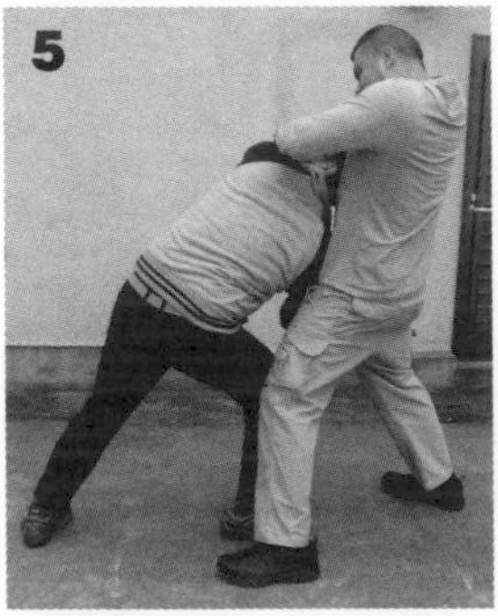


右手扭轉對方的下顎，從上方轉動左手。

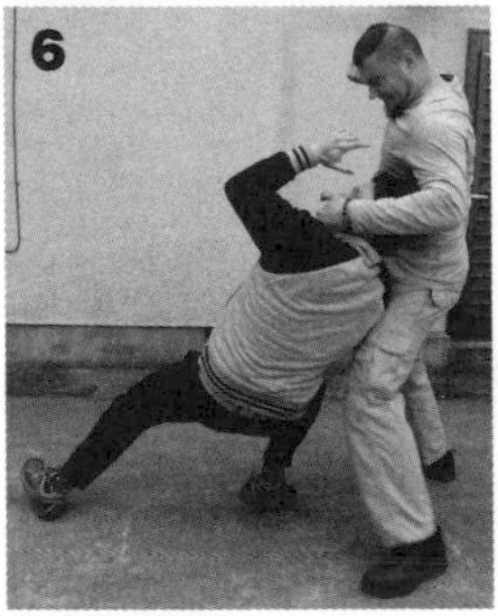


再用左手扭轉對方的下顎，使對方失去平衡。

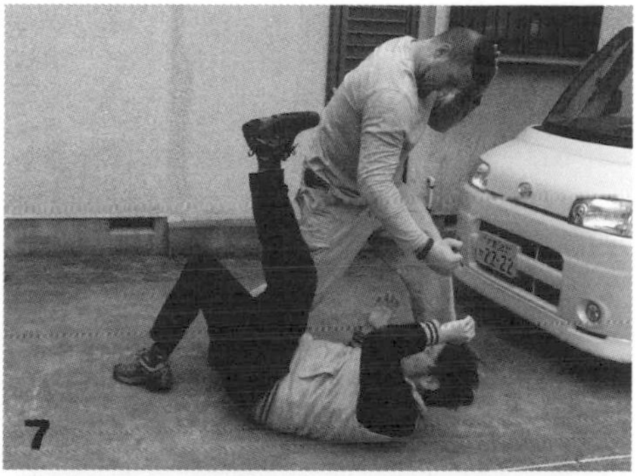

由上往下揮出右鎚拳，把對方痛打在地。

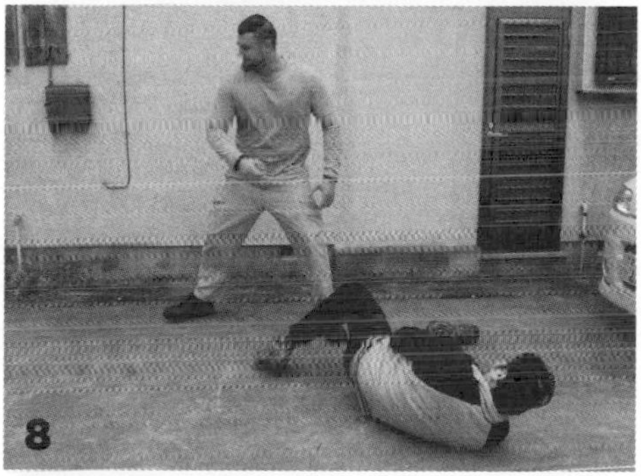

擊倒對方後，立刻掃視左右。

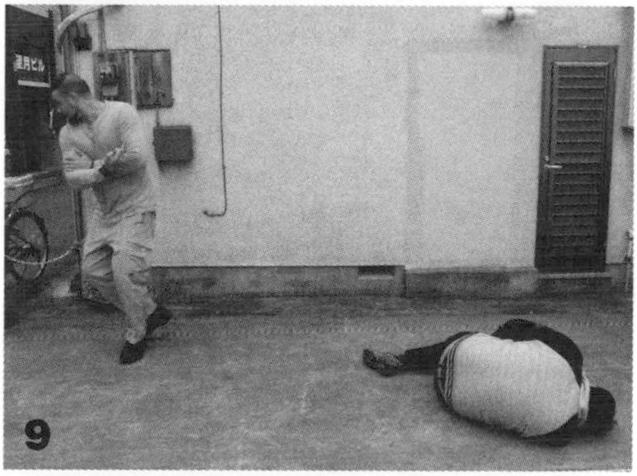

若是停車場之類的場所，他的同夥可能躲在牆壁後面。不可疏於從牆壁掃視四周，並趕緊離開現場。

## POINT

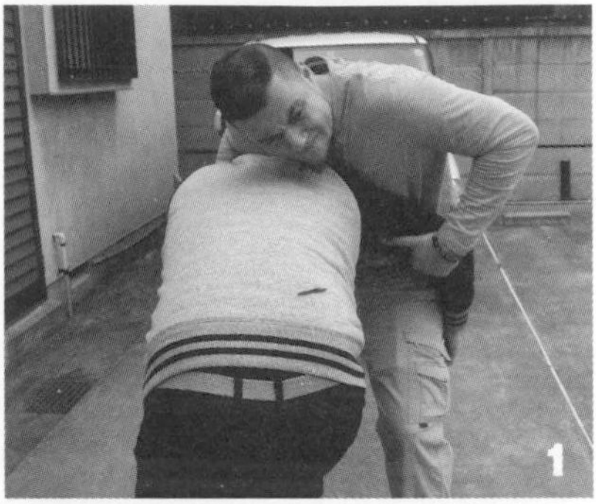


如果擋住了擒抱，就用左手抓住對方的右肘。

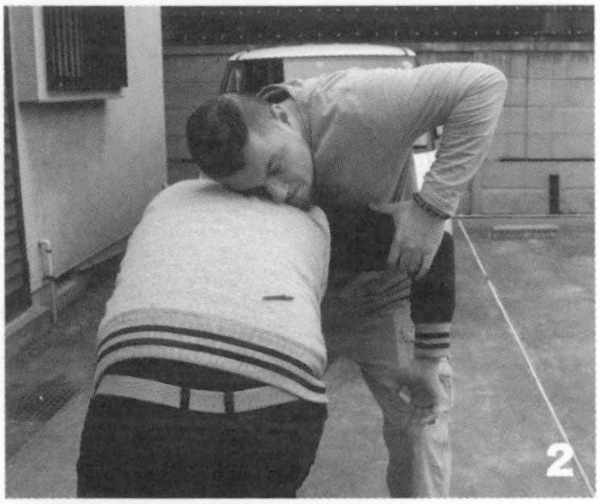


把右肘拉起來，解開他的手。

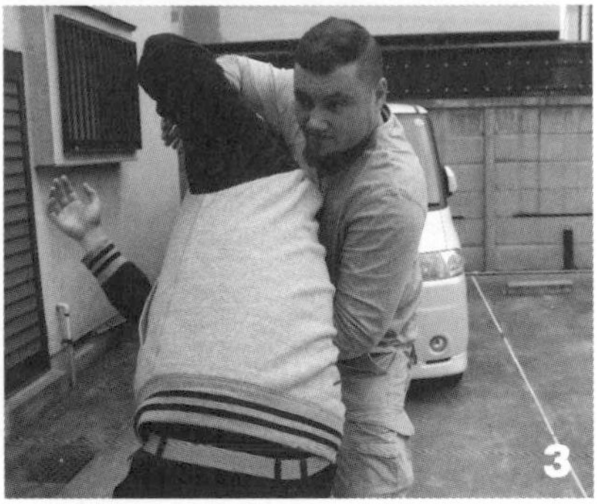


按住他的手使身體旋轉。

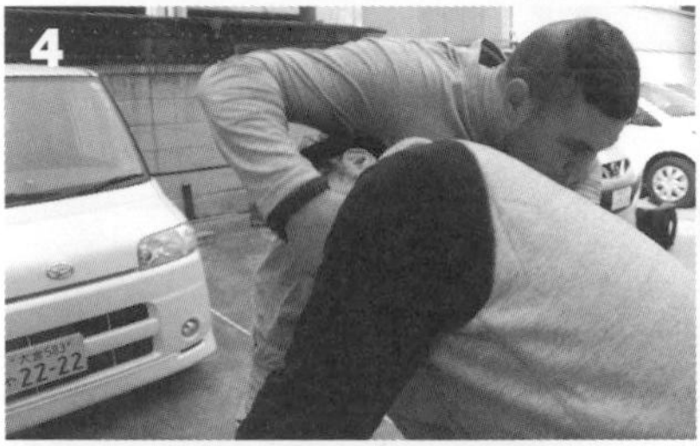


這時，右手從上方抓住對方的下顎。

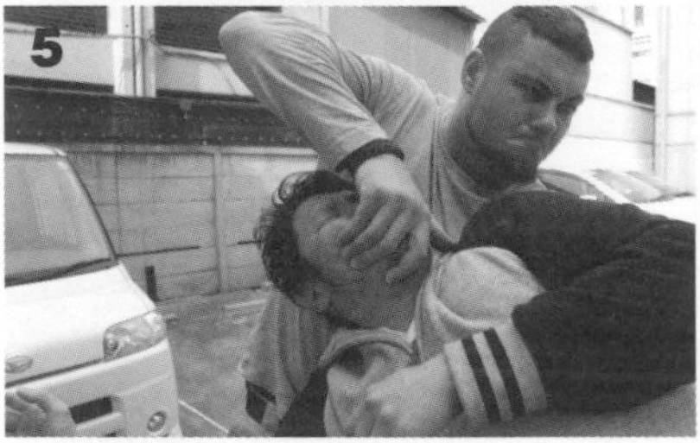


往上方扭轉。

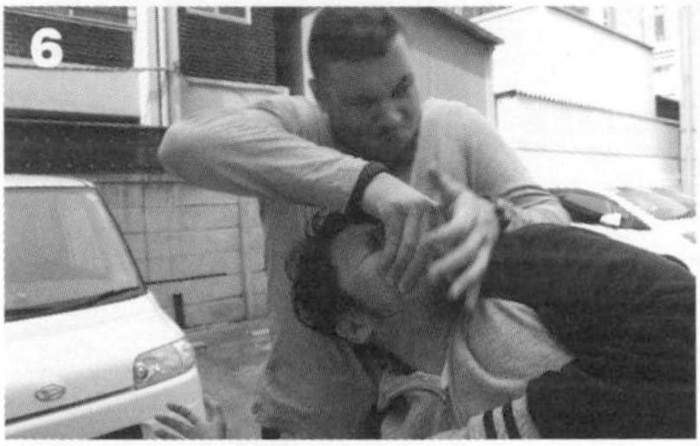


立刻改用左手抓住，

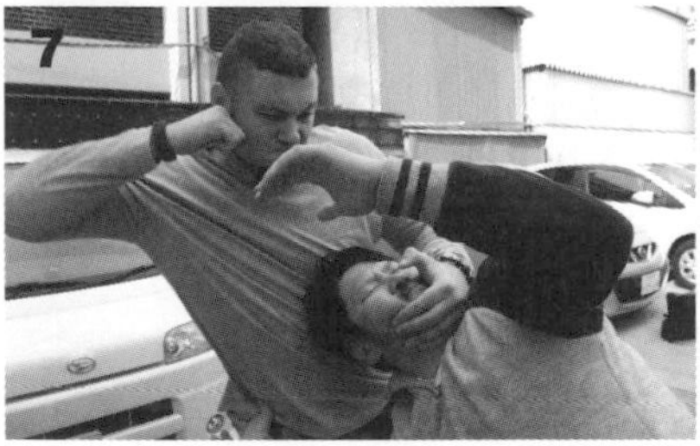


把對方的頭壓到自己的身體上，完全取得位置優勢。

## 恢復

多次打鬥可能會陷入混戰，自己的衣服也會被敵人抓住，可能因拉扯而失去平衡。尤其大塊頭的對手抓住後襟使你向前傾時，對方可能會揮出上鉤拳。

這種情況可算是被對方取得了位置優勢。

這時也別陷入恐慌，冷靜地使用肘擊恢復即可。我來舉個例子。

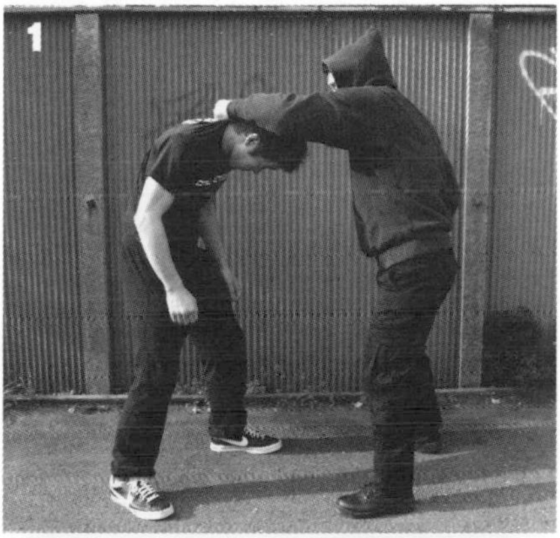

你被對方的左手抓住後襟，失去平衡往前傾。

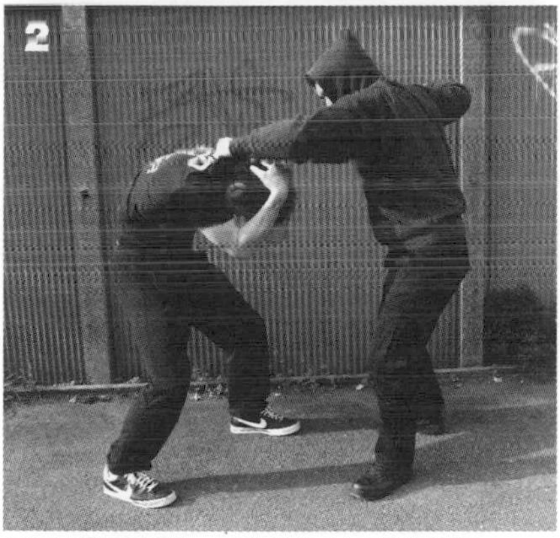

用兩手遮掩臉部，以防備來自下方的攻擊。

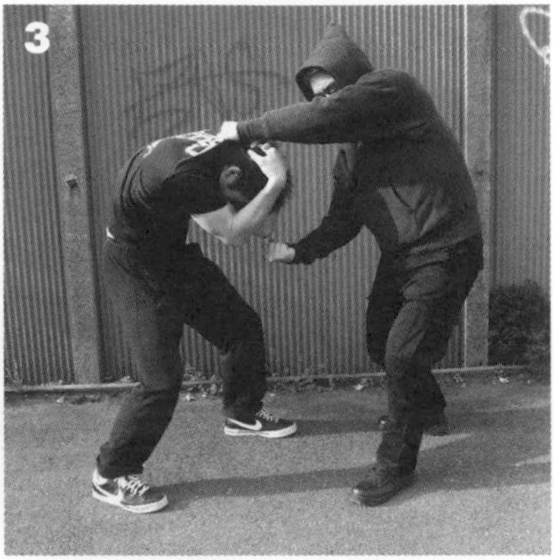

用手肘格擋上鉤拳。

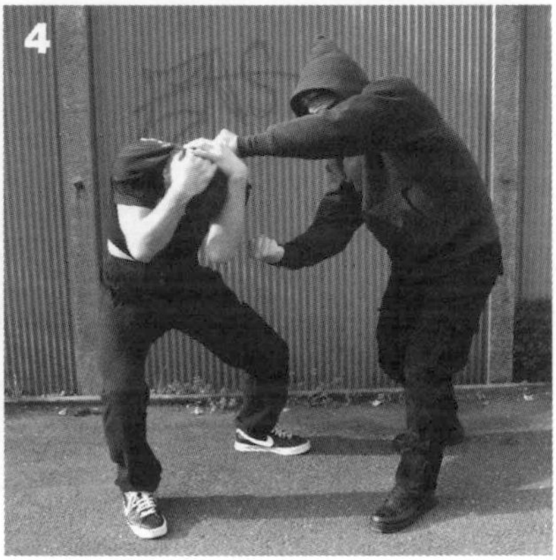

維持兩手的姿勢，頭往右轉。

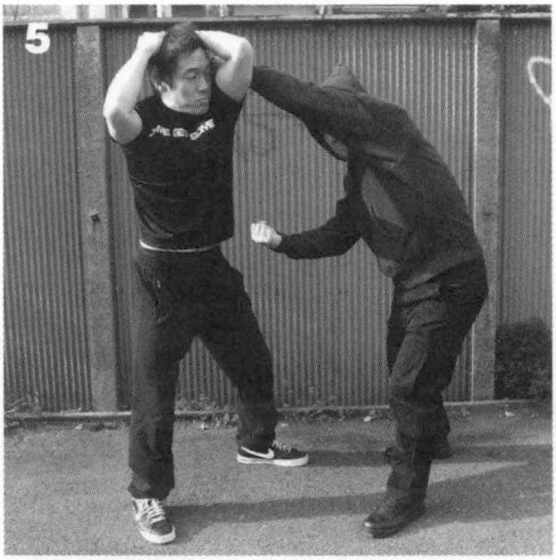

再往上抬起身子。

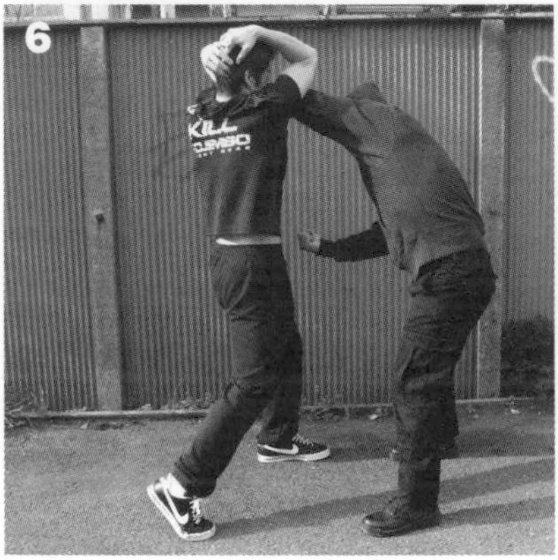

身體面向對手，右肘壓在對方的左臂上。

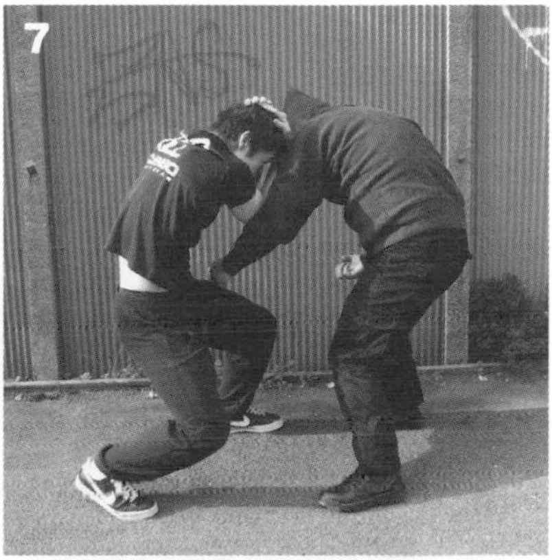


身子往下沉，使對方的左手鬆脫。

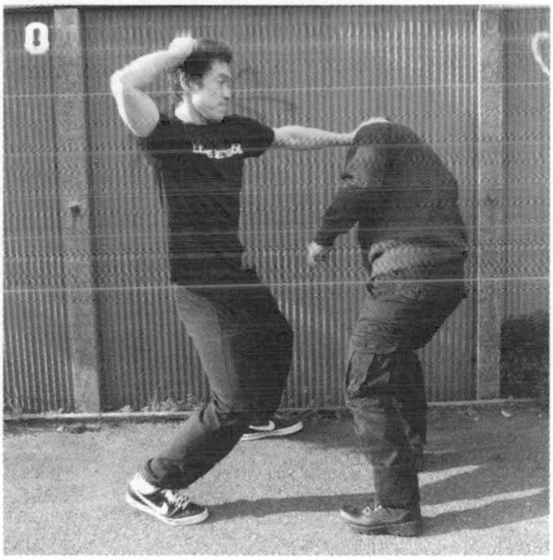


用左手把對方的頭推到旁邊，取得位置優勢並舉起右手，

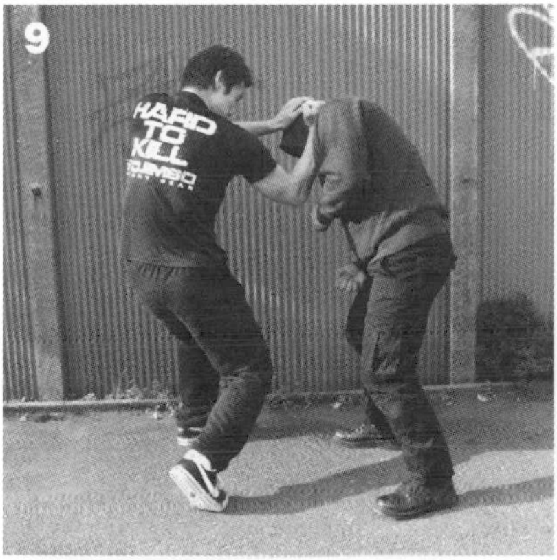


由上往下擊出右鎚拳。

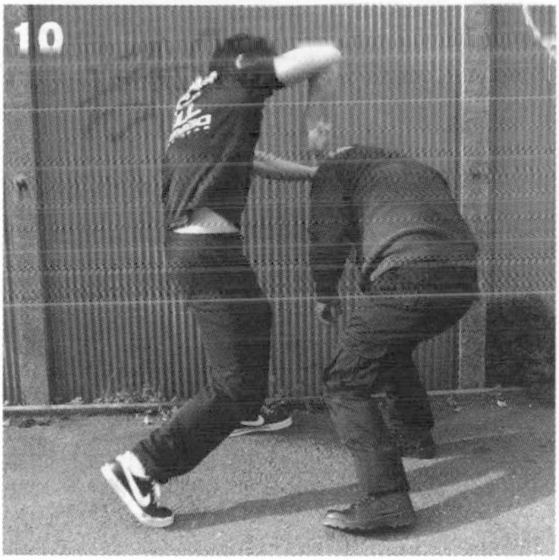


再接一記肘擊。

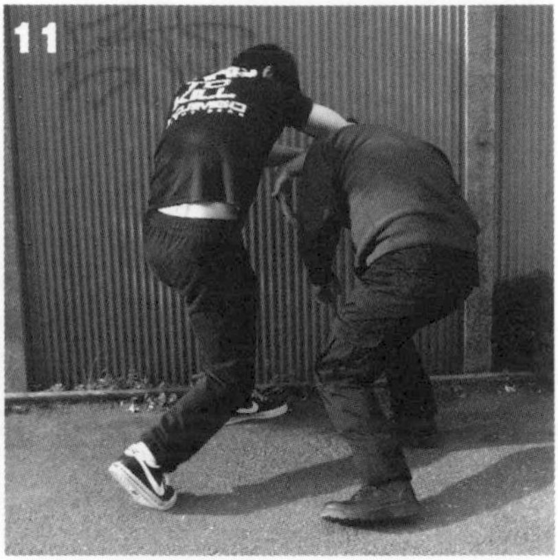

連續攻擊確實造成對方傷害。

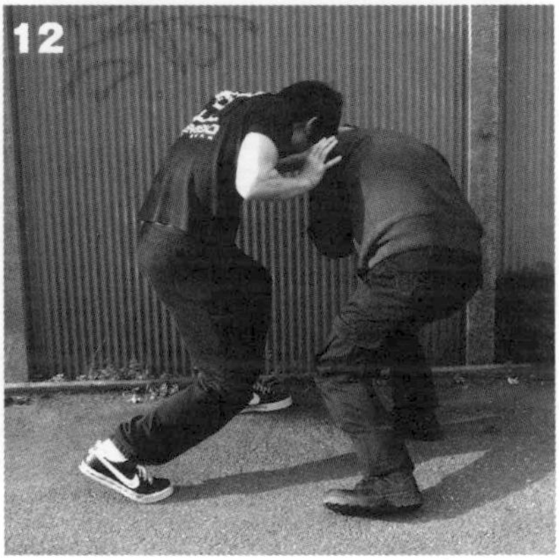

給予傷害。

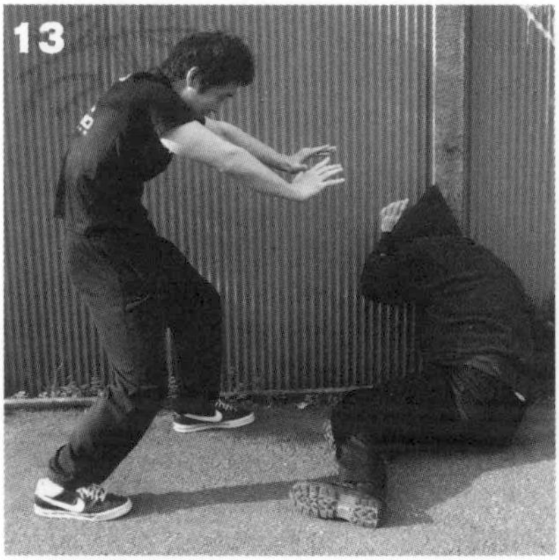

用雙手把對方推倒。

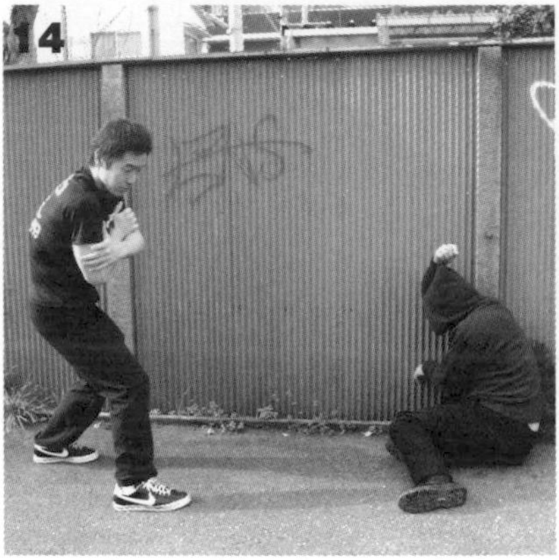

兩手遮掩胸口，快速掃視左右，迅速離去。

## 女性的CQC

犯罪者會鎖定軟目標。女性的體力不如男性，所以容易成為目標。弱者很容易被鎖定。女性被害者除了被偷竊以外，被性侵等性犯罪很常見。避免可疑人物接近的風險管理，是防範這些被害於未然最有效的方法，假如可疑人物侵入個人空間，對妳造成威脅，妳就得自己擺脫威脅。

在此將介紹女性與弱者如何脫離犯罪威脅的範例。

## 踩踏迎面而來的敵人的腳

第一個是，從正面侵入個人空間，伸手過來的模式。對方可能伸手搭在你的肩膀上，或是抓住你的胸口與手臂限制你的動作。

首先，最好打倒對方，別被觸碰身體。這時「踩腳」很好用。即便女性或沒有體力的人，如果抓到訣竅就能瞬間扳倒巨漢。

持續踩腳，對方的腳就會受傷，在你逃跑時他便很難追上。

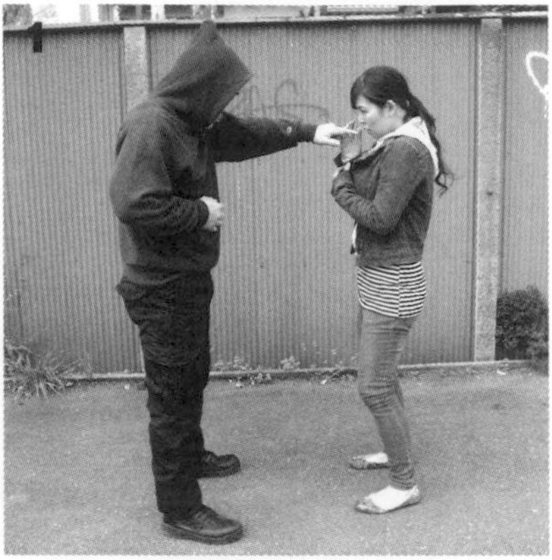


對方侵入個人空間，對你伸出左手。

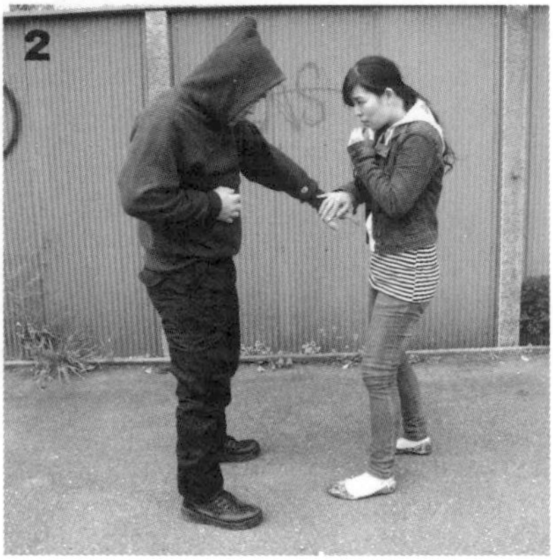


你用右手往下撥開。

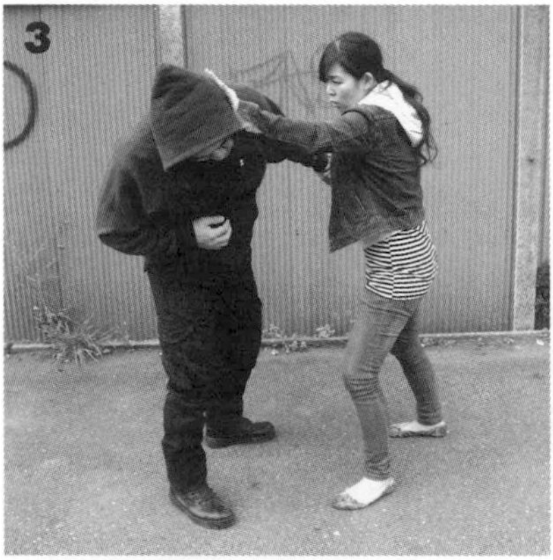


左手打中對方的臉，右腳使力並且推一把，讓對方的臉轉向側面。

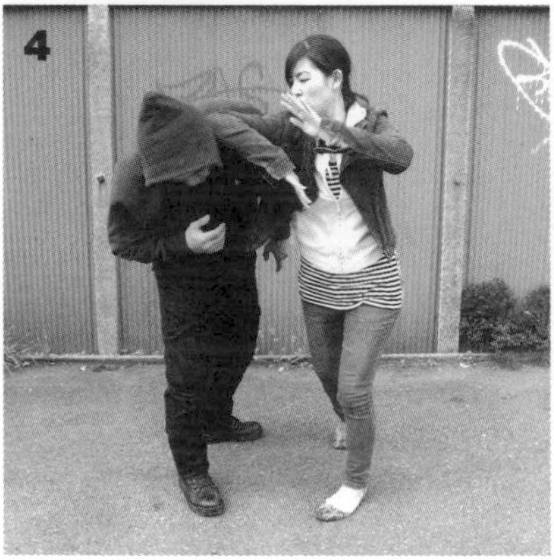


使出右肘擊。

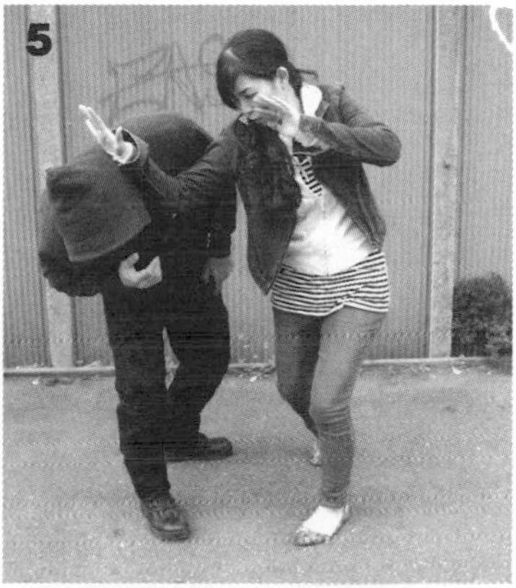


右手立刻往上翻，用前臂繼續推對方。

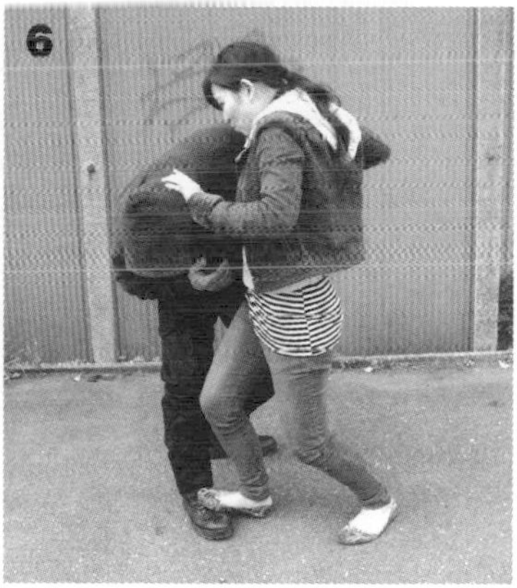


右腳向前，踩踏對方的右腳背，右手搭在對方肩膀上，左手碰觸脖子，

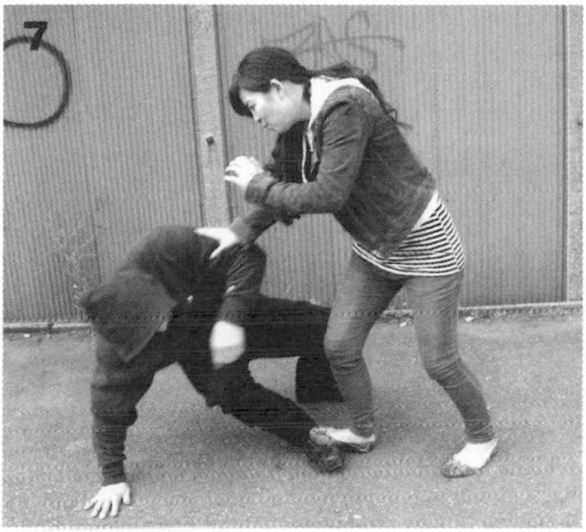


踩住右腳把對方推倒。

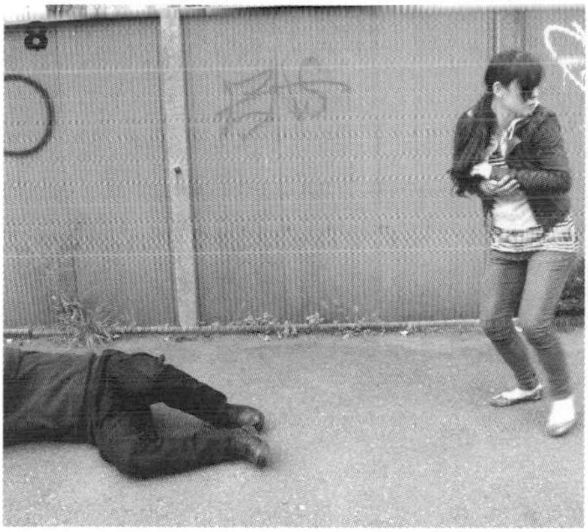


用手確認自己的身體有無受傷，掃視後逃離現場。

## 清除從側面抓住你的手的敵人

可疑人物從正面走來，很多情況是突然抓住你的手臂，或手搭在你肩上，甚至搶奪你的手提包。

即使突然被抓住也別陷入恐慌，以兩臂的清除動作使對方失去平衡，重點是以攻擊的意識對付。

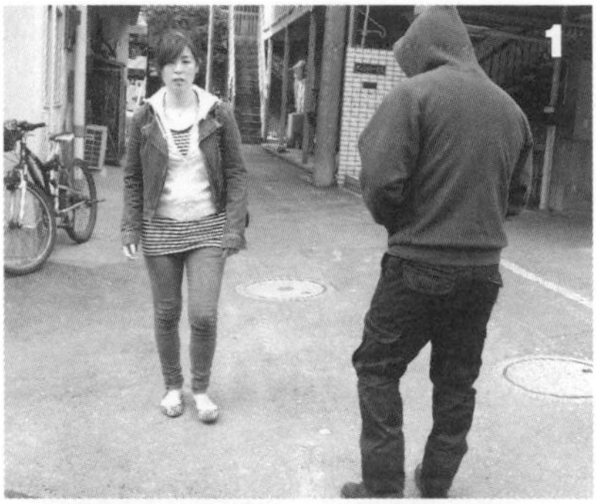

可疑人物從左方接近。

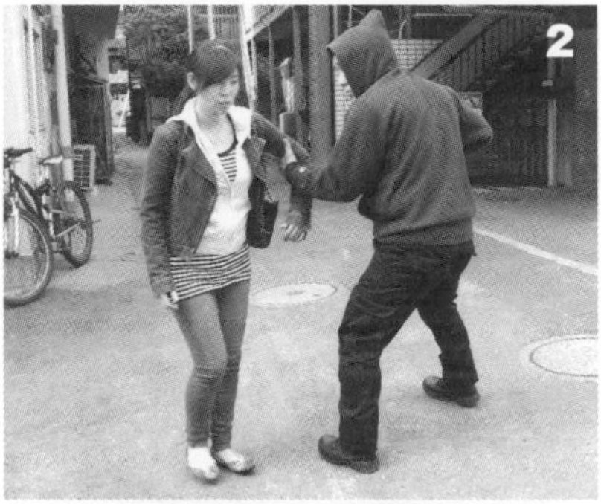

在擦身而過時，他抓住你的左臂拉扯。

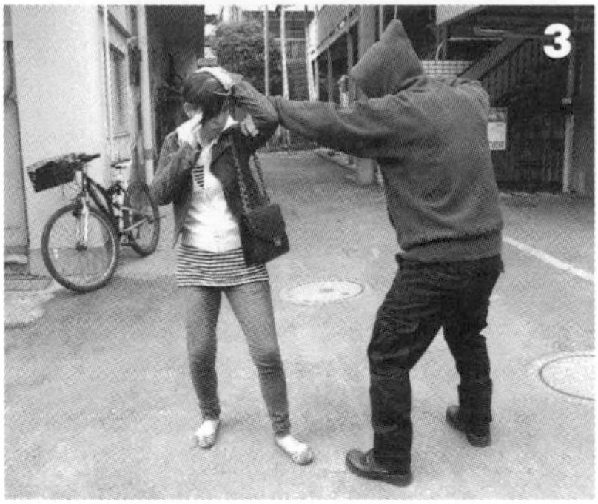

首先往對方向前一步，兩臂遮掩頭部。

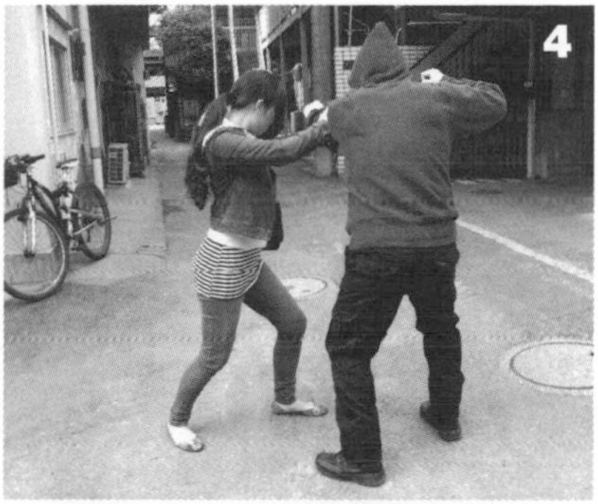


身體面向對方，用左肘與右手推對方的左臂掌控局面，

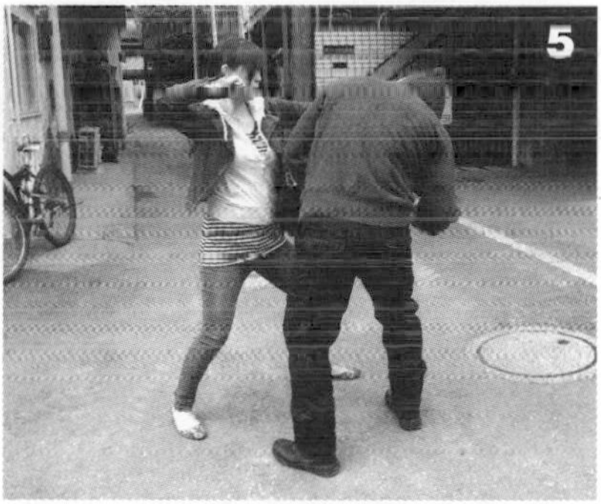


再用左手使對方的頭轉向側面，取得位置優勢。

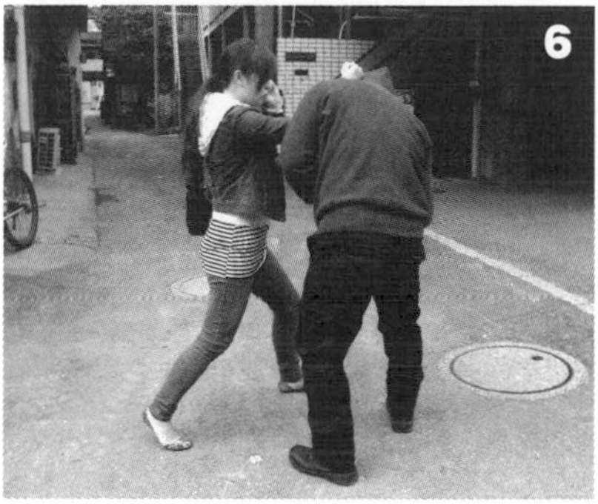


使出右鎚拳。按照距離使出肘擊也行。

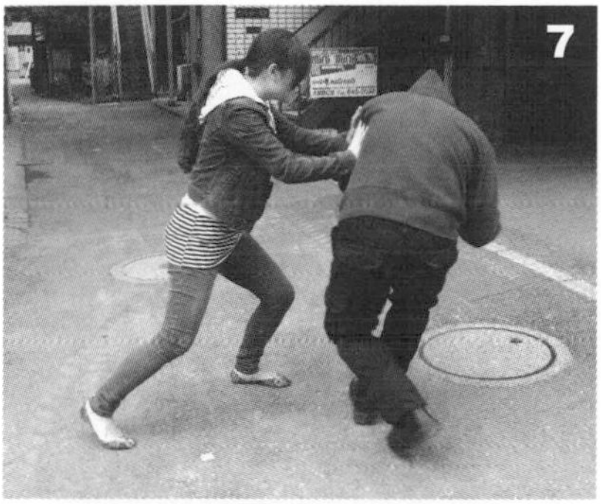


兩手推開失去平衡的對方。

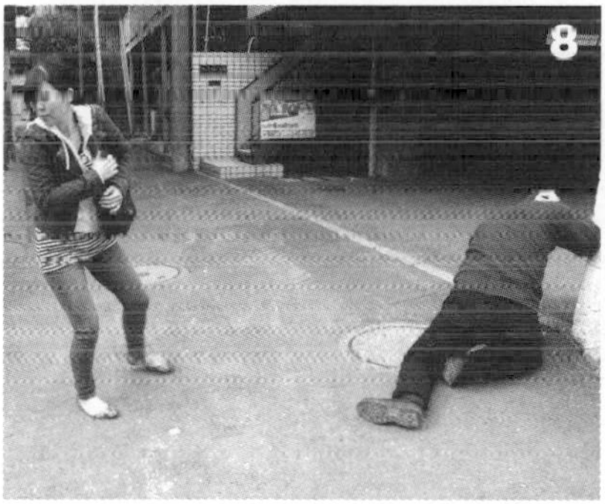


兩手立刻護住胸口，左右掃視，當場離去。

## 利用牆壁

雖然並非最近流行的「壁咚」，但當男性想限制女性的行動時，經常把女性壓到空間上無處可逃的牆上。

在被緊緊壓到牆上之前，要把牆壁當成武器使用，必須迅速地交換位置。

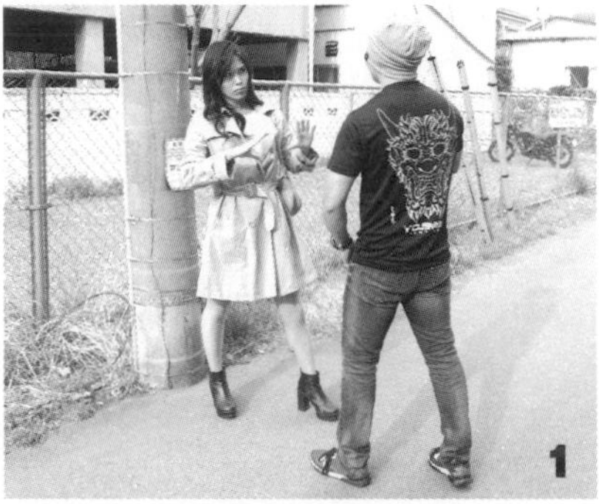

男性將女性追到牆邊。女性的背後有電線桿。

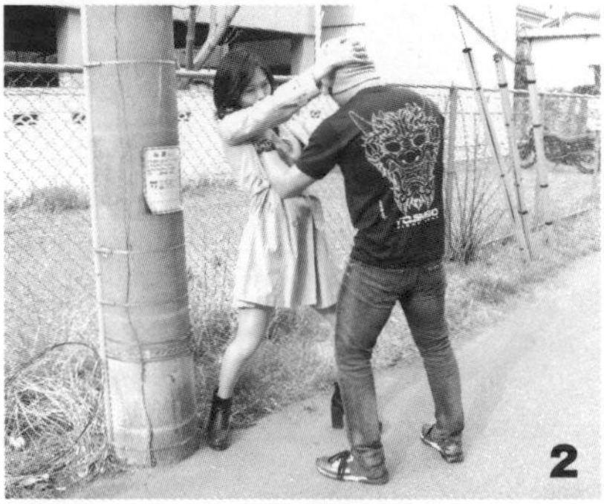

男性接近時，女性的右手繞到男性的後頭部。

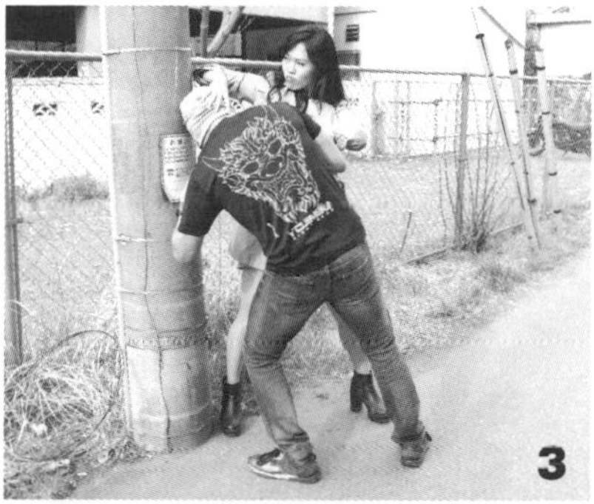

把男性的頭拉到右腋下去撞電線桿。左手也推肩膀接著動作。

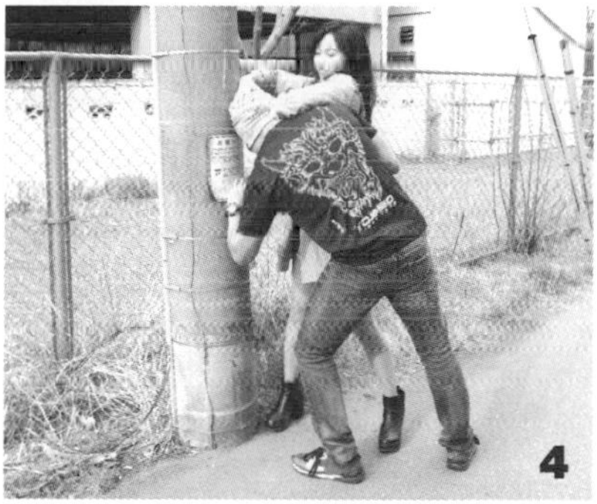

使出左肘擊讓男性的頭撞電線桿，如同夾三明治般。就算是女性的力氣，也能造成強烈的傷害。

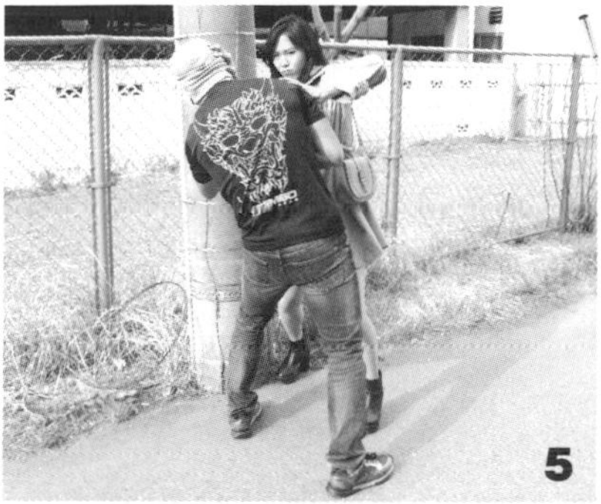

再用右膝頂下陰。

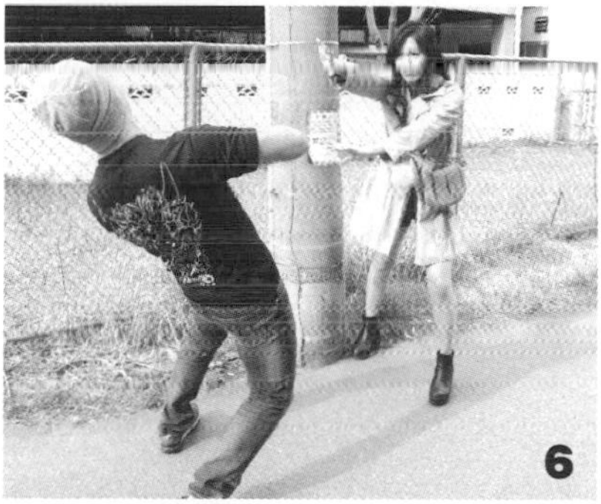

直接用兩手推開。

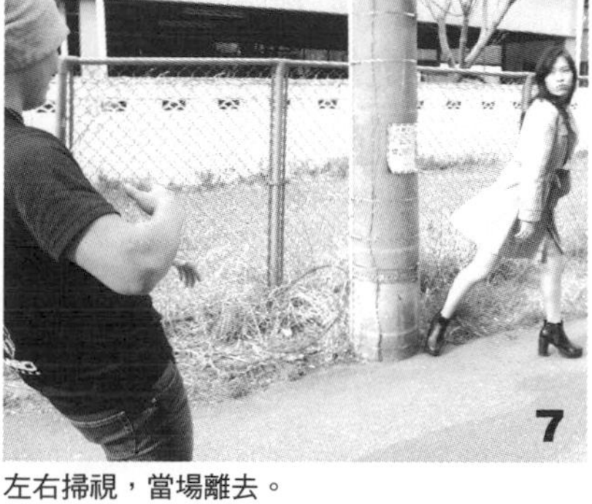

左右掃視，當場離去。

## 恢復

卑劣的性侵犯經常攻擊、毆打女性的臉，造成恐懼與疼痛，使女性畏縮服從，達到犯罪目的。

就連男性，若沒有被毆打臉部的經驗，也會因驚嚇與恐怖而身體僵硬。女性就更不用說了。

因此，恢復的練習是必須的。

我來舉個例子。

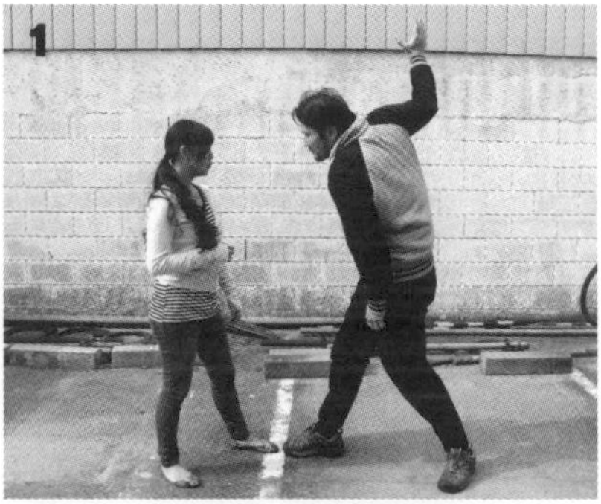

男性侵入個人空間，打你一記耳光。

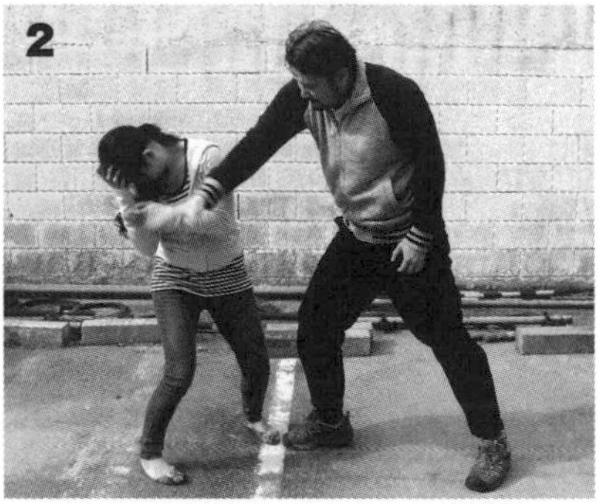

兩腳間距調整成開一點，重心下降防止跌倒。

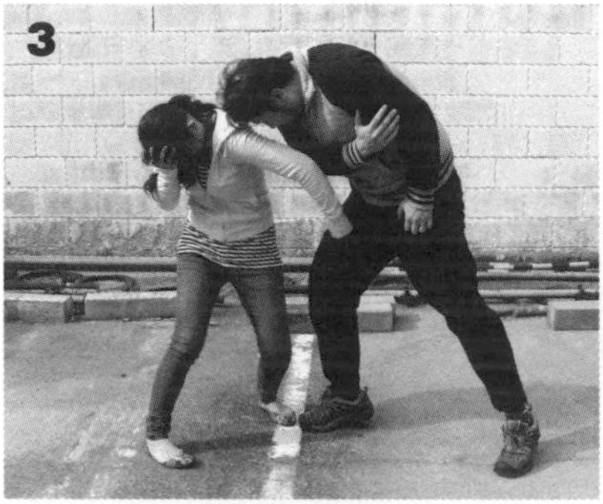

同時用左鎚拳打男性的下陰。

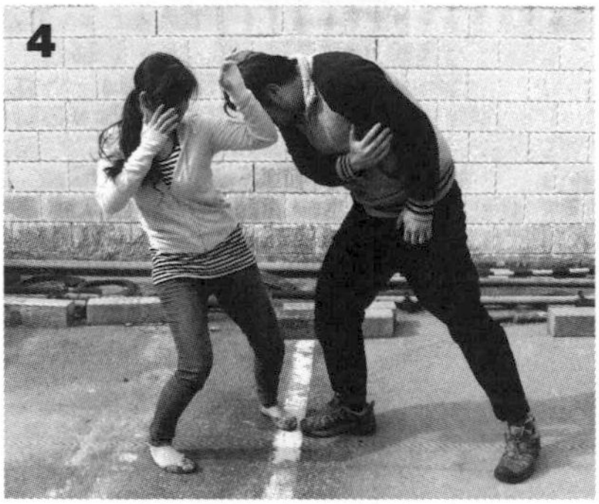

以左手翻轉的反作用力抓住男性的頭髮。

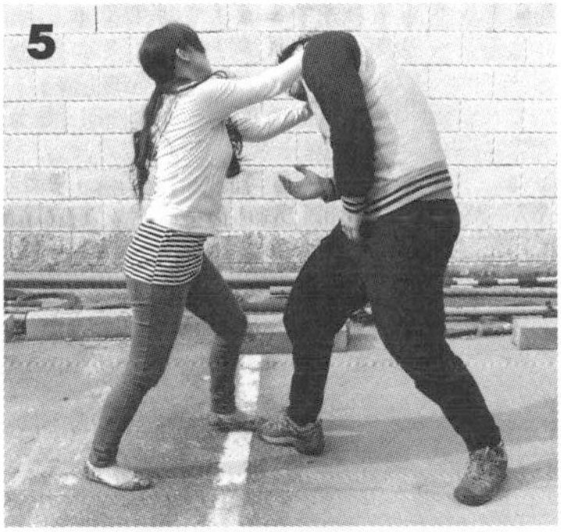


兩手夾住男性的頭，把頭轉向左側。藉此取得位置優勢。用右腳的力氣把對方的頭推到左後方。

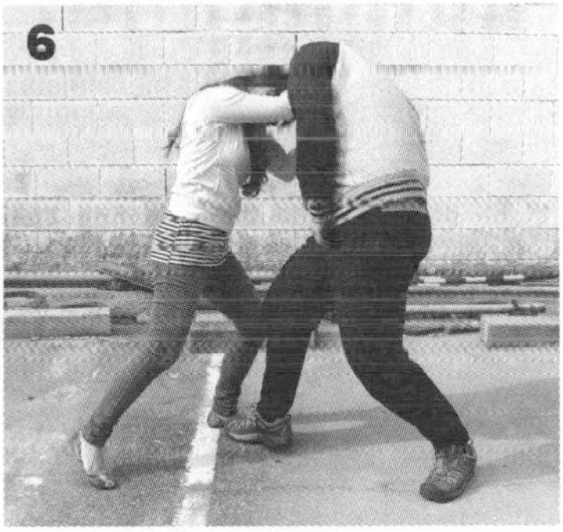


用全身力氣使出頭錘。

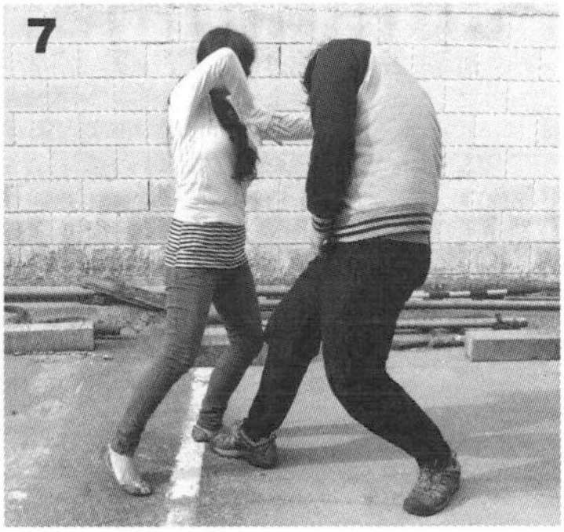


再來一記右肘擊。

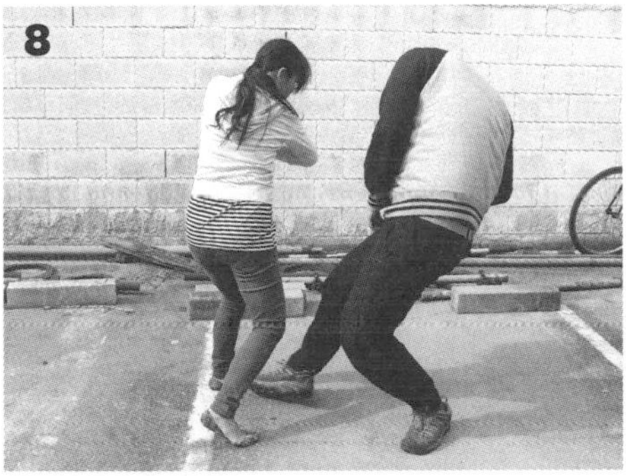


當男性失去平衡後，

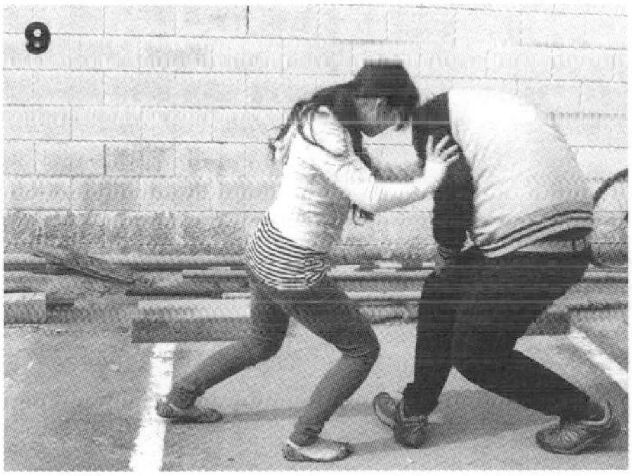


立刻兩手一推，

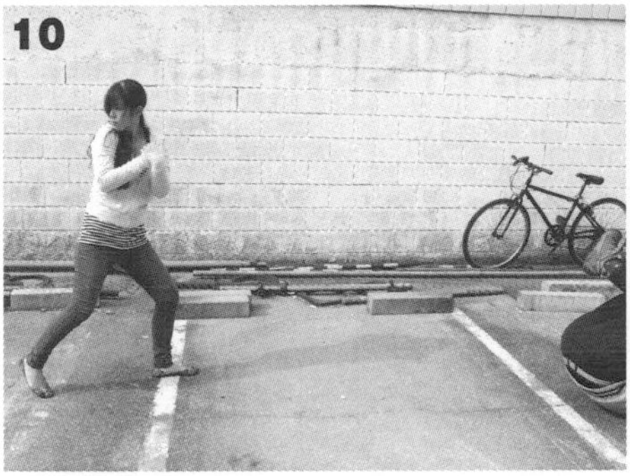


用手確認自己有無受傷，左右掃視後當場離去。

## 防止被跨到身上

女性一時疏忽被打倒時，即使被犯罪者騎到身上，也有恢復態勢的方法。以下將介紹最簡單有效的方法。

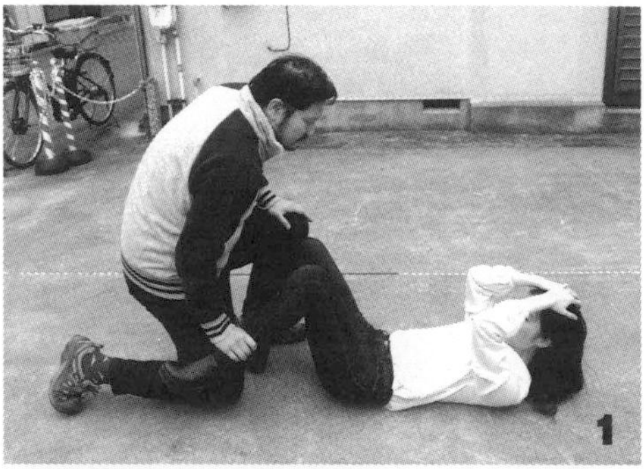

男性以性侵為目的襲擊倒地的女性，用兩手掰開女性的雙腿。

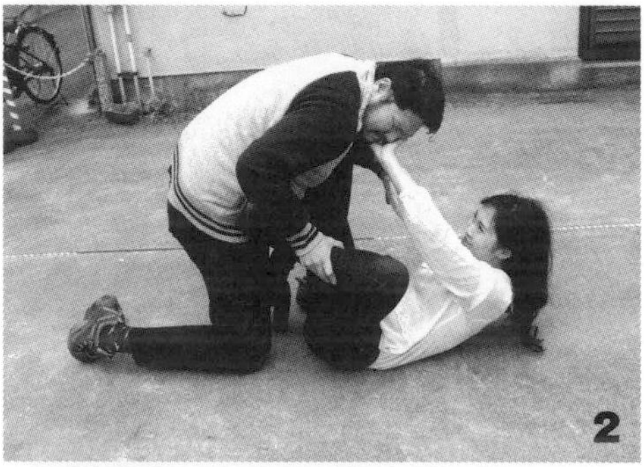

女性的腿不要張開，用左腳掌頂住男性的左腰。

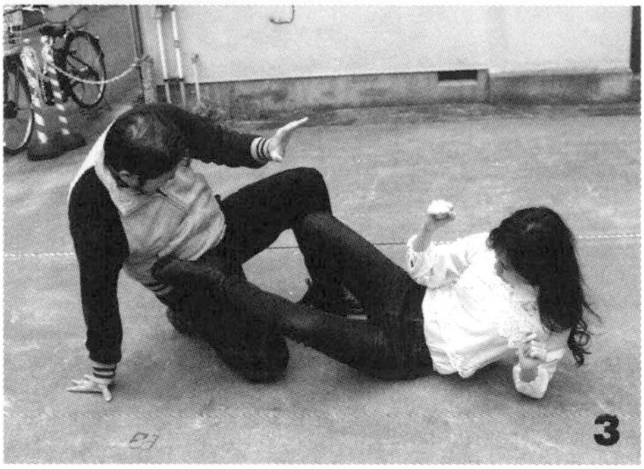

用力推開，男性的身體被推到後方，便有了一段距離。

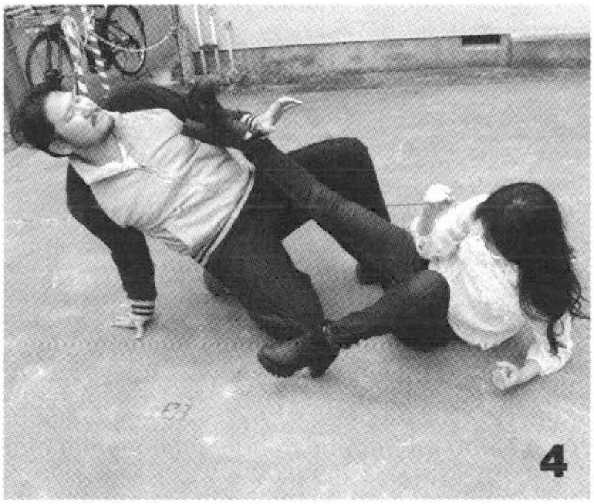


然後身體伸直，用右腳跟踢對方的臉部。靴子底部踢中的話傷害也不小。

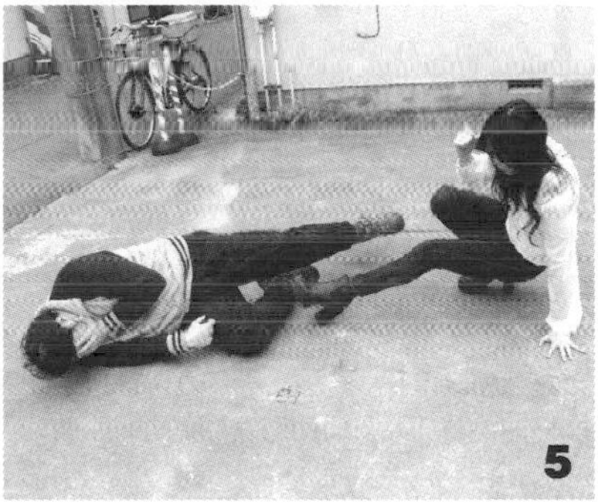


踢出的右腳收回，左手撐在地上。

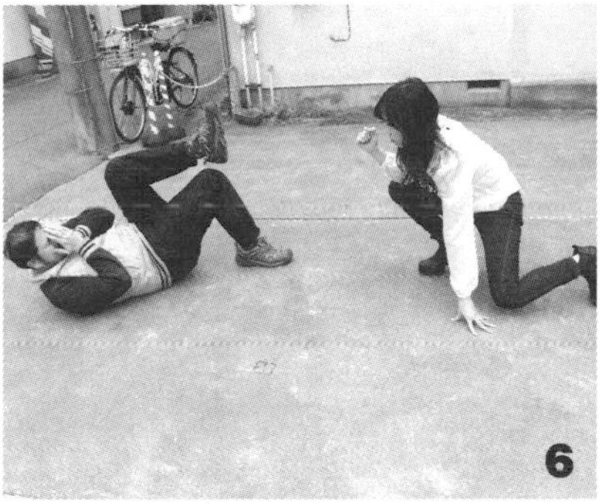


左腳立刻從左手內側收回。迅速與男性保持距離。

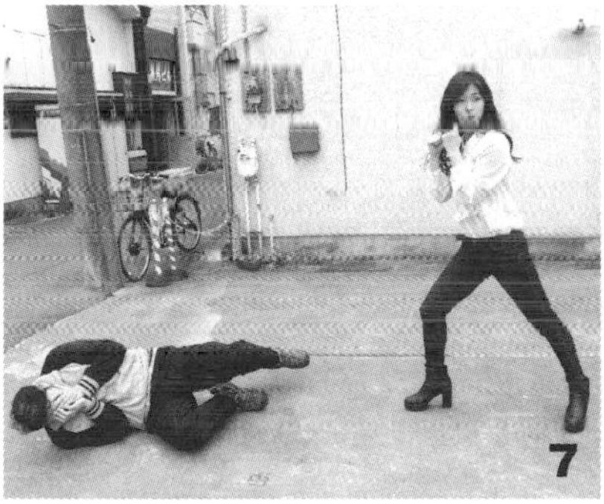


站起來掃視左右，迅速離去。

## 擺脱騎乘猛擊

一不小心被犯罪者跨到身上，而且遭受騎乘猛擊。這在綜合格鬥技的終結畫面中是最危險的狀況。性犯罪者在跨到身上後，為了讓女性畏縮服從，經常採取這種攻擊。

雖然看似一籌莫展，但即使是這種場面，只要知道恢復的方法，就能冷靜地處理。

正如站立時清除可以防禦拳擊，即使倒地，清除的動作也是有效的恢復方法，希望大家瞭解這一點。

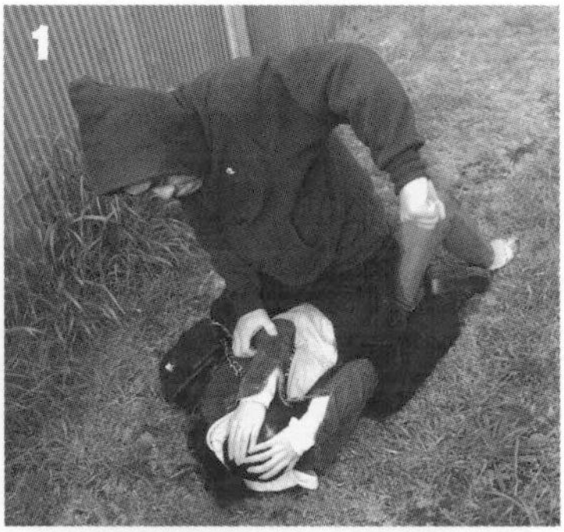


一時疏忽被犯罪者跨到身上時，首先用兩臂遮掩臉部。

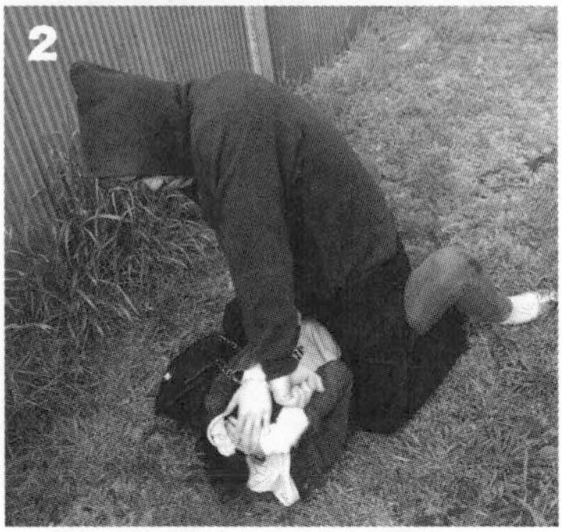


用兩臂遮掩臉部防禦騎乘猛擊。

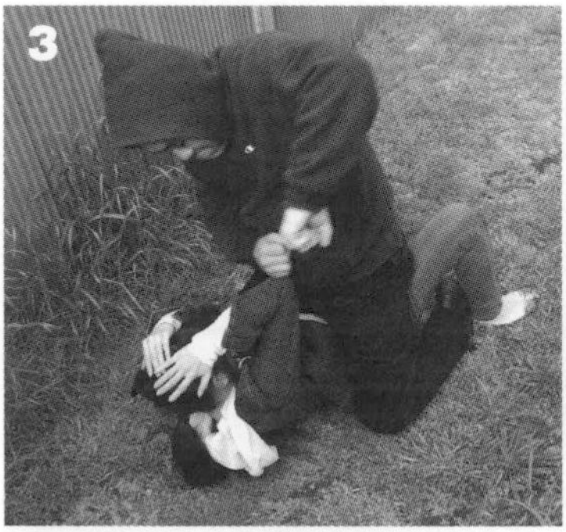


習慣挨打後，用右臂承受左拳。

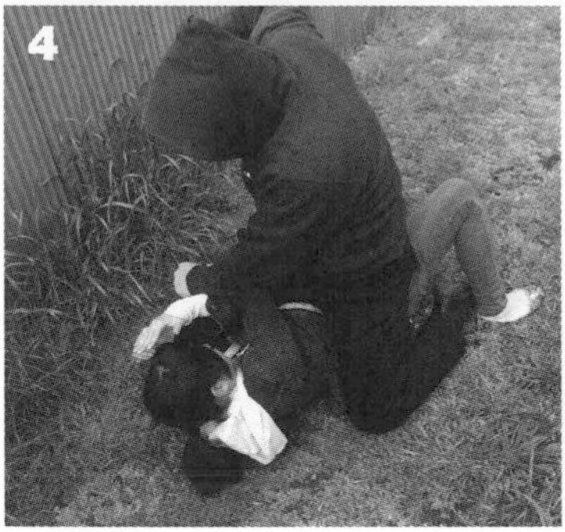


往左撥開。

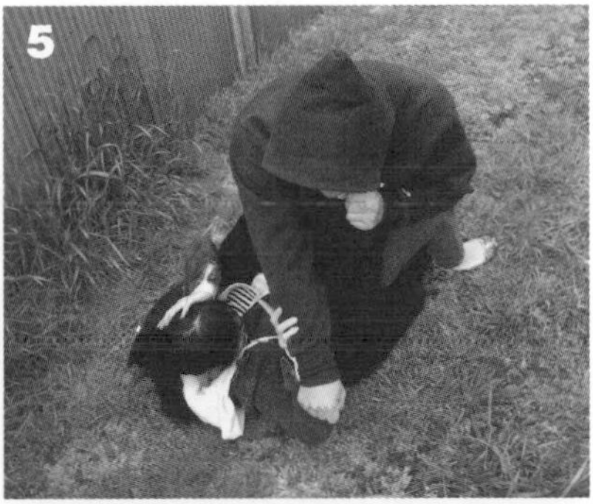


用左前臂將對方的右拳向右撥開，用右手將對方的右手往下拉。

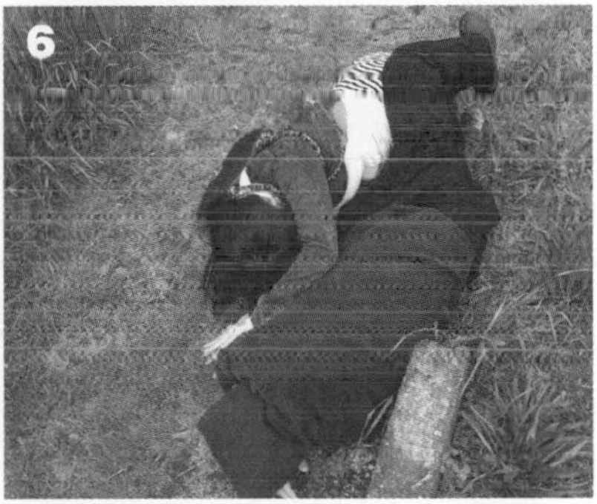


翻轉身體。

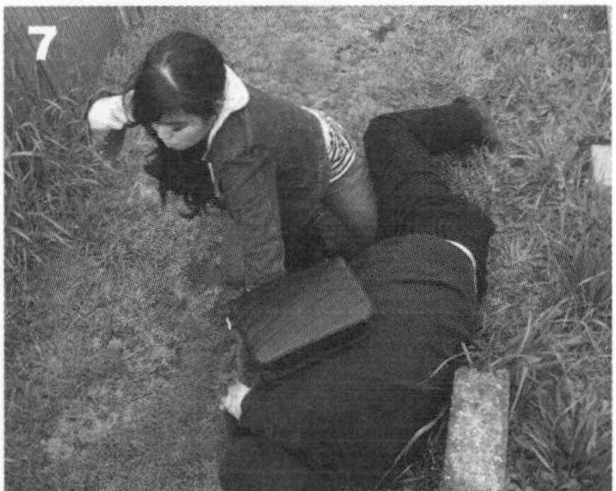


佔住上方。

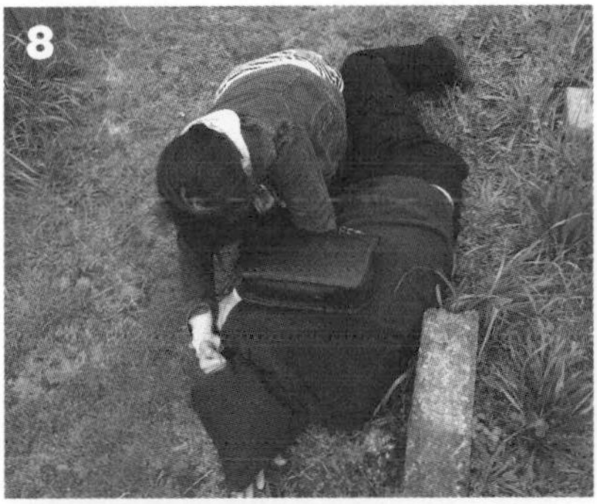


立刻給予鎚拳等攻擊。

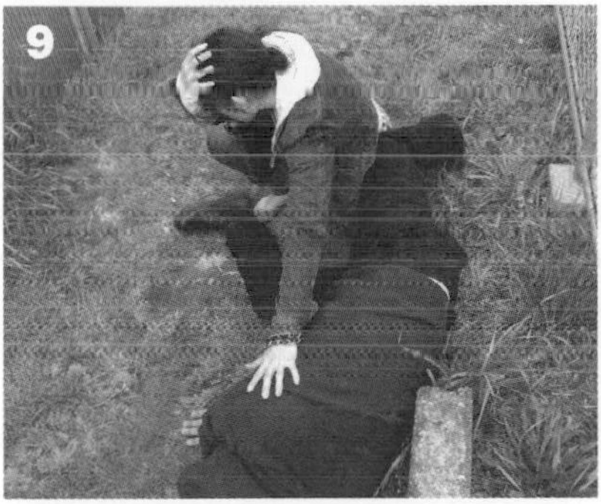


遮掩頭部，用左手按住對方同時起身。

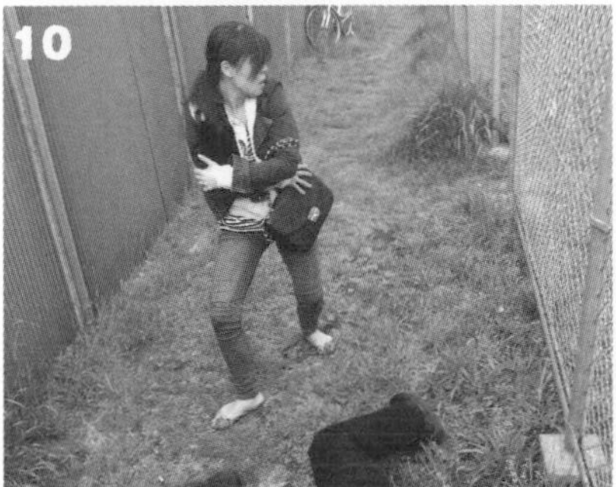


用手確認自己有無受傷，掃視左右，當場離去。

## POINT

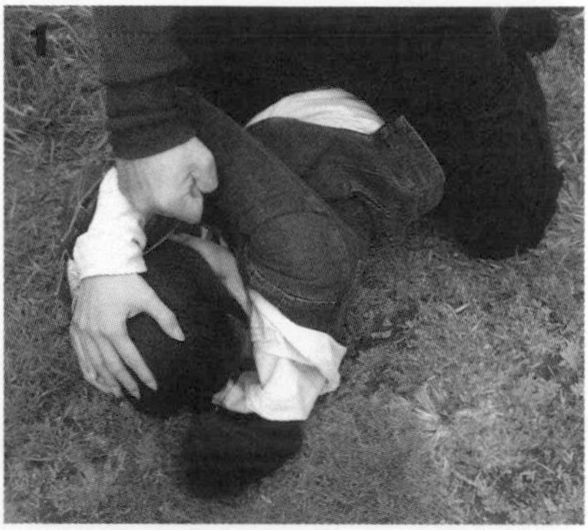

用右前臂承受對方的右拳。

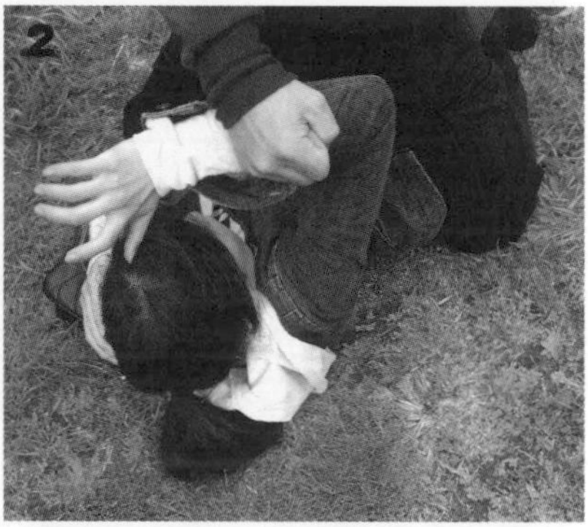

向右撥開。

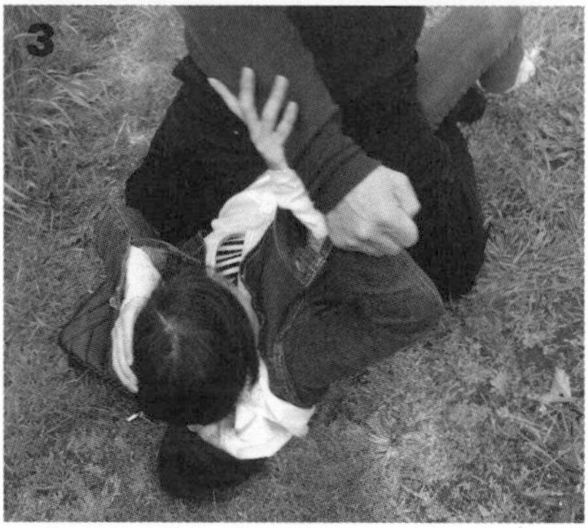

用右手抓住對方的右臂。

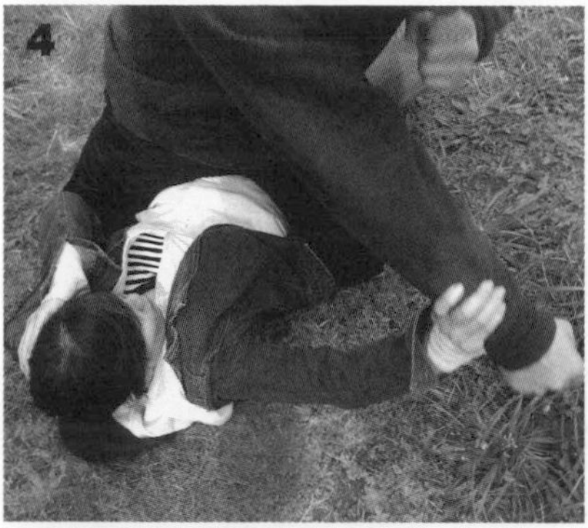

向右大幅撥開，使對方失去平衡。

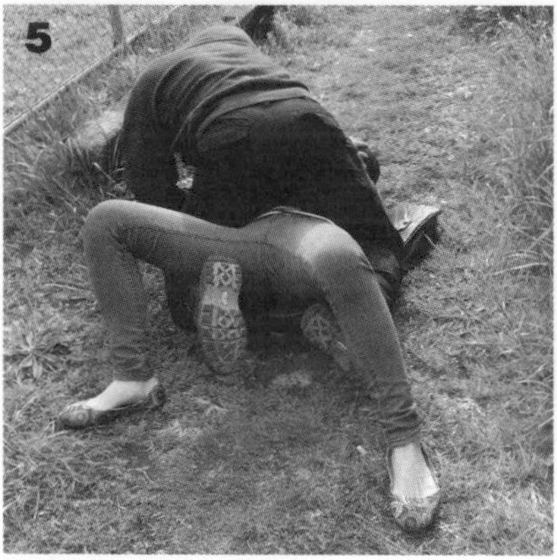

同時右腳放在對方的左腳上。

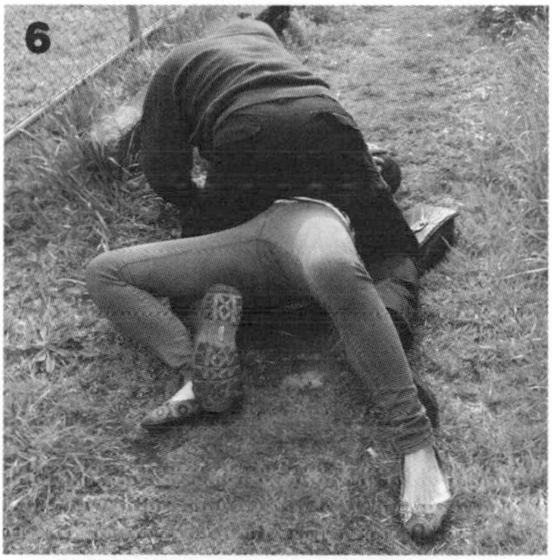

如同橋式將對方往上推。這時用右腳跟與右腳封住對方的左腳。

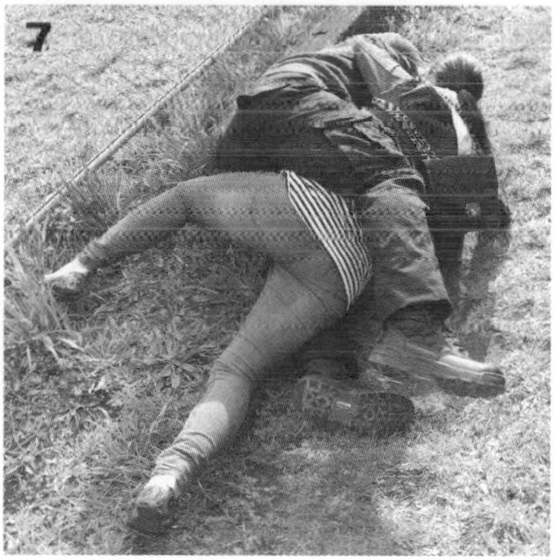

將對方往左扳倒。

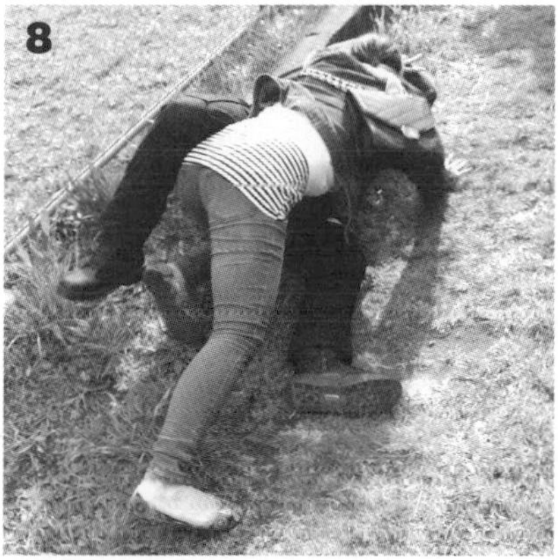

立刻佔住上方。

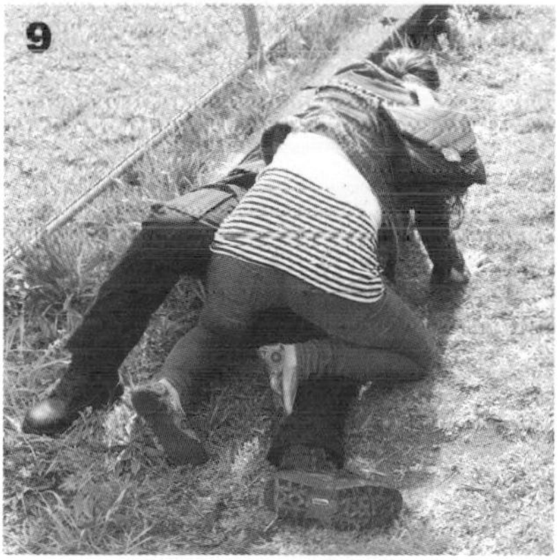

右膝壓在對方的左膝上封住行動，之後迅速離去。

## 從趴著倒下的姿勢下逃離

犯罪者會在狹窄的道路從後方襲擊，將女性打趴之後，再從後方勒脖子，讓女性畏縮，強迫服從。

我來舉個例子說明這種時候下的逃脫方法。

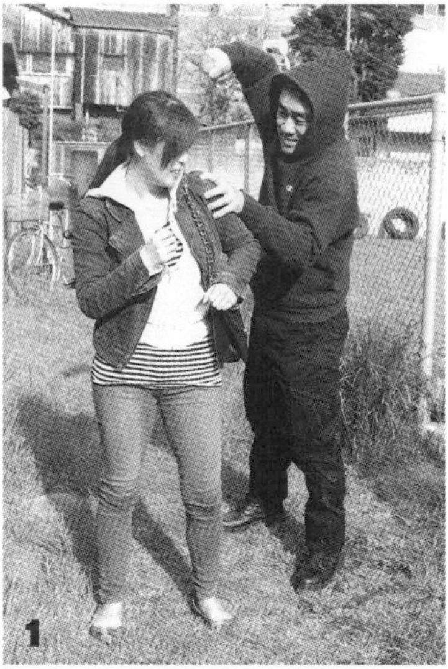

歹徒在狹窄的道路從後方襲擊。

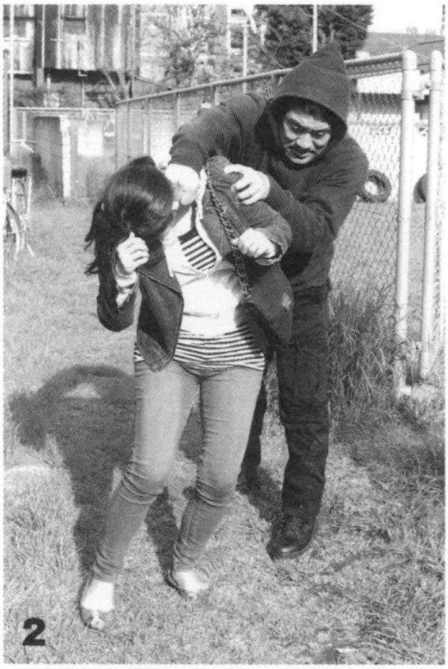

女性被往前推。

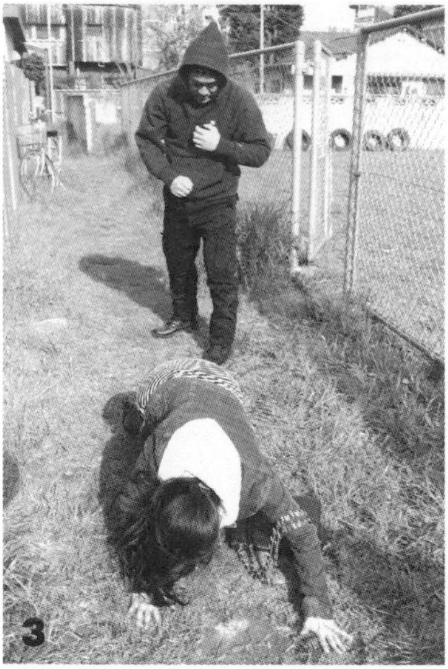

趴倒在地。

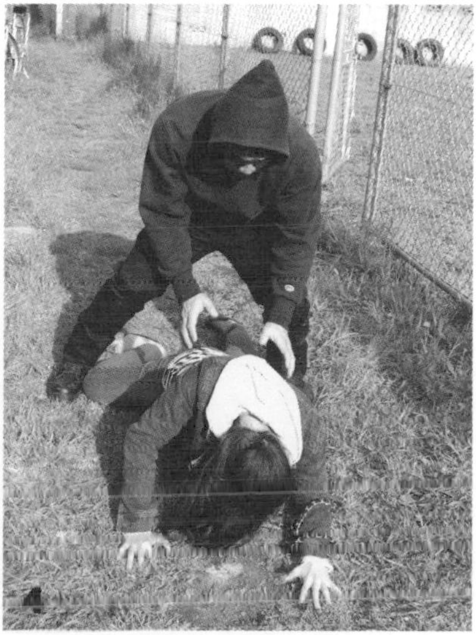


歹徒從後方勒脖子，打算騎在身上。

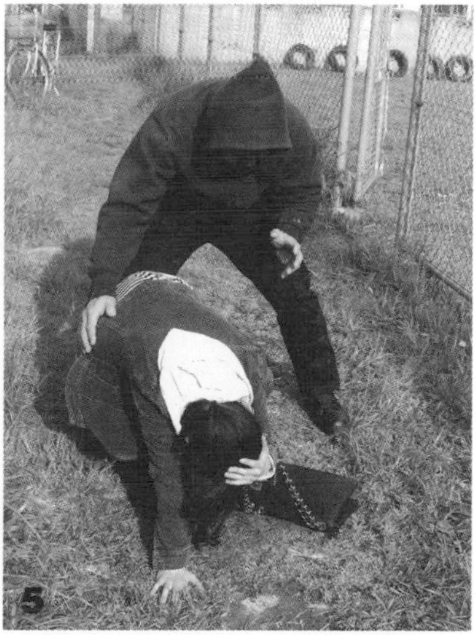


女性先用左手遮掩臉部，右手撐在地面上。

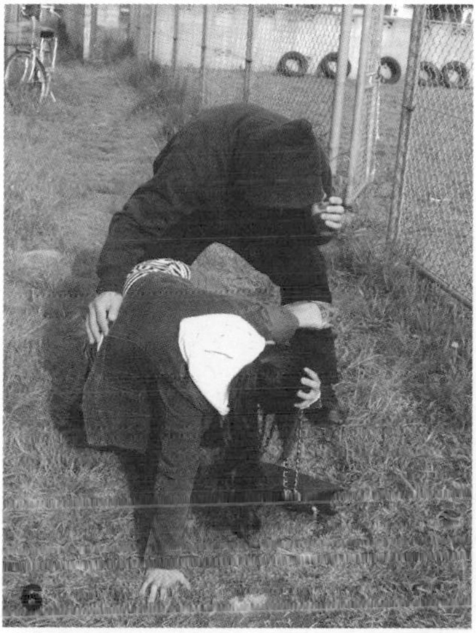


從這個姿勢用左腳掌頂住歹徒的左膝，往前方地面推擠般踢一腳。

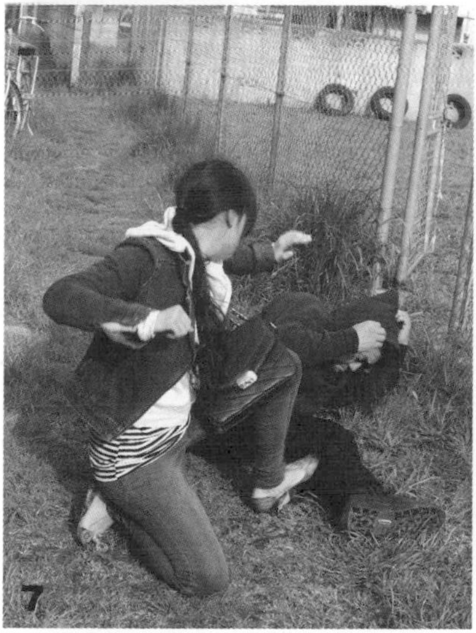


踹倒歹徒後立刻起身。

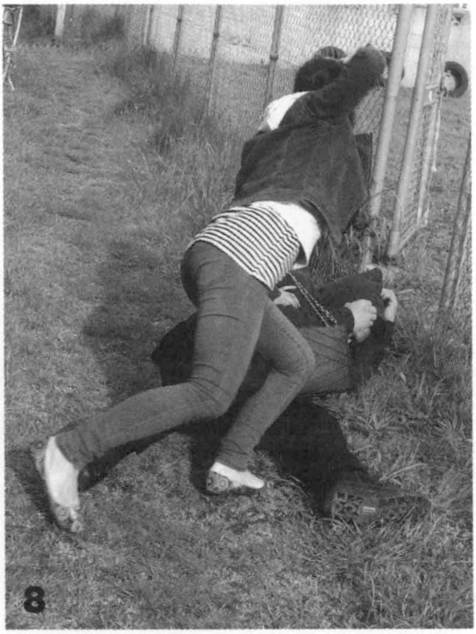

左膝壓在歹徒的腳上。

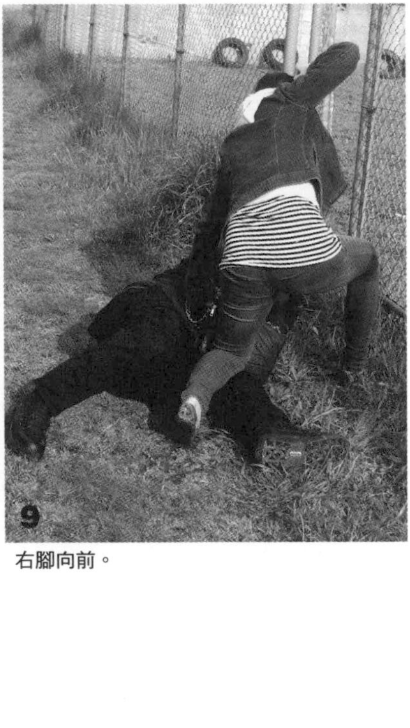

右腳向前。

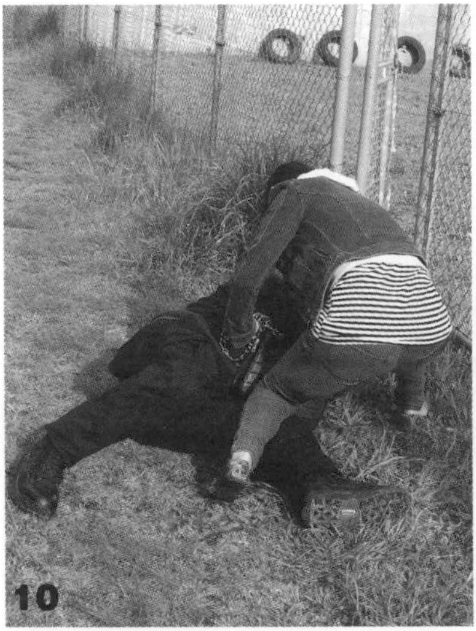

由上往下揮出右鎚拳。

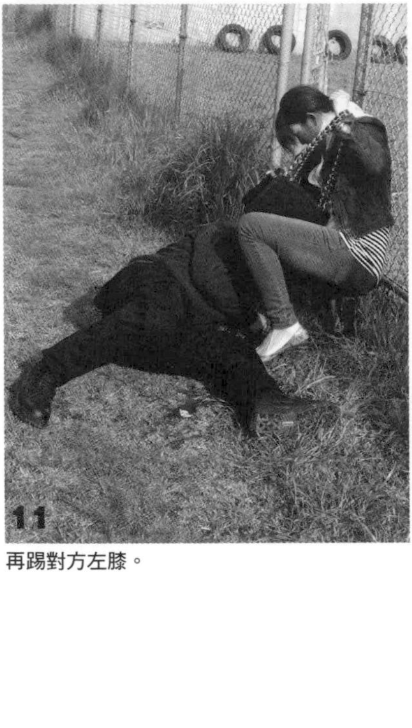

再踢對方左膝。

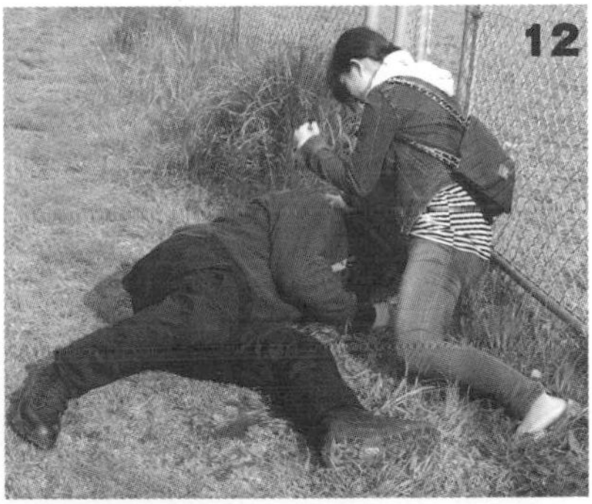


連續揮出左鎚拳。

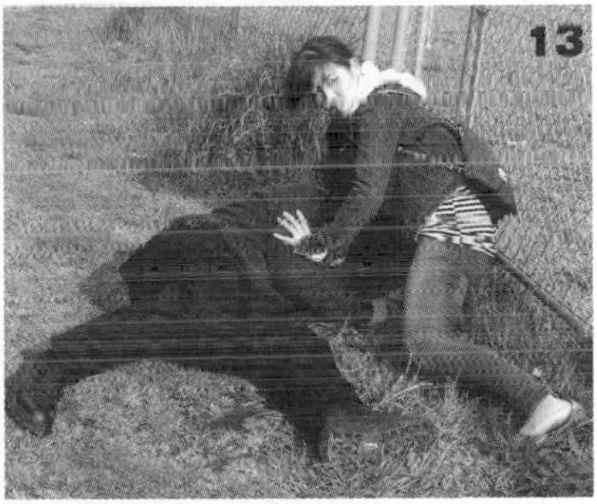


用左手按住歹徒的右肘。

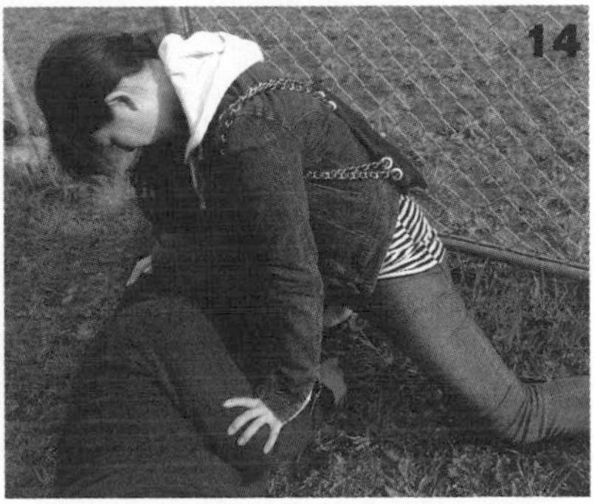


用左手按住歹徒的手肘，右膝壓在對方臉部上並起身。

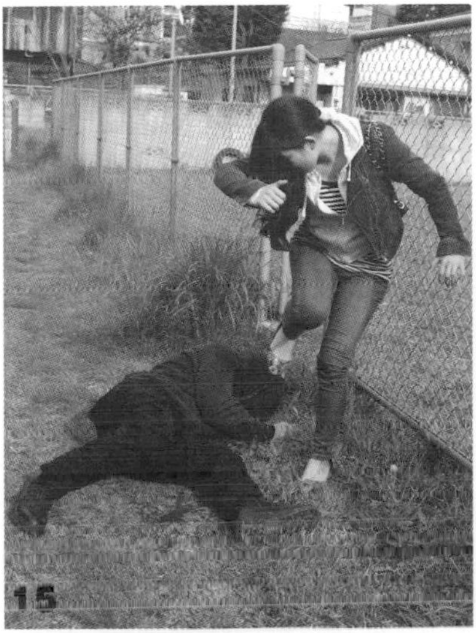


起身後，用右腳跟踩踏對方臉部。

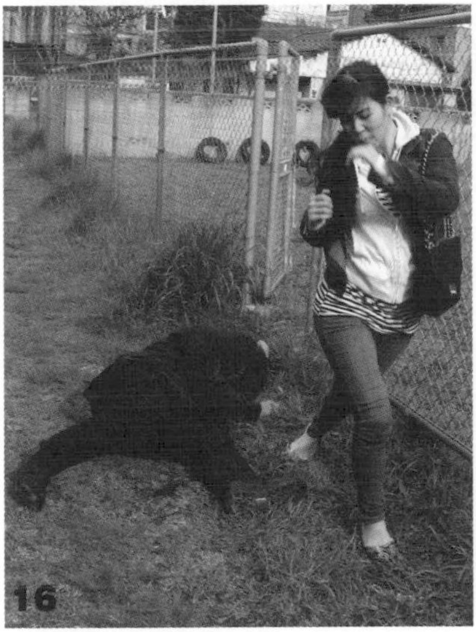


掃視周圍，當場離去。

COLUMN

## 男女之間的問題連原始打擊也束手無策

在我的道館附近，有一間我常去的串燒店。前些日子我光顧那間店時，有一對情侶客人正在起爭執。男女之間的問題我會盡量不干涉，可是後來男人情緒激動抓住女人的前襟，開始毆打她的臉。

我不喜歡看到女人被打。剛好我正在講電話，我不自覺地大喊：「住手！」並衝到兩人之間，我把男人帶到店外，說道：「你以為你很行嗎？」並且推了他一把。

若是平時被大塊頭的外國人威脅，通常會怕得稍微酒醒。可是，那個男人卻向我動手。那一瞬間我用右鉤拳反擊，但我也不能打他的頭害他受傷。於是我瞬間改成掌底攻擊，不打臉部而是給予後頭部一擊。因為我左手拿著手機正在講電話。

我順便使出右下段踢，讓他一時無法動彈。

我問在附近看著的女人：「妳怎麼辦？要逃嗎？還是叫警察？」女人可能很怕我，頻頻向我道歉。等到女人冷靜後我又問她一次，她說：「我要回家。」然後她跑去車站的方向。

我確認女人離去後，回頭對著男人開始說教：

「你太差勁了！幹嘛對女人動手？」

我一接近他，男人似乎打算逃走，突然他往女人跑走的方向拔腿狂奔。

糟了！我的下段踢應該再用力一點的。我也立刻追上男人，這次我把他拉到大樓後面的小巷子，我把男人的身體甩到大樓牆壁上。我直接對著蹲下的男人問：「要叫警察嗎？」男人踉踉蹌蹌地站起來，右手伸向後面的口袋。我以為他想拿出武器。這次我結結實實地給了他一腳。男人的身體瞬間浮在空中，身體撞擊地面，然後一動也不動。

仔細一看，他的右手握著錢包。

我心想：「什麼？不是武器啊？」卻對那個男人的態度愈來愈火大，我大聲怒喝：「掏什麼錢！你應該向我表現出敬意吧！」結果路人開始聚集圍觀。這時將近半夜12點，聽到聲響聚集的民眾約有10人。在事情鬧大前最好趕快離開，如此判斷後，我也前往車站。

結果走去車站的途中，我看見那個女人還在巷子裡哭泣。這時可不能隨便接近她。必須等她冷靜下來。

可是，也不能丟下她不管。我保持4公尺的距離，身體縮小，兩手放在正中間，擺出沒有敵意的姿勢，我控制聲音的語調溫柔地問她：

「欸，妳沒事吧？剛才那是妳的男友嗎？」

然後她停止哭泣，冷靜地開口說：

「謝謝你。他打架從沒輸過，受點教訓對他也有益處。」

我問她住在哪裡，攔了一輛計程車，把女人平安送回家，我也放心了。

一般而言，這算是圓滿的結局，但現實卻更複雜一些。

這件事情過後，我去串燒店向老闆道歉。

我開口致歉：「抱歉害你的客人減少了。」老闆說：「不，沒那回事。」他使個眼神暗示我看看裡面的座位，結果仔細一看，那對情侶正在喝酒。我看到他們倆飲酒作樂的樣子感到愕然失色。

我實在不明白這女人到底在想什麼？我真的不想再牽扯進男女之間的問題了。

# 第5章

# 3種武器

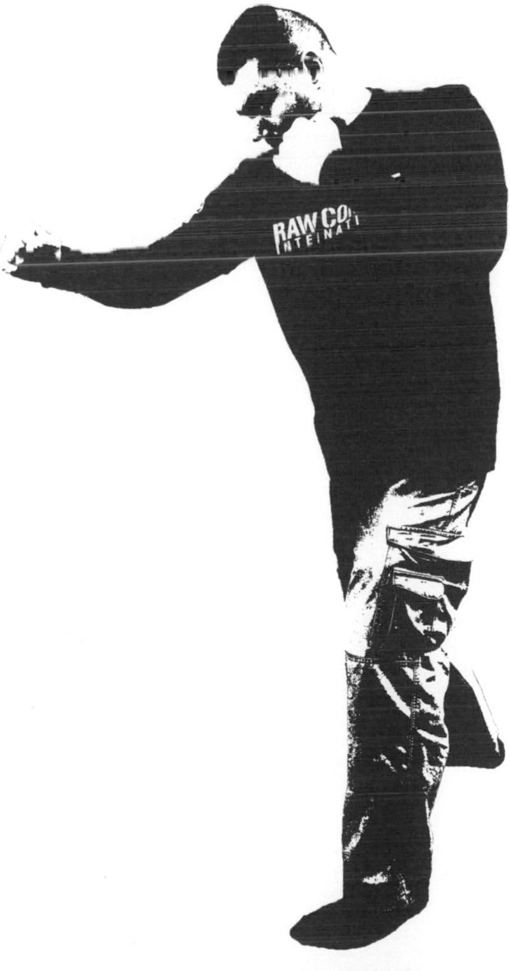

ＣＱＣ的工具有鎚拳、頭錘和肘擊這3項，若能加以靈活運用便能在實戰中充分對應。然而，除了自己肉體的這3項工具，還有3件可以利用的武器。就是自己的隨身物品、對方的隨身物品，以及環境這3樣。

自己最好隨身攜帶護身用的物品，如筆、鑰匙、衣服、皮包、硬幣等，在日常生活中經常隨身攜帶。另外，襲擊自己的人也會攜帶同樣的物品。尤其對方的衣服等，可當成取得位置優勢的有效工具。

不過，這次本書的對象是初學者，所以不會有護身術中常見的奪刀術或奪槍術。原始打擊的影片中有介紹奪刀術，那畢竟只是自己求生的選項之一，奪刀絕非目的。如果向初學者介紹這種技能，無論如何他都會想要完成技能，反而會因此陷入危險。

我只會介紹更簡單、更實際的符合初學者對付刀刃的方法。

為了對抗對方的武器，我方也必須持有武器。在街上和家裡，其實身邊有著各種武器。像街上有水泥地面、大樓的牆壁、電線桿、花壇、樓梯、車子、電車、自行車、石頭、沙子等。若是房間裡面，可以找到更多物品。

**在觀察周圍掌握狀況時就能瞬間找到能用的武器，這是不可或缺的即時反應能力。**平時要意識到ＯＯＤＡ循環，確認街上或房間裡，還有自己與對方的隨身物品，並且想像如何將之化為武器。

必須注意的是，當把自己的隨身物品當成武器時，要是行動電話或裝了卡片的錢包被對方搶走，可能會造成極大威脅。例如對方心存報復，想在社會上把你逼到絕境時，若是將個人資訊交給犯罪者，比起單純的肉體傷害，更是巨大的威脅。在社會上、經濟上可能承受嚴重的迫害。

對於這種風險管理，基本上必須選擇3種武器。以下將會介紹具體範例，各位讀者不妨參考看看。

## 把自己的隨身物品當成武器

### ❖手提袋的應用

作為將物品武器化前的知識，首先我來說明手提袋的提法。

女性經常揹著側肩包出門，可是如果揹在靠道路那一側會很危險。歹徒騎摩托車或自行車從後方搶奪手提袋直接逃走，是搶劫的基本模式。手提袋不要揹在靠道路的那一側，應養成揹在靠建築物那一側走路的習慣。

另外，如果覺得後方有可疑人物接近，就毫不猶豫地將手提袋拿到身體的正面。若以意志堅定的態度行動，便不容易成為歹徒下手的目標。

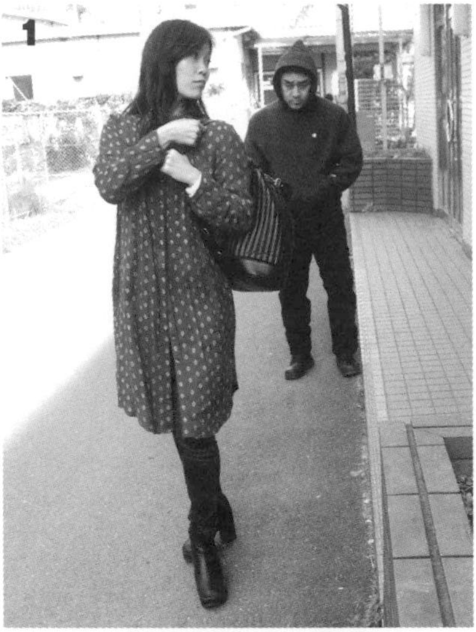


即便如此，假如可疑人物從後方逼近，

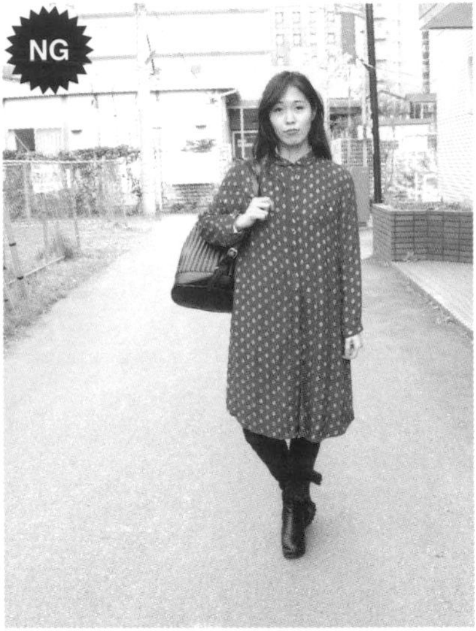


不要把手提袋揹在靠道路那一側。

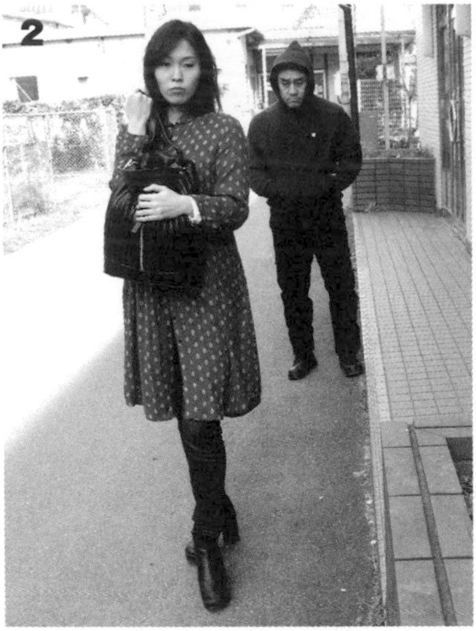


就要毫不猶豫地將手提袋拿到身體的正面。

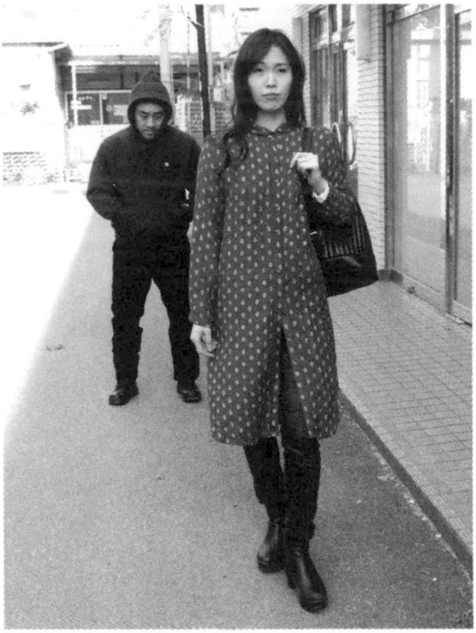

要揹在靠建築物那一側。

## ❖用手提袋確保個人空間

搭電車的時候，和坐在公園長椅上一樣，在沒有大批人群的場所，手提袋要放在自己座位旁。

這是因為藉由放置手提袋，可以確保個人空間。這個肢體語言的意思是：不要靠近我。當然，在擁擠的電車上或其他場所會造成別人的困擾，所以不能這麼做。

女性用手提袋可以確保個人空間，這個想法在風險管理的階段非常重要。

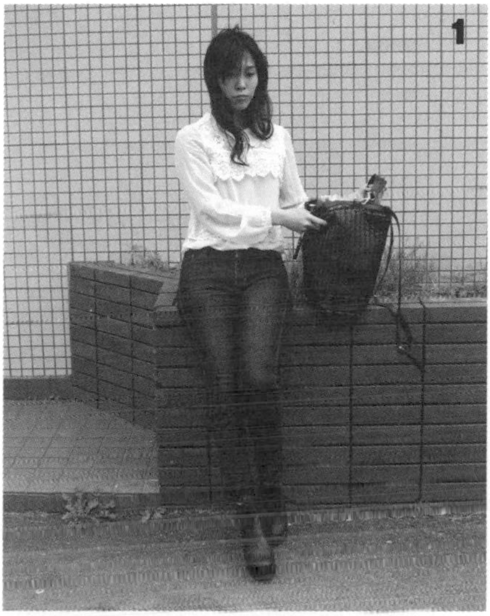


把手提袋放在自己身旁可以確保個人空間。

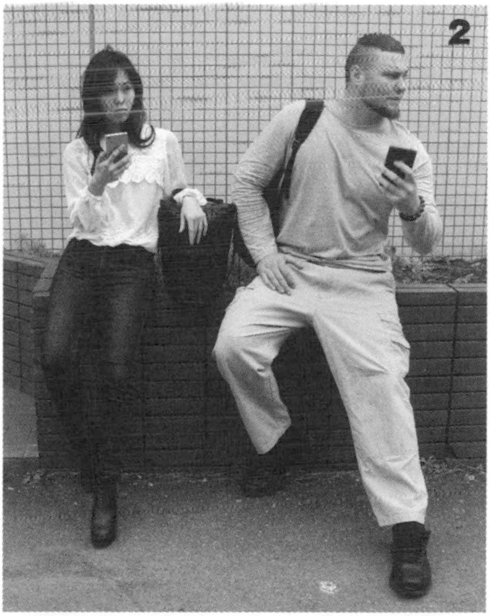


即使身旁坐了一名男性，也不會有肉體上的接觸。

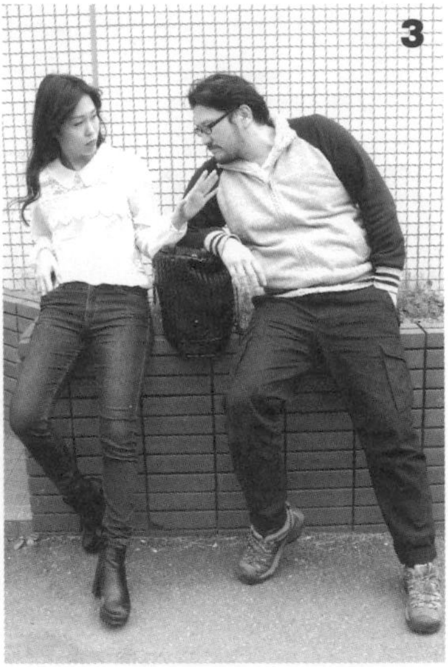


即便有可疑人物靠近，或者觸碰你的手提袋，

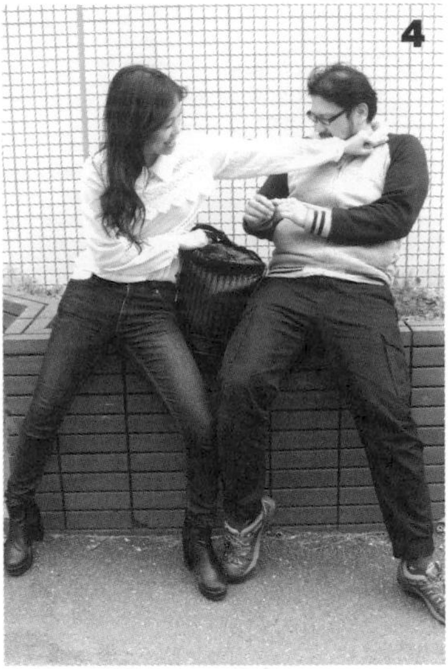


就用左手將他的胸口往後推，

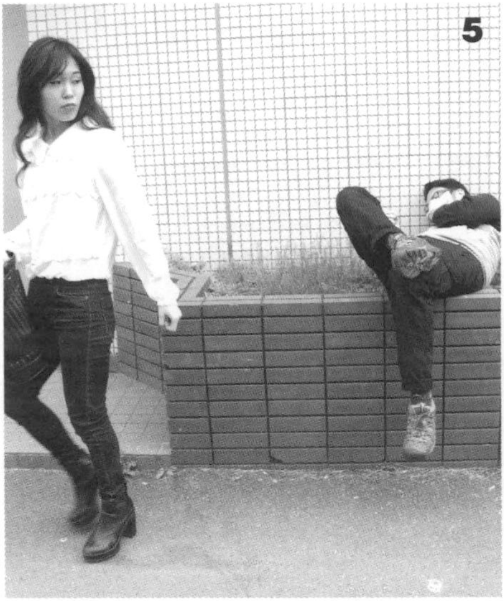


趁著對方往後倒，立刻拿起手提袋當場離去。

## ❖手提袋被拉扯時順勢擊倒對方

當女性的手提袋被搶奪時，通常是歹徒從後方拉扯手提袋的帶子，然後直接強行搶走。這時，**與其將手提袋當成武器，不如利用對方拉扯手提袋的力量，用整個身體衝撞會更有效**。

當手提袋被拉扯時，任何人的本能都不想被搶走，可是在下一瞬間順著拉扯的力道前進，對方會因為預料之外的動作而嚴重失去平衡。這時一口氣攻擊，然後立刻離去。

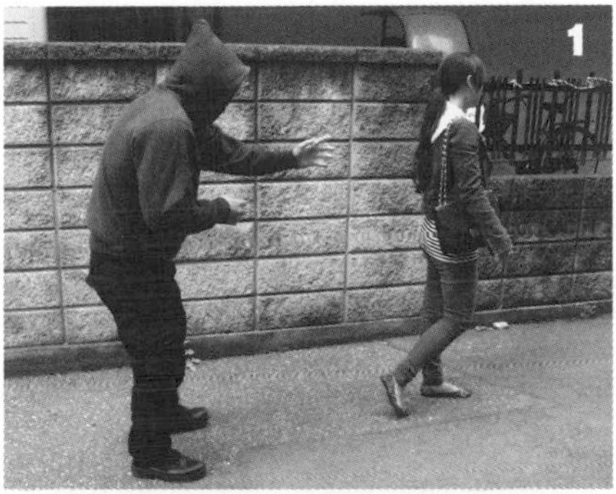

女性在行走時，可疑人物從後方鎖定手提袋。

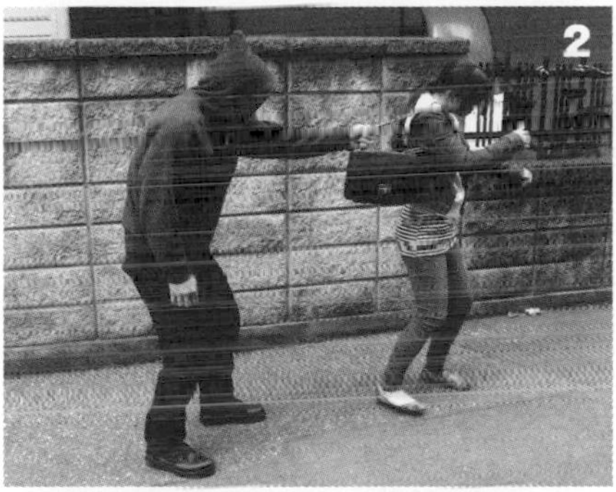

手提袋的帶子被拉扯。女性在這一瞬間抵抗，

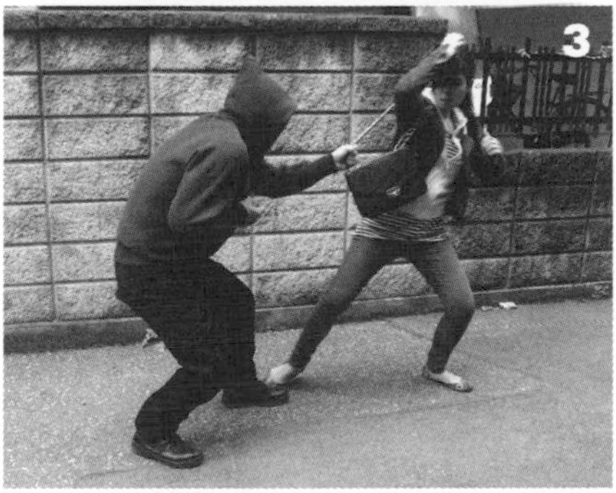

下一瞬間她用兩手遮住臉，右腳向可疑人物大步向前。

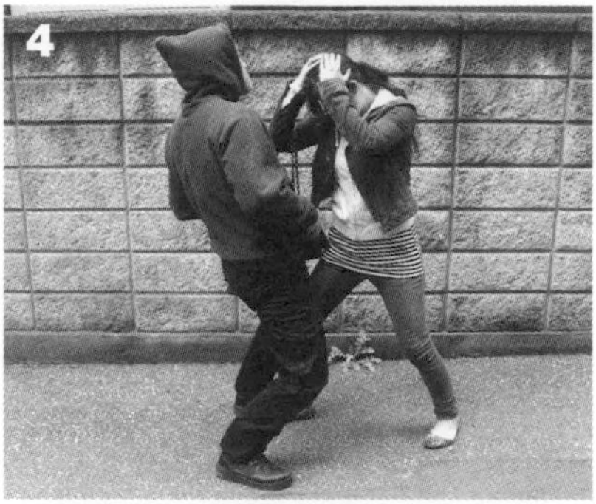


用右肘衝撞可疑人物的身體。

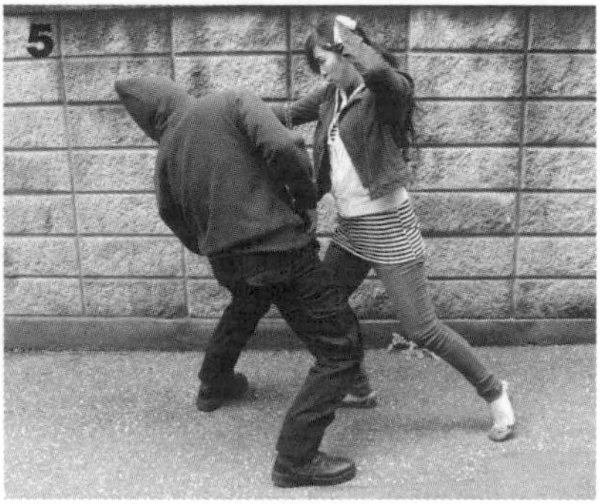


用右手打可疑人物的臉使之轉向右側，再讓他失去平衡。

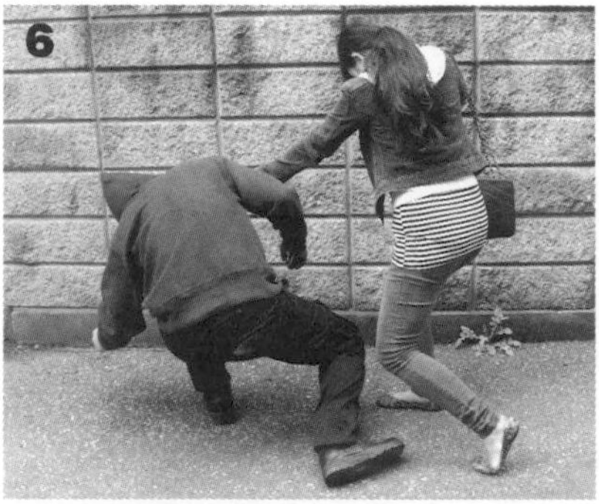


一口氣用鎚拳打倒在地。

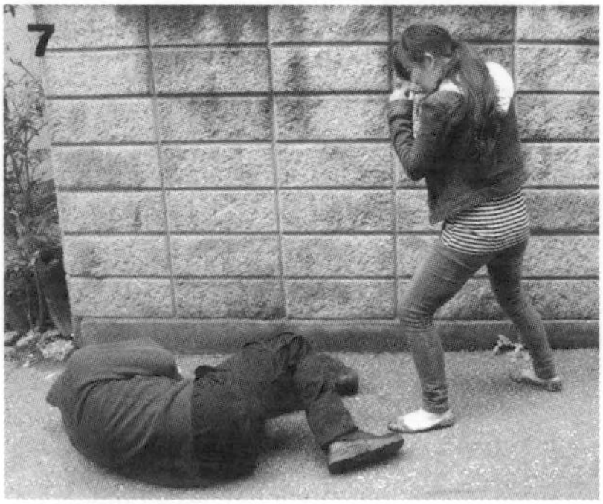


立刻掃視左右當場離去。

這時需要的步驟是「移步」。

被從後方拉扯時，後腳向對方踏出後，另一隻腳也立刻靠近。這是用全身衝撞時的步驟。

## POINT

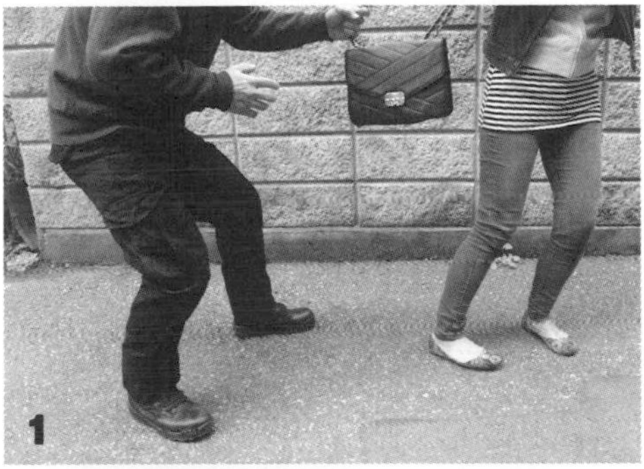

1

歹徒從後方拉扯時，瞬間撐住。

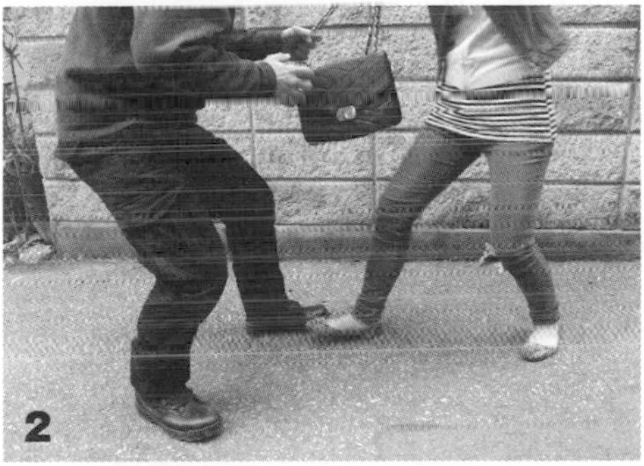

2

這時右腳離對方比較近，所以右腳朝著對方踏出一大步。

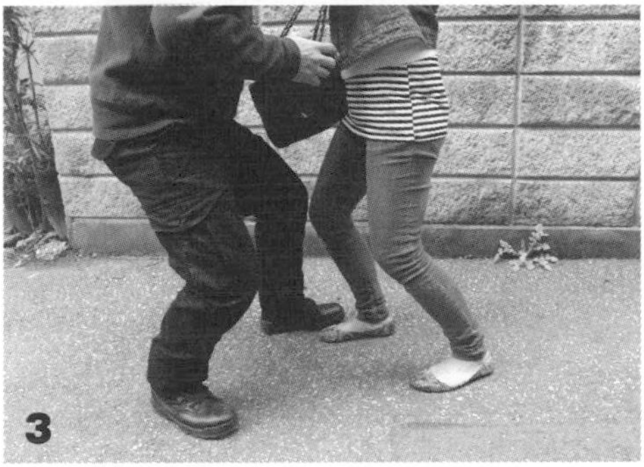

3

藉由左腳靠近，全身能迅速地移動。

## ❖手提袋當成對付利器的防具

自己的隨身物品不僅能當成武器，也能當成防具。當對上小刀等利器時，初學者一定會把手提袋拿到身體前面，即使不能完全抵擋，也要避免身體受傷。

持有一件防具，精神上也會有餘裕，面對威脅也能冷靜地處理。

在此介紹的例子，不只將手提袋當成防具使用，附近的牆壁，環境也能當成武器。之後在「把環境當成武器」一節將會詳述，至於**把環境當成武器的訣竅是，原則上要把最靠近自己的環境當成武器**。

記住以上的理論，敬請參考對上小刀的處理方式。

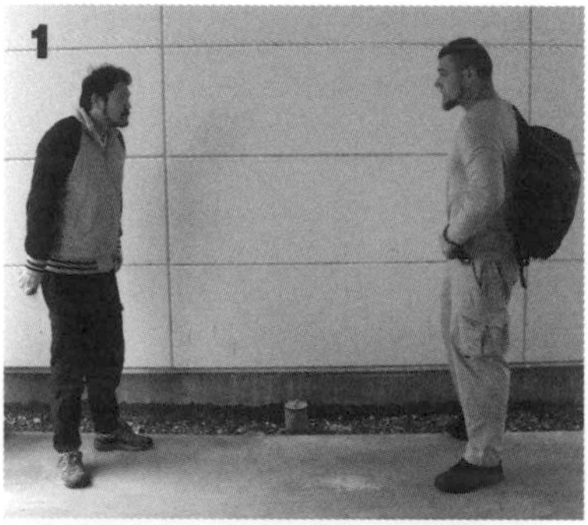
遇到可疑人物。他的懷中似乎暗藏小刀。

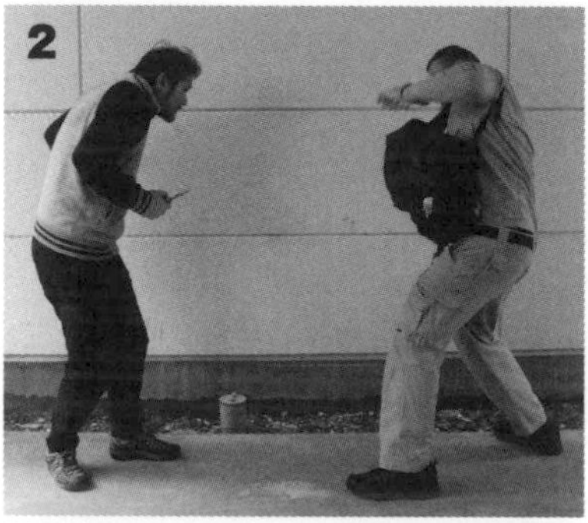
對方抽出小刀。此時立刻將背後的手提袋轉到身體正面。

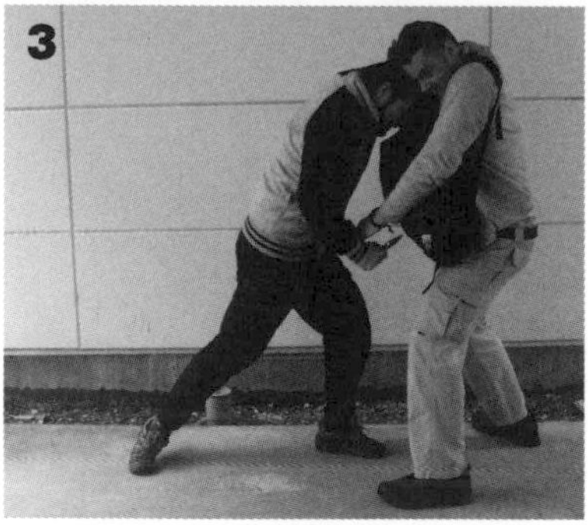
用左手下擋，接住刺過來的小刀。

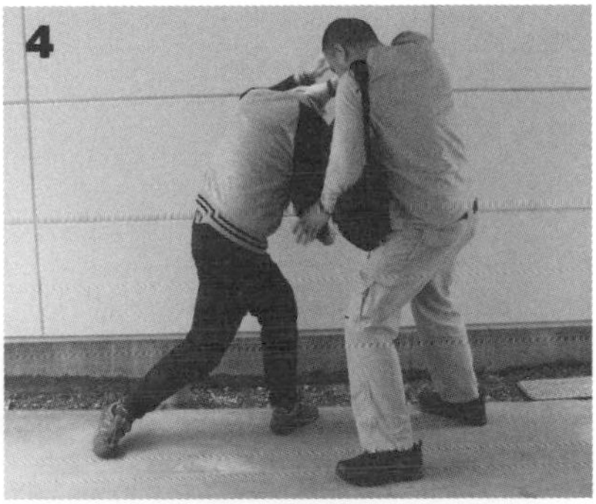

右手立刻纏住可疑人物的頭，左手抓住他的右肘。

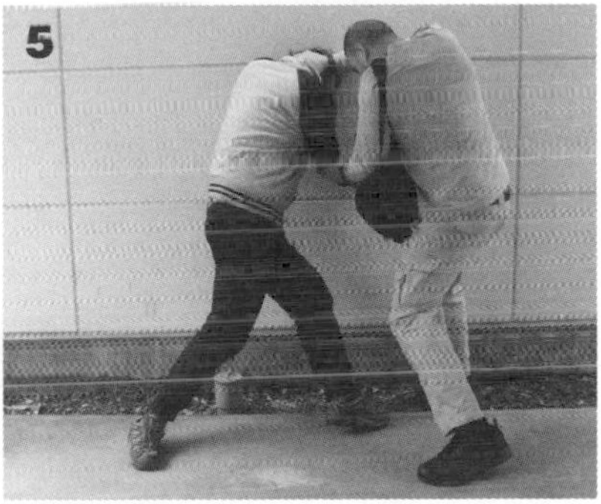

將男子拿著小刀的右手推去撞最靠近的右側牆壁。

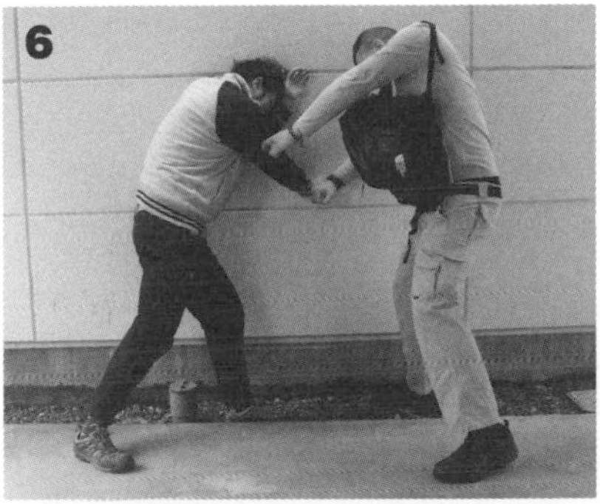

把男子的手壓在牆上，用右鎚拳打他的右手，將小刀擊落。

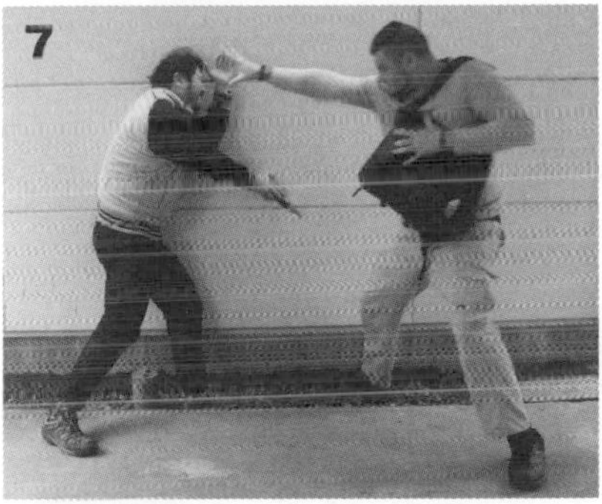

迅速逃離現場。

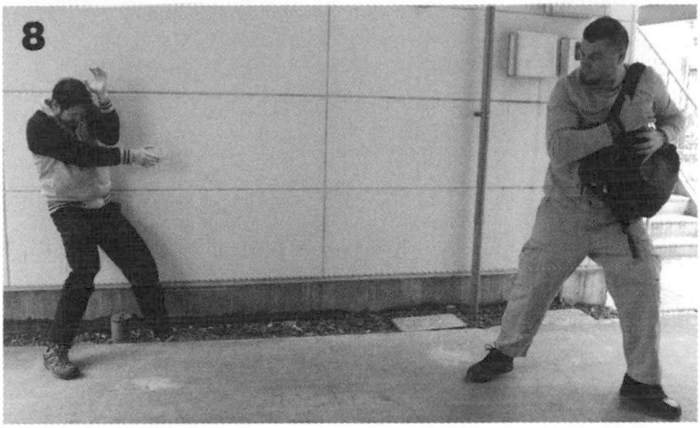

掃視四周，當場離去。

## POINT

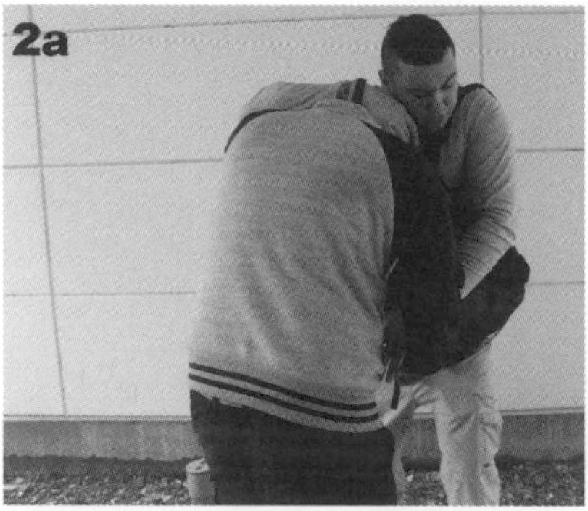


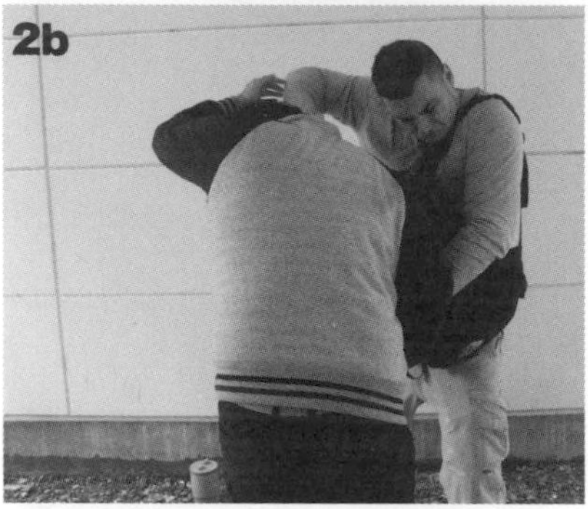


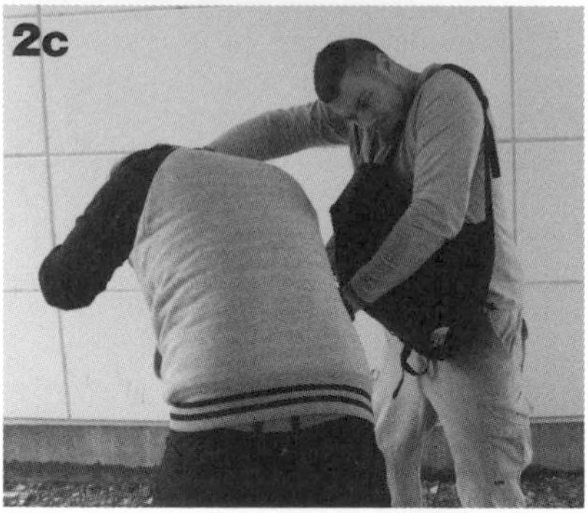


這時右手從上方伸入往右撥，將對方的頭轉向側面。左手按住對方右肘，推對方的身體。有的人會往左邊跨步，不過並非自己移動，而是要推動對方。這點很重要。

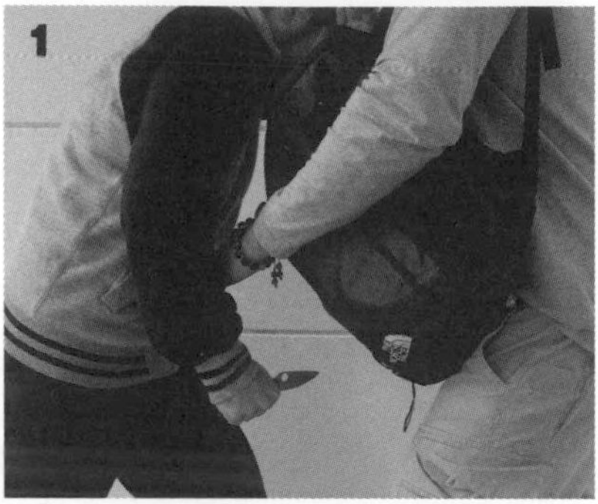


以左手擋住對方的右前臂。如果左手太接近小刀就會受傷。即使力道太強，小刀刀尖伸過來，手提袋也會保護你。

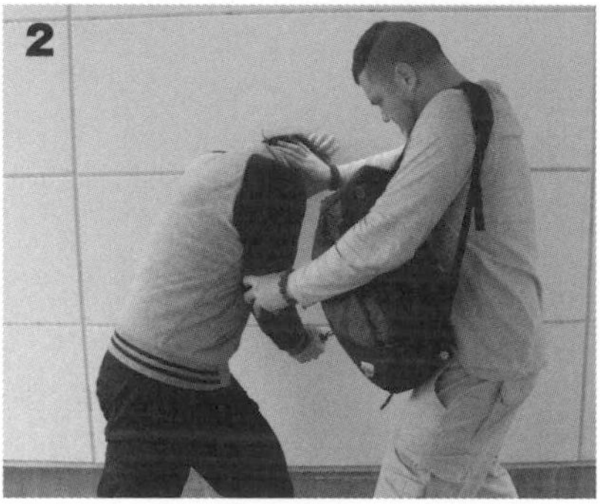


立刻用右手按住對方的頭，左手抓住他的右肘，使他往右失去平衡。

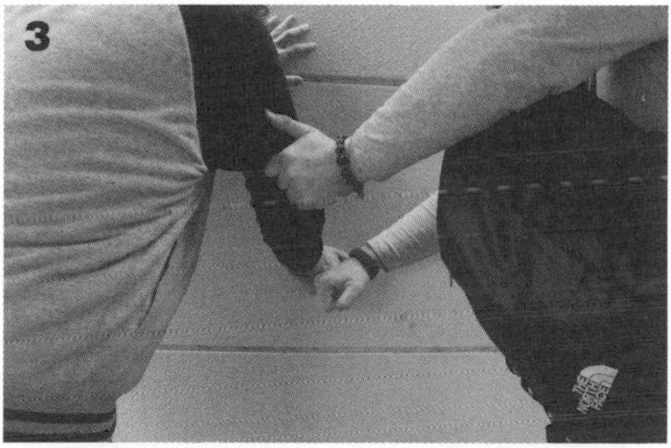

用右肘控制，將對方的右手撞向牆壁，立刻用右鎚拳打對方的手背。

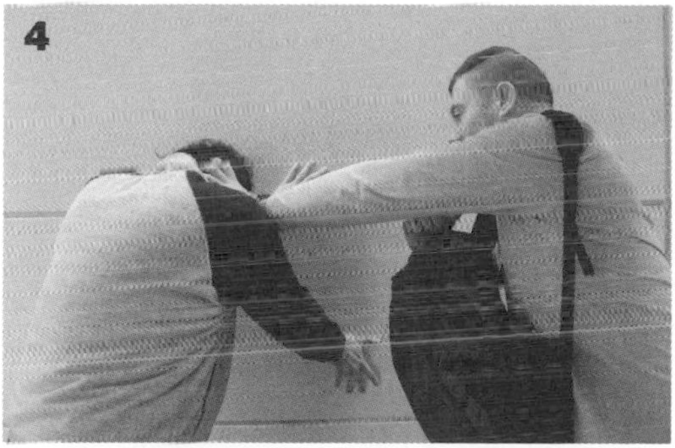

對方的手一定會張開，小刀也會掉落，確認之後用左手按壓對方的頭。

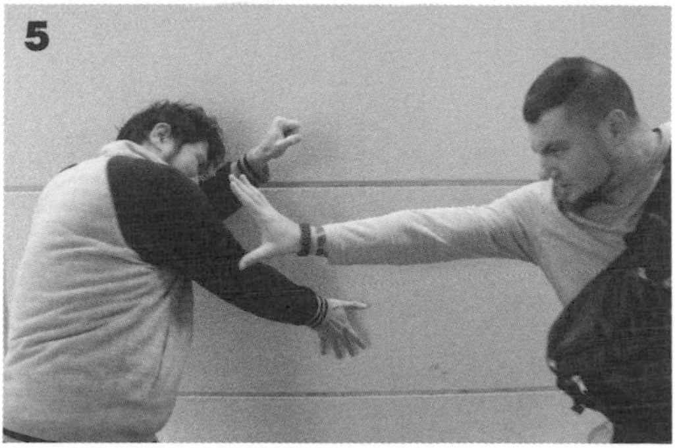

再用右手推對方的身體，自己遠離對方。

## ❖把圍巾當成武器

這是應用東南亞武術中，利用稱為「沙籠」的圍腰裙的招式。雖然也稱為「阿拉伯頭巾」或「阿富汗長巾」，但是像平常的圍巾、毛巾或領帶等，只要是長條形的布製品都能有效應用。

可以當成鞭子打對方的臉，或勒住脖子控制對方。如果劈啪地打在臉上，會顯現出驚人的殺傷力。

我來介紹幾個使用範例。

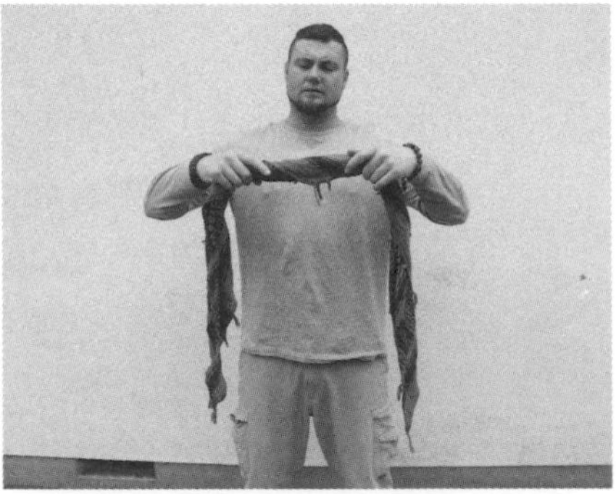

這就是阿拉伯頭巾。拿來繞在脖子上。

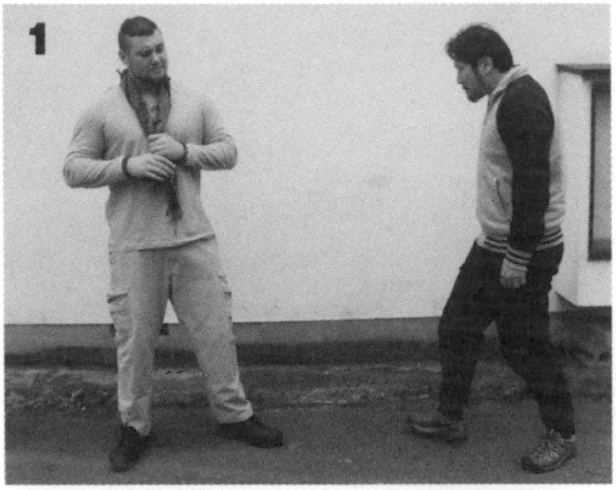

有可疑人物接近。你用左手抓住阿拉伯頭巾。

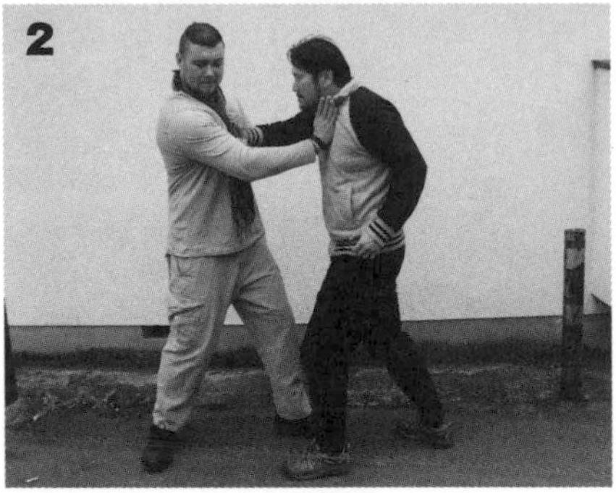

可疑人物用右手抓住你的胸口。

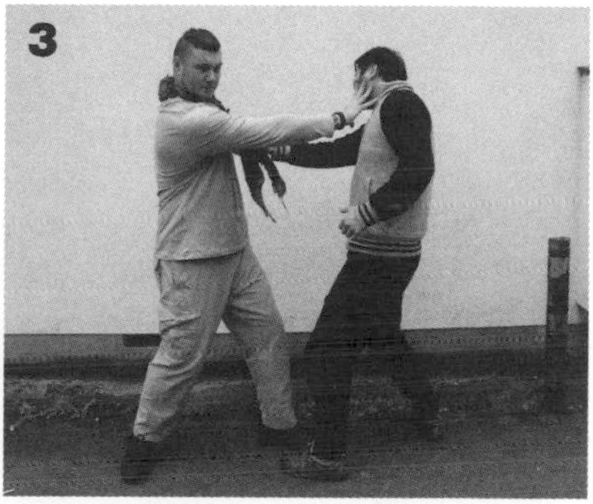

你用右手推回去。

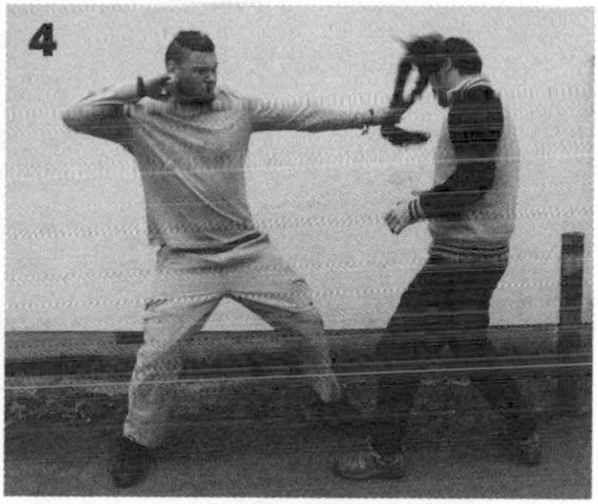

用左手把阿拉伯頭巾從脖子上扯下來，打在男人臉上。右手準備使出鎚拳。

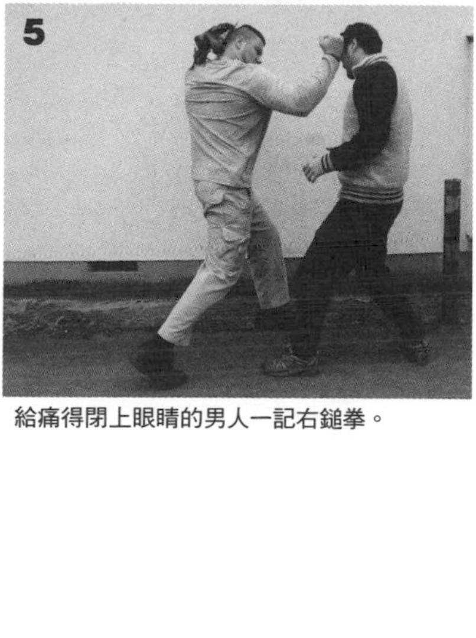

給痛得閉上眼睛的男人一記右鎚拳。

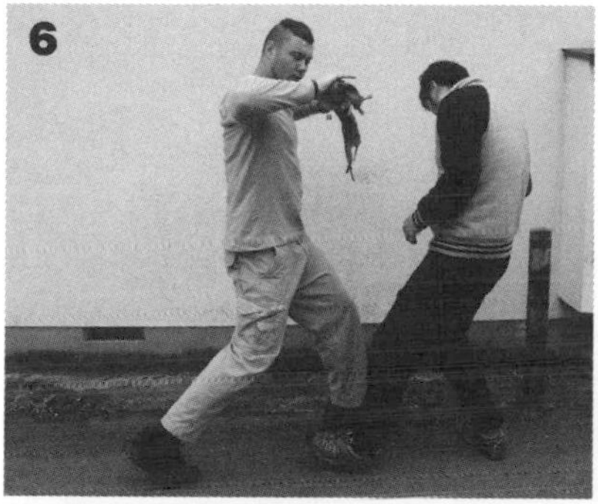

兩手拿著阿拉伯頭巾，瞬間拉直。

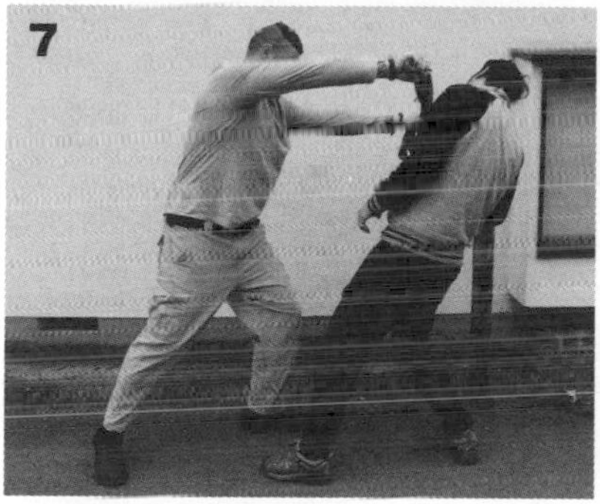

以水平方向，打在男人臉上。

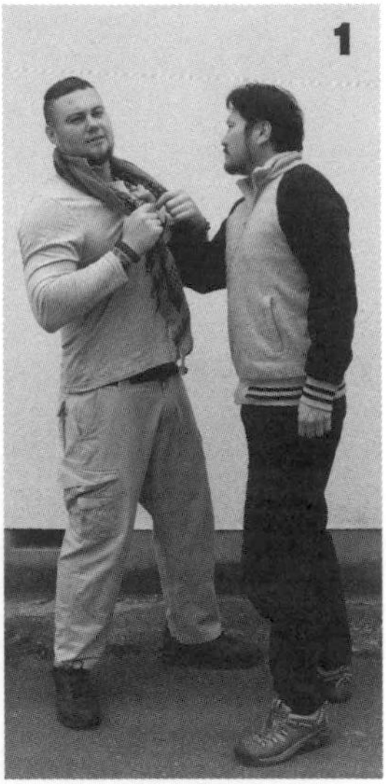


可疑人物突然接近，抓住你的前襟。

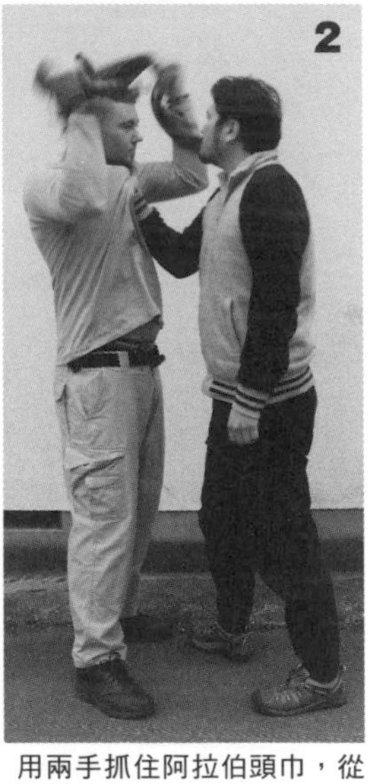


用兩手抓住阿拉伯頭巾，從頭部上方，

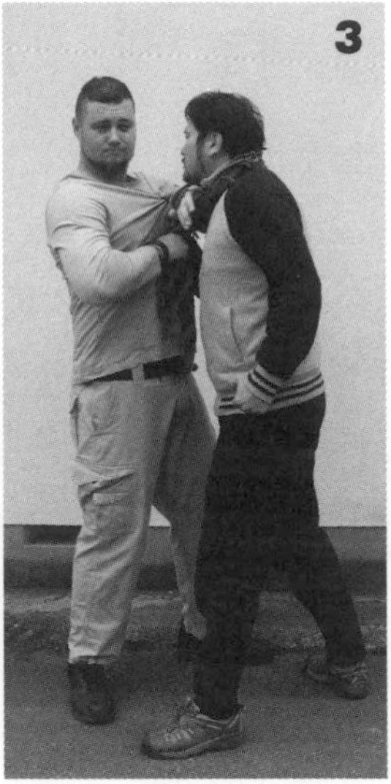


繞在男人的脖子上。

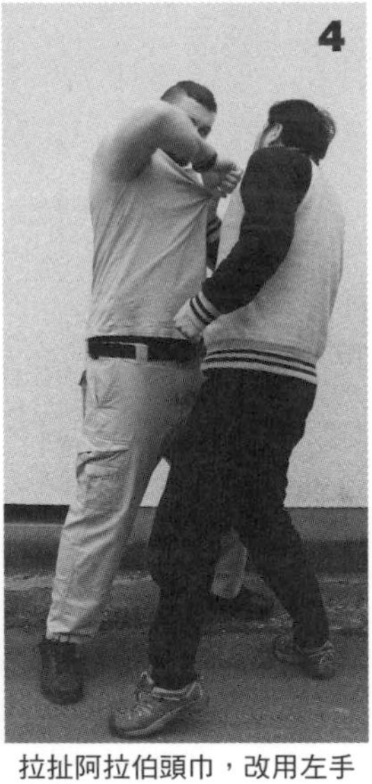


拉扯阿拉伯頭巾，改用左手拿著。

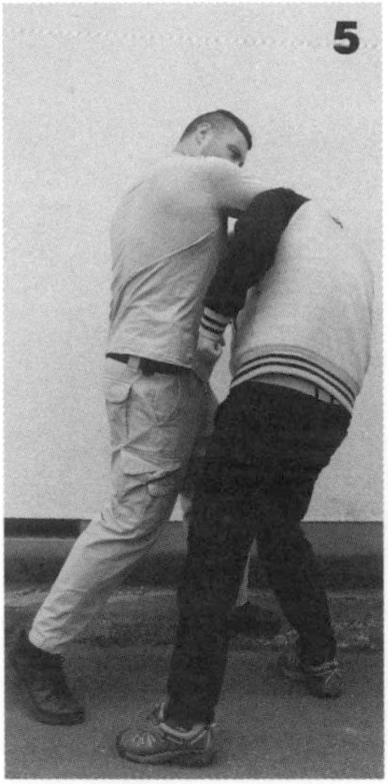


使出右肘擊。

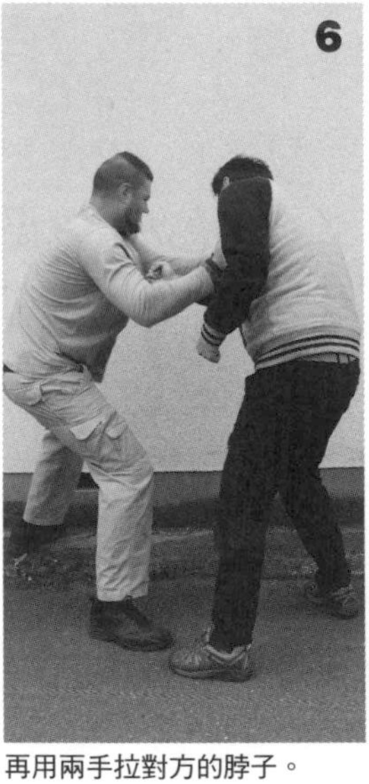


再用兩手拉對方的脖子。

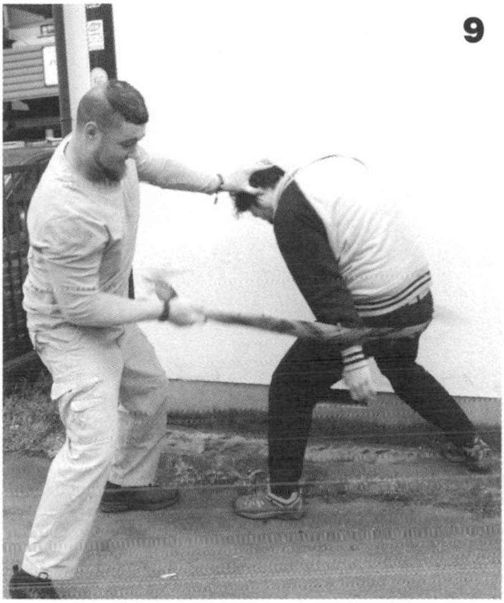

造成疼痛但別讓對方受傷，對大腿的攻擊可以有效削減戰鬥意願。

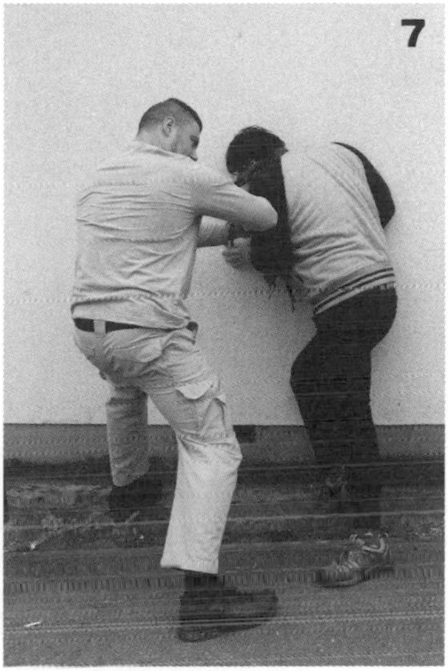

讓他的頭猛撞附近的牆壁。

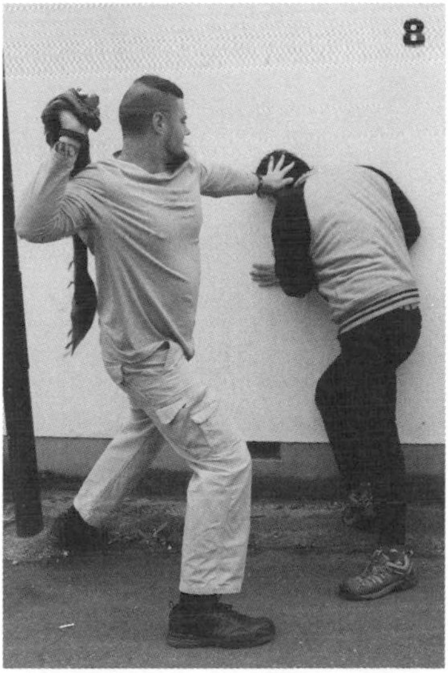

抽掉阿拉伯頭巾，打到對方失去戰鬥意願。

**POINT**

1

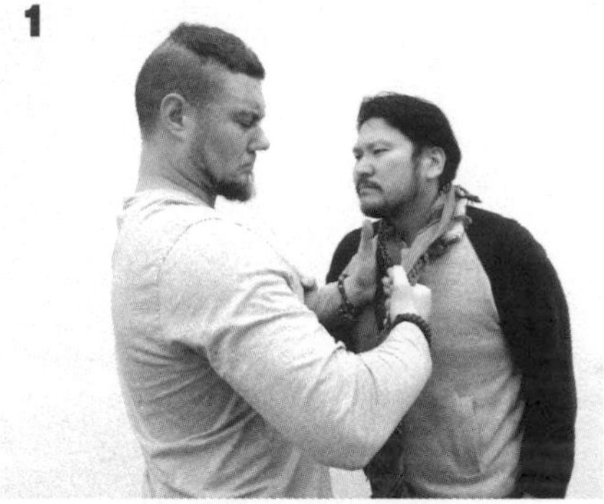

用兩手將阿拉伯頭巾繞在男人的脖子上。

2

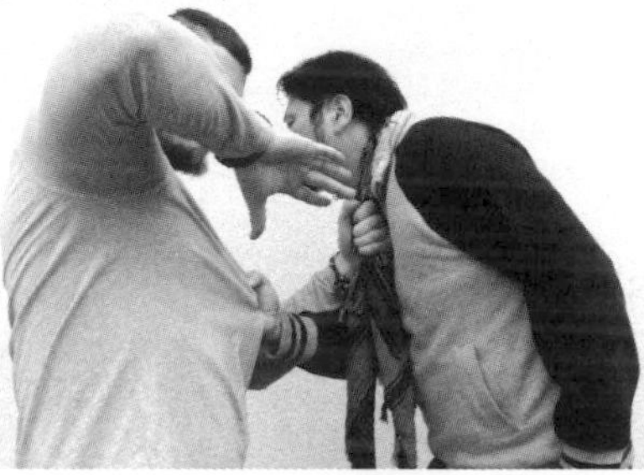

改用左手拿著，就能使出右肘擊。

3

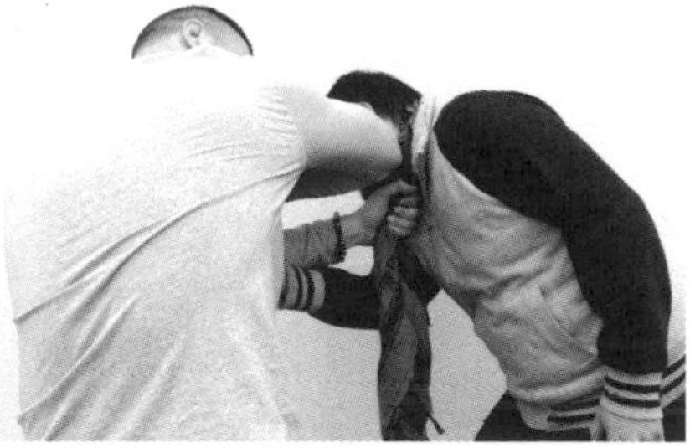

也能隨意使出肘擊或頭錘。

## ❖把鑰匙當成武器

獨自生活的女性在夜裡正要打開公寓門鎖時，有時會被犯罪者襲擊。在打開門鎖的瞬間，也是關門時毫無防備的瞬間，犯罪者經常看準這個機會下手。

此時能確實當成武器的，正是手上的鑰匙。然而像一般的護身術那樣握住鑰匙，在現實中是不可能的。躲在暗處的可疑人物來襲時，必須在那一瞬間對應。**手的形狀要像鑰匙插鑰匙孔那樣，直接刺可疑人物的眼睛。**

平常的鑰匙握法對臉部柔軟的部分十分有效。至於停止動作的可疑人物，你要如何給予最後一擊，這就依你判斷了。

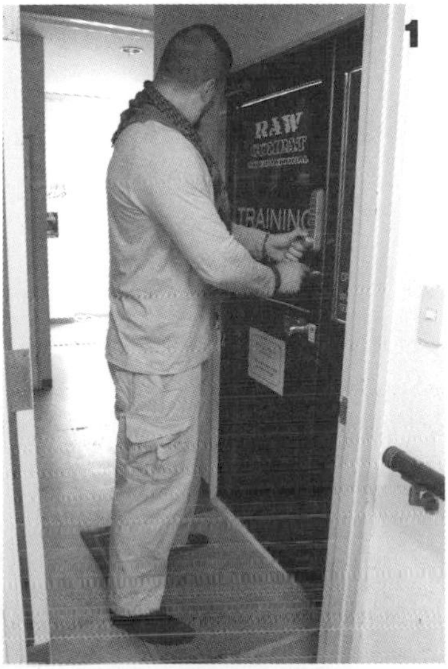


右手拿鑰匙，插進房門的鑰匙孔。

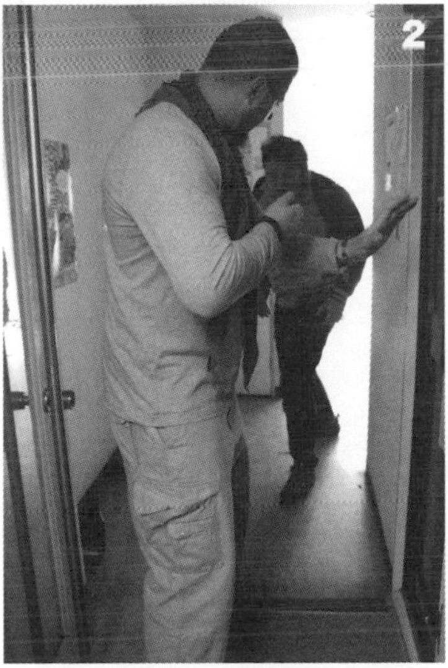


可疑人物看準這一瞬間襲擊。

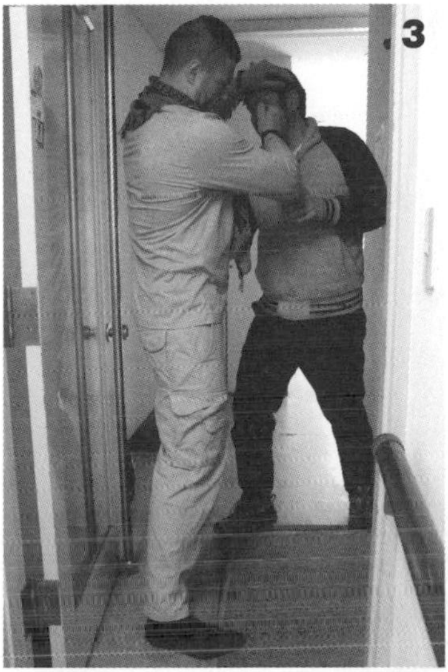


左手按住可疑人物的頭，用右手的鑰匙刺眼睛。

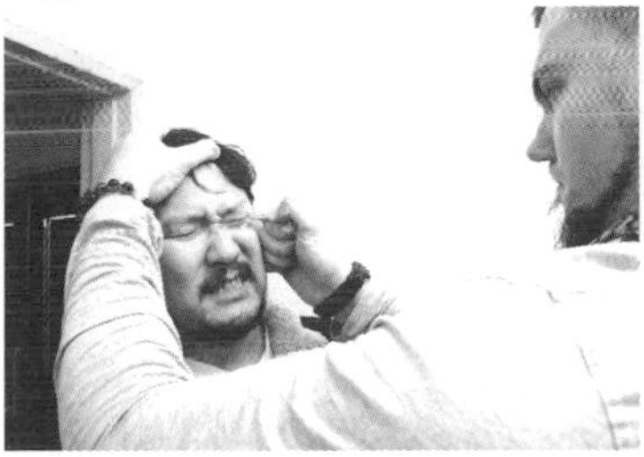

對柔軟的部位很有效。

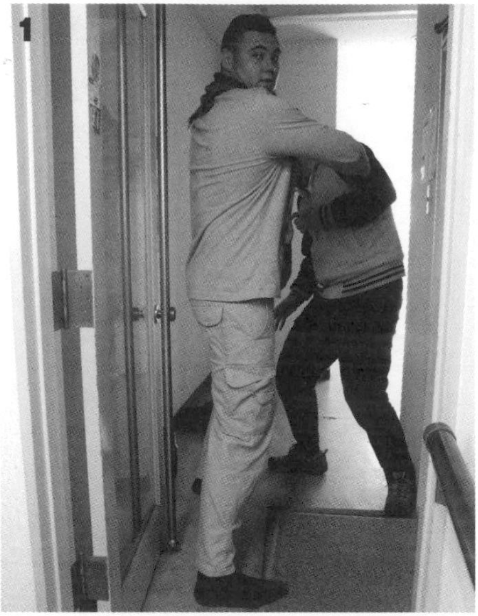


對方的動作停止後掃視周圍。距離樓梯有多遠？有其他人嗎？此外，把他從樓梯上推下去是否算是防衛過當？要在轉眼間做出這些判斷。

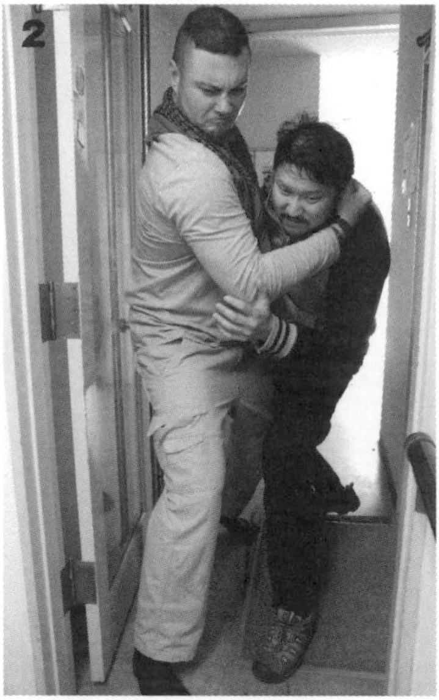


判斷之後，毫不猶豫地執行。

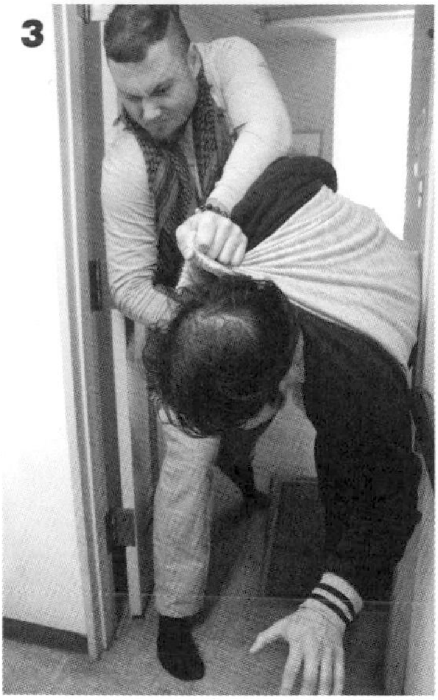


左手伸向男人的腋下，右手抓住肩膀，將男人從樓梯上推下去。這是很有效的環境武器，可是要冷靜地判斷自身是否面臨急迫的威脅再採取行動。藉由這個判斷，從樓梯上推下去也不至於使對方受重傷。

### ❖把對方的隨身物品當成武器

對方的隨身物品也能當成自己的武器使用。例如犯罪者與可疑人物為了遮住臉，經常穿戴附帽兜的風衣、安全帽或帽簷寬大的帽子。**雖然這些能有效地遮住臉，但只要稍微往下拉，就能蒙住眼睛。**光是知道這個特性，緊急時便會增加武器的選項。

另外，打架與騷動經常在酒席上發生，這時通常對方手上會拿著玻璃杯或啤酒杯。為了不讓裝有液體的玻璃杯灑出來所以是靜止的，這很容易當成目標。**人在心理上會把自己手上的物品誤認為自己的武器，所以突破這個盲點會很有效。**

我來介紹幾個具體例子。

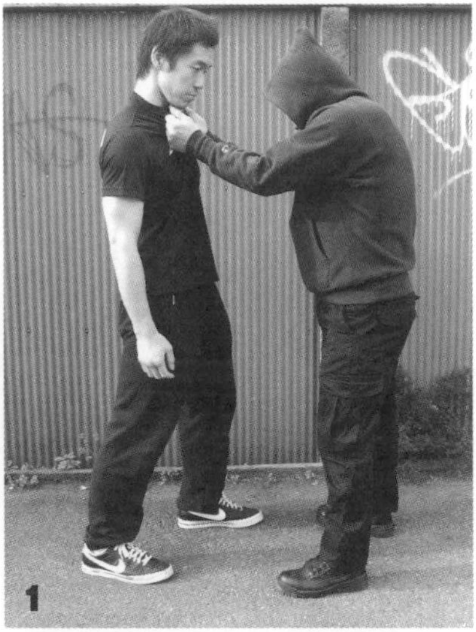


穿著附帽兜上衣的可疑人物侵入個人空間，抓住你的前襟。

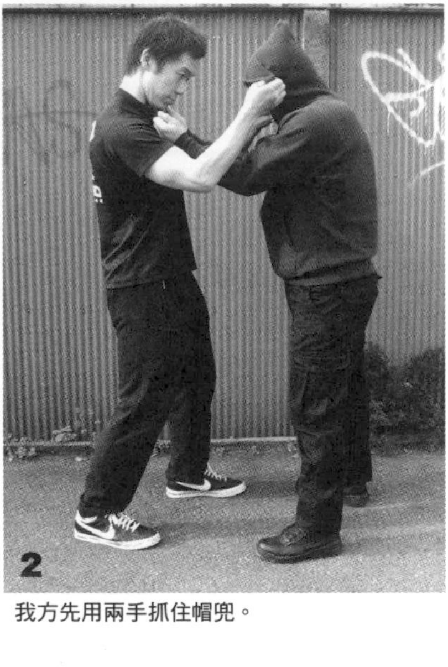


我方先用兩手抓住帽兜。

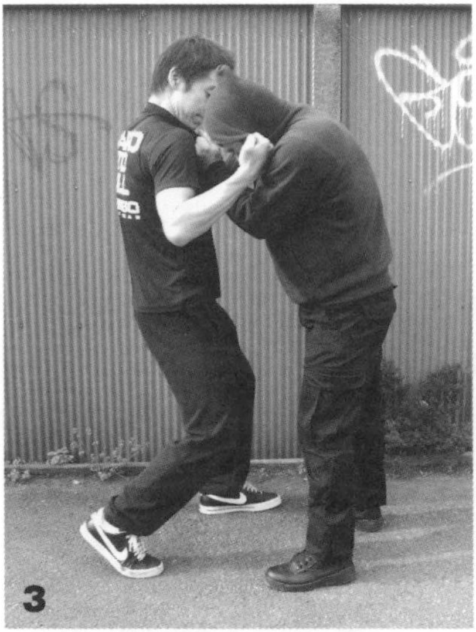


往下拉，遮住他的眼睛。

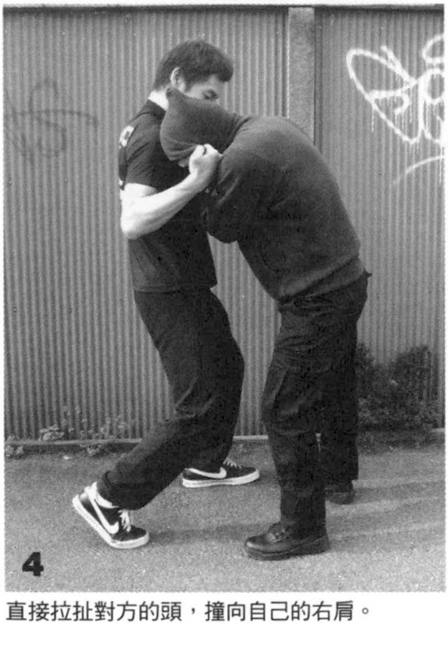


直接拉扯對方的頭，撞向自己的右肩。

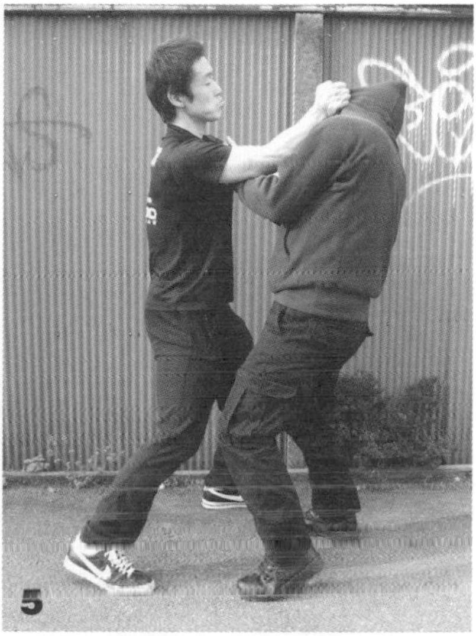


因撞擊的反作用力，對方的頭往左前方傾斜。

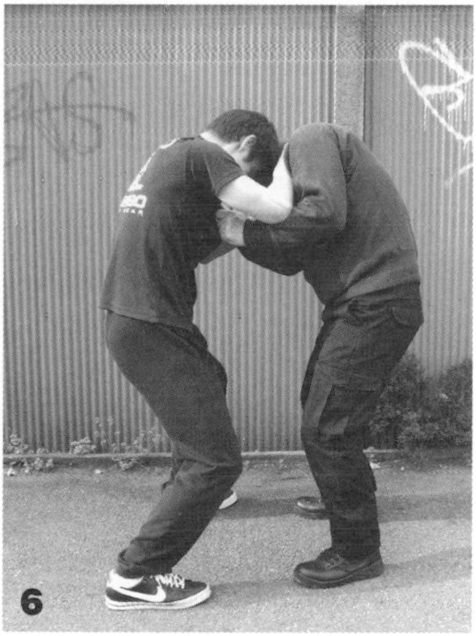


拉過來給他一記頭錘。

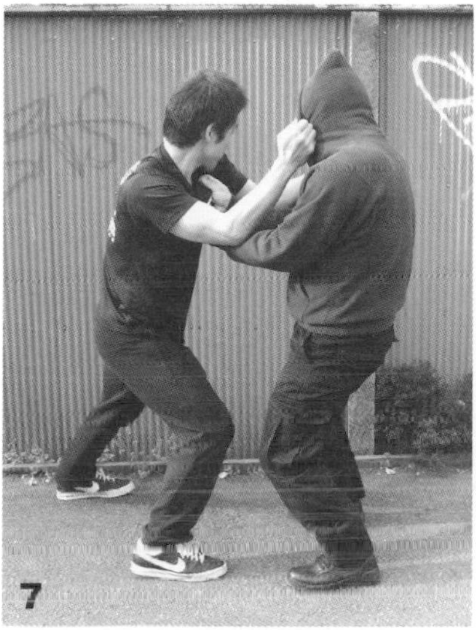


兩手不要放開，左腳往牆壁向前一步。

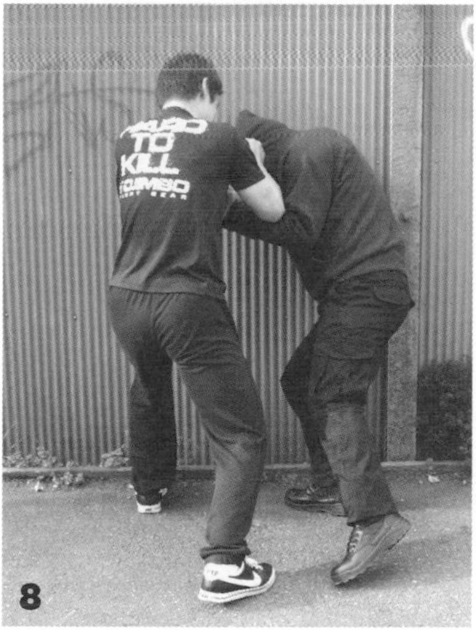


讓對方整個身體撞向牆壁。

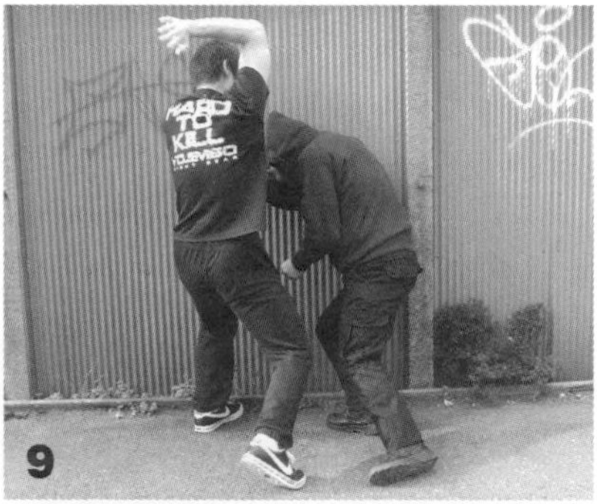


對著對方的臉部，

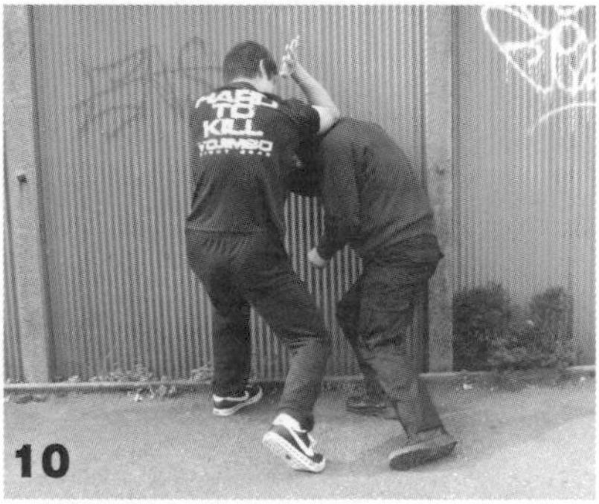


使出肘擊。

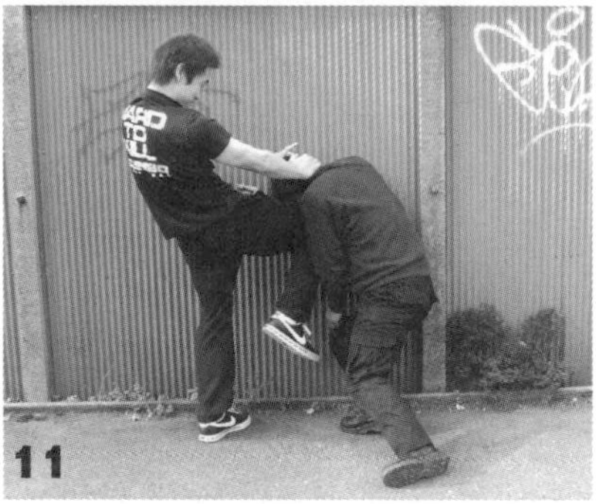


在他前傾時補一記膝踢。

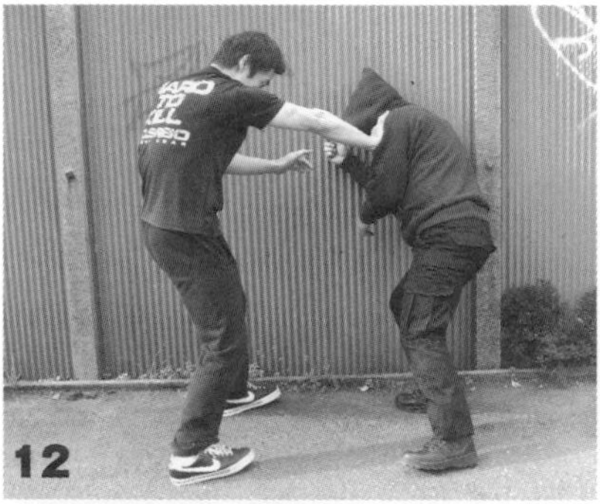


最後用兩手推他去撞牆。

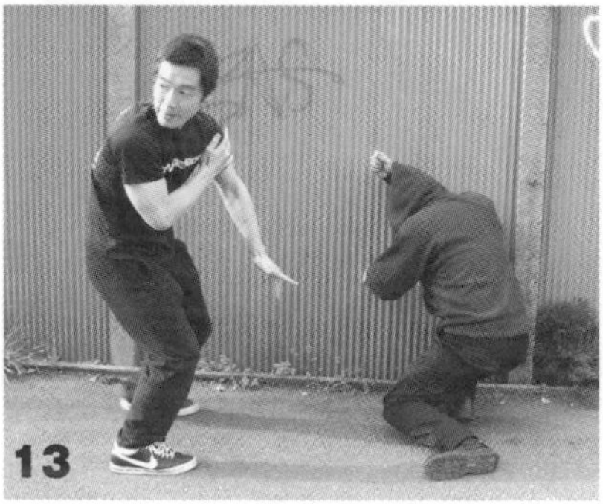


趕緊左右掃視，當場離去。

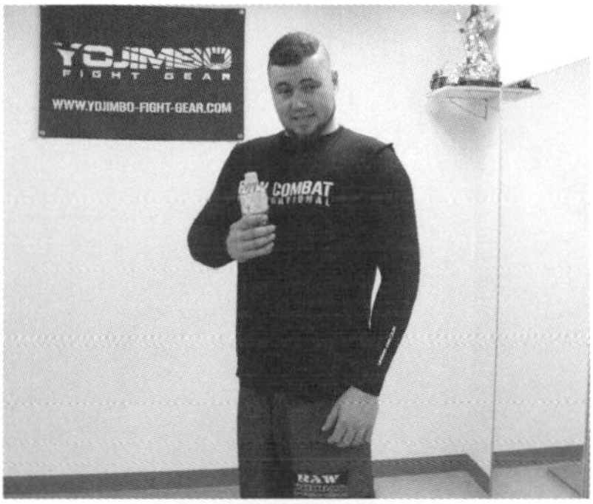


我在澳洲當圍事的時候，經常使用一個方法。

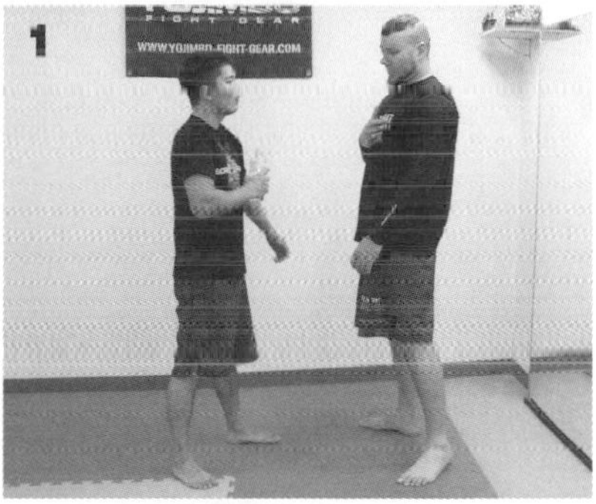


手拿裝有酒精的瓶子（寶特瓶也行）的人惹出麻煩。

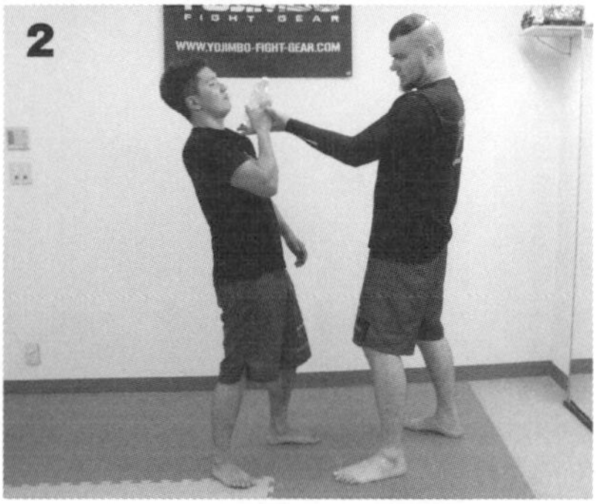


從下方推寶特瓶底部，讓液體灑在對方臉上。

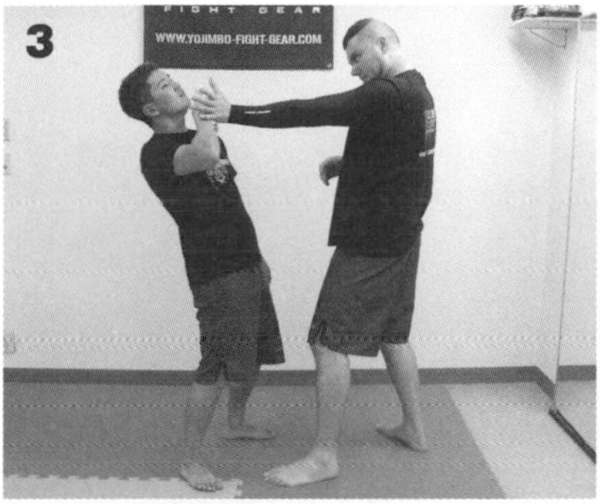


再用寶特瓶撞他的臉。

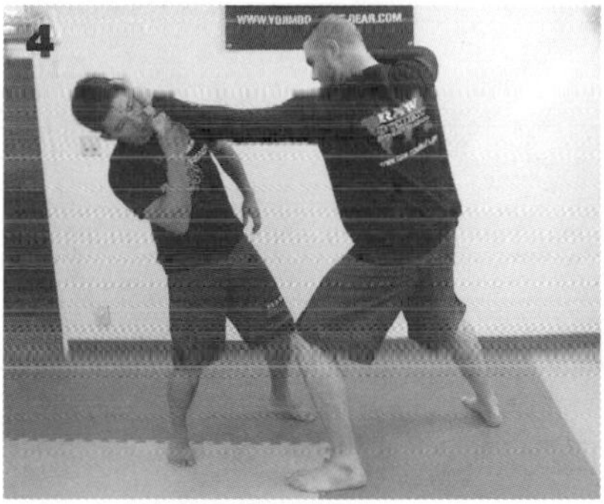


用左手把對方的頭推向側面。

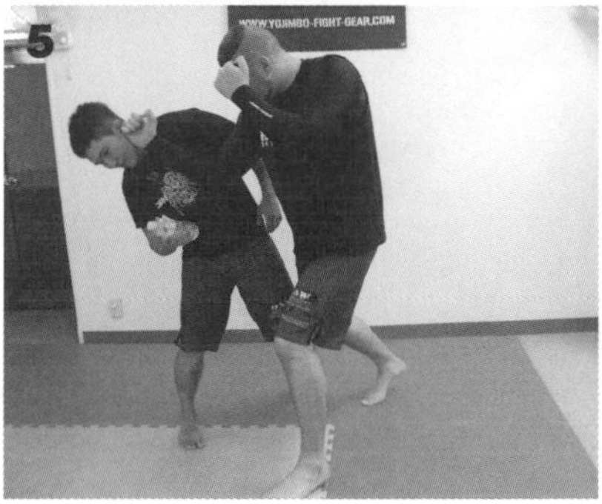


使出右鎚拳。

在此將介紹從拿著寶特瓶的對方手中搶走瓶子的例子，當對方拿著更危險的武器時也能有效應用。

雖然也能從拿著鈍器或小刀的對方手中搶走武器，不過這次是寫給初學者的入門書，所以設想對方的武器是沒有殺傷力的寶特瓶。

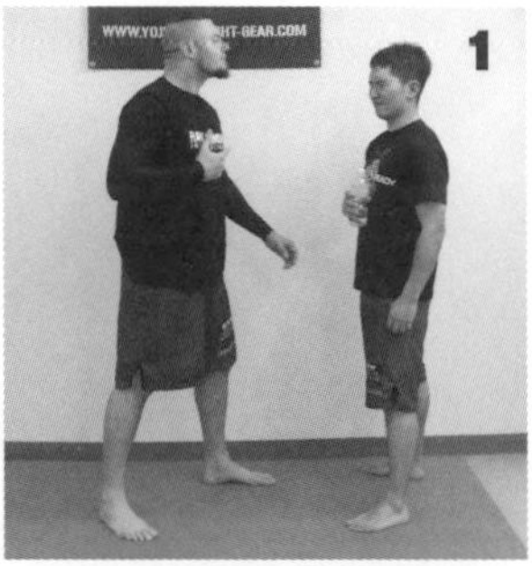

吐口水在手拿寶特瓶的可疑人物臉上。

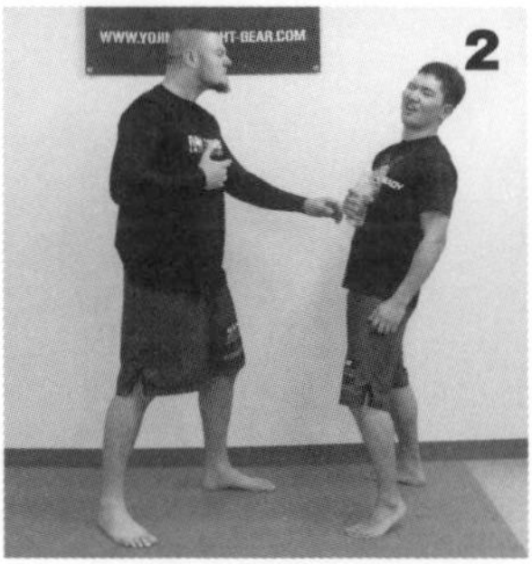

對方一定會閉上眼睛或把臉扭過去。在這瞬間用左手按住寶特瓶。

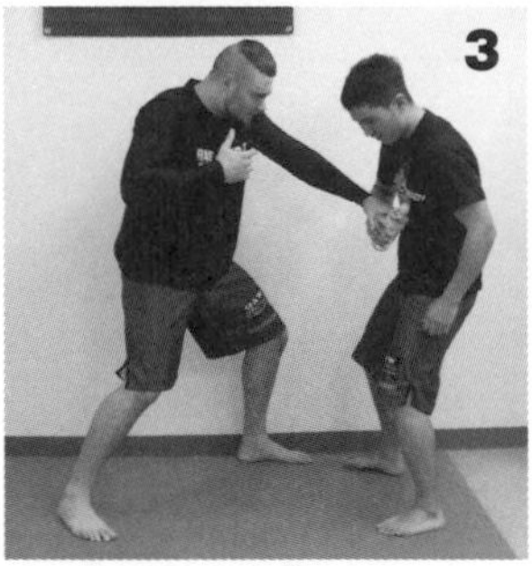

推去撞對方的身體。

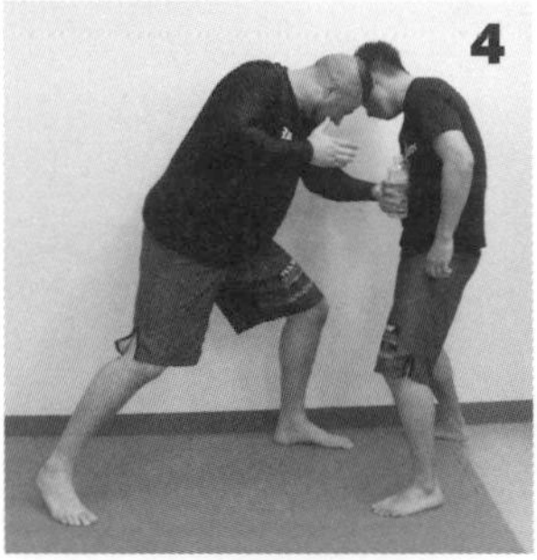

直接大步向前使出頭錘。

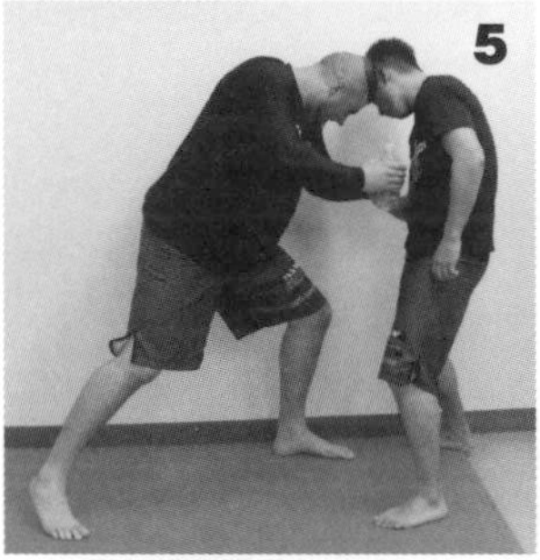

右手抓住寶特瓶。

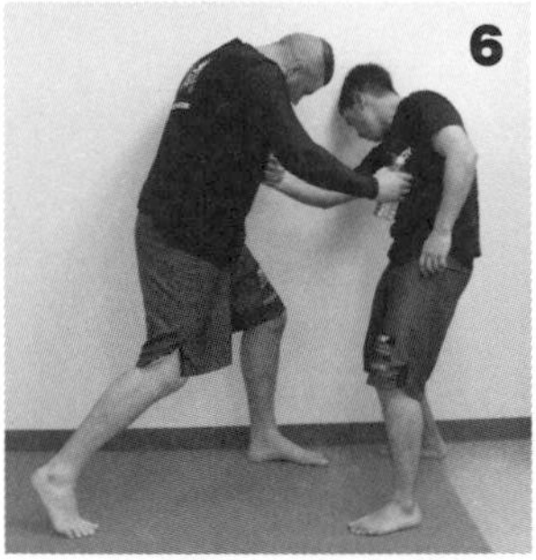

左手抓住用力拉，同時以抓住寶特瓶的右手，將寶特瓶前端對準對方腹部用力推並且搶過來。如此自己便搶到了武器。

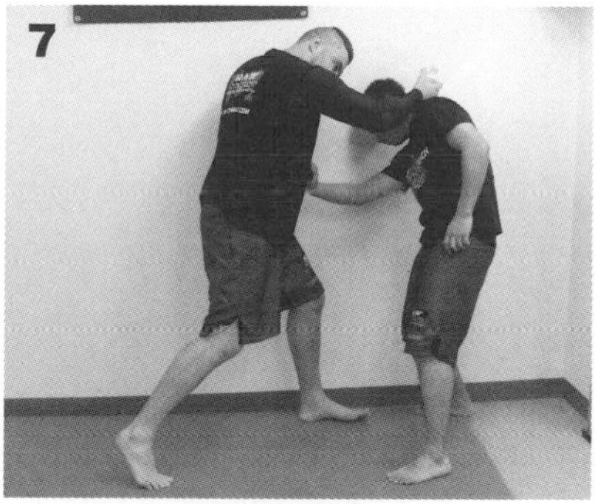

用搶來的寶特瓶架在對方脖子上。

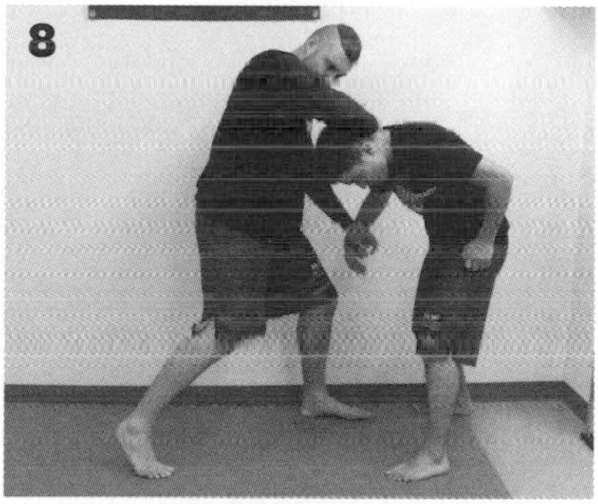

將對方的頭往右轉使他傾斜，左手搭在對方的右臂內側。

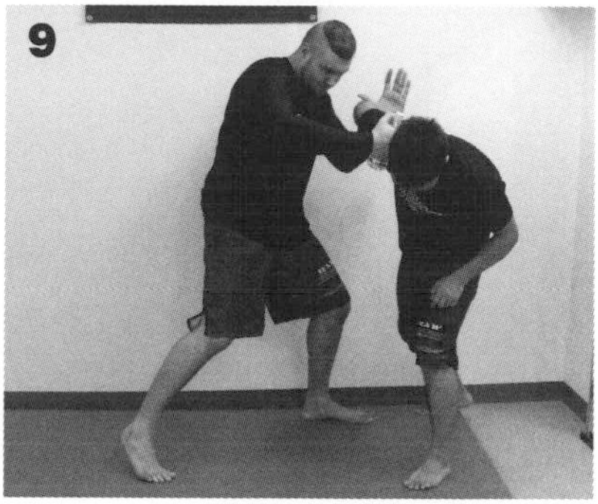

左手往上抬，將對方的右臂扭到極限。

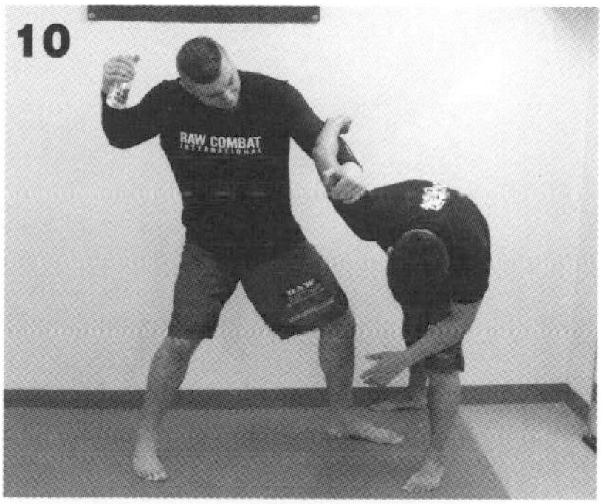

維持這個姿勢，右手拿著寶特瓶等武器。

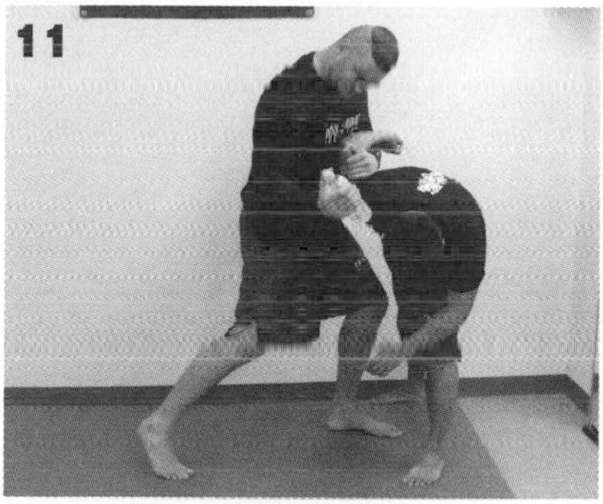

打向對方的臉部。和鎚拳的動作相同。

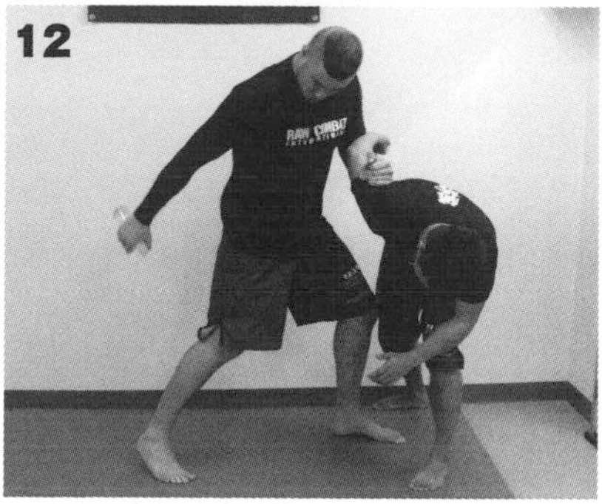

右手由下往上揮。

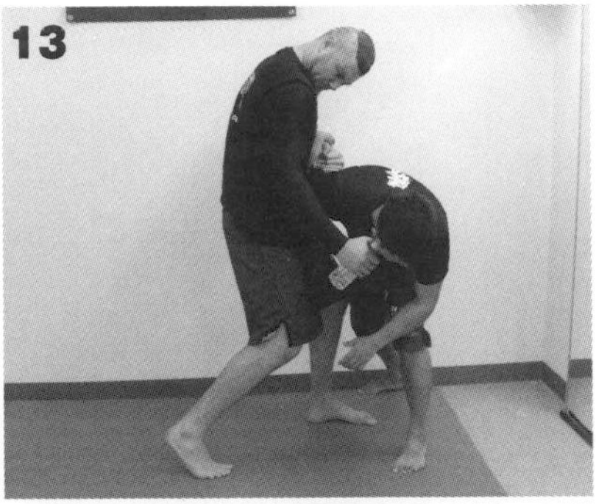


也可以攻擊臉部。用拇指這一側攻擊，和鎚拳的動作相同。

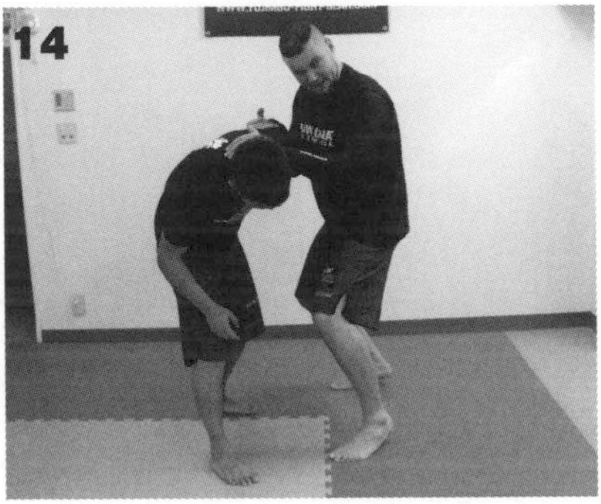


採取這種姿勢時，對於打倒對手非常有效，這是用全身體重施加力量往下推的動作。

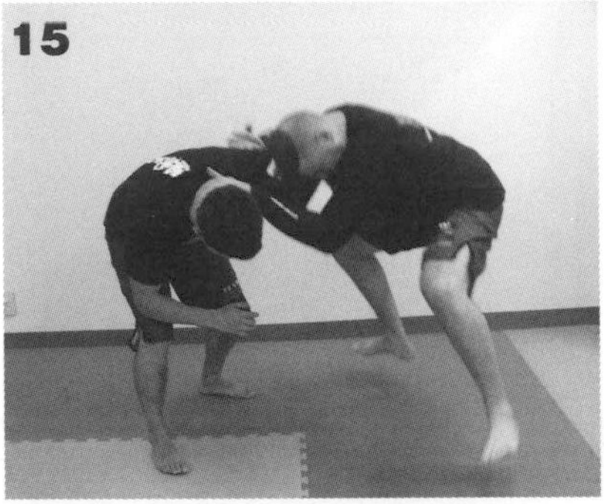


訣竅是身子放低，身體瞬間浮在空中。

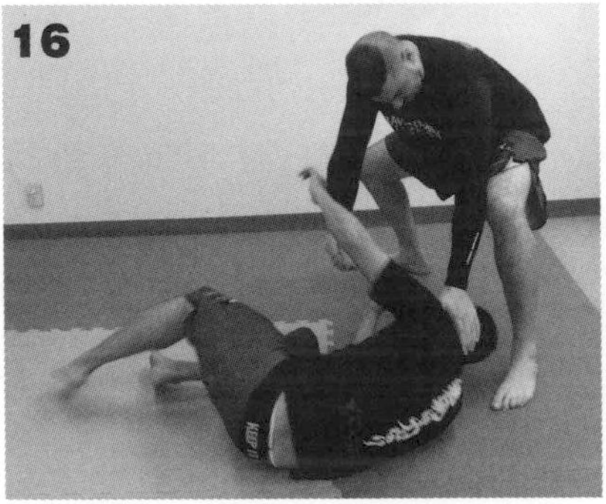


下一瞬間，全身體重壓到對方身上。對方瞬間跌在地上。

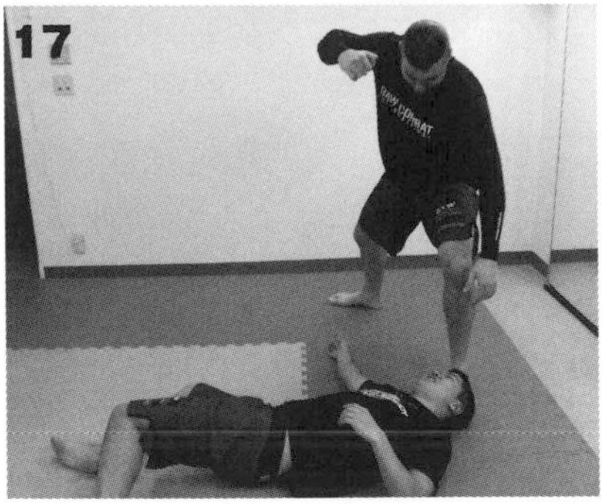


也可以給予倒地的對手最後一擊。

## ❖把環境當成武器

在前面CQC的打鬥範例中，已經介紹過利用市區的地面、牆壁與電線桿等動作。

藉由完全活用OODA循環，打鬥會在何種狀況下發生呢？發生時可以拿什麼當成武器呢？這些都必須在事前掌握狀況。

利用環境的基本概念是，**要把最靠近的物品、場所當成武器**，就是這麼簡單。正因為簡單，在轉眼間也能有效地即時反應。

我來介紹幾個具體範例。

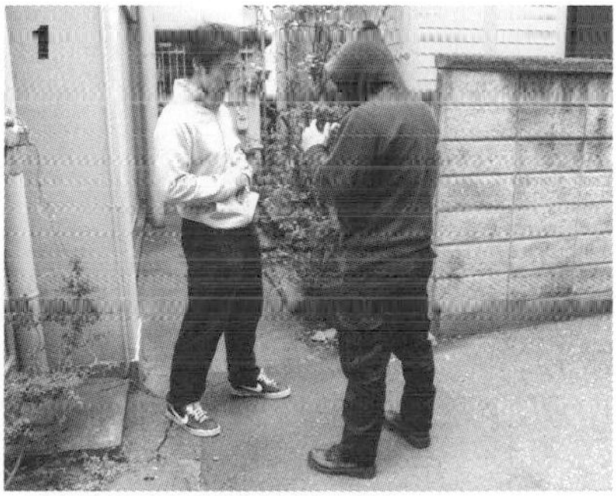

巷子裡有可疑人物接近。

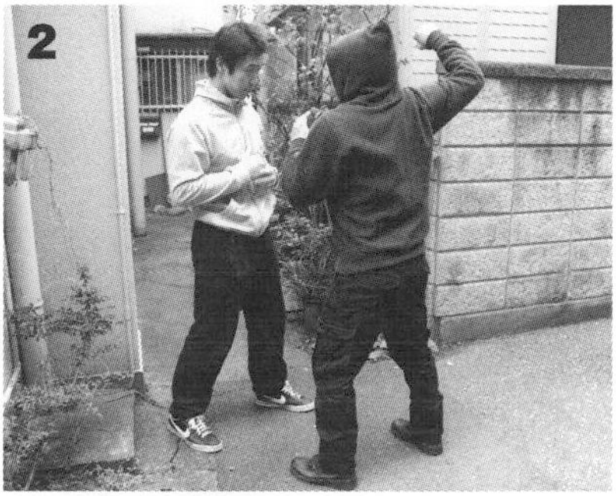

男子突然掄起拳頭。

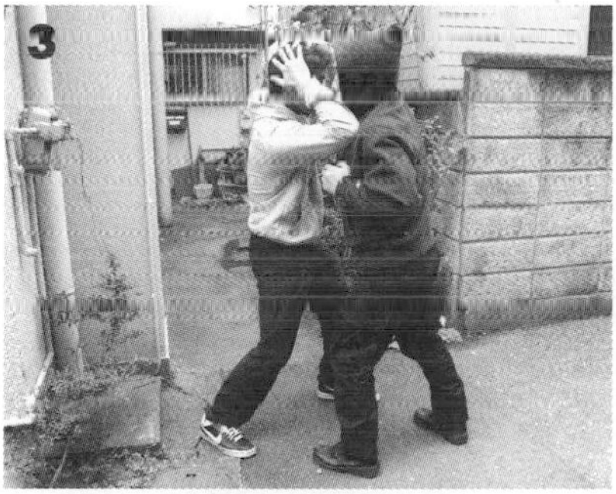

兩手抱頭，格擋男子的拳頭。

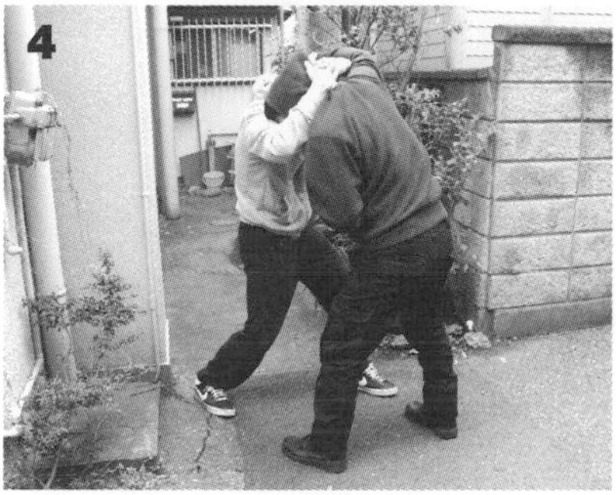

立刻用右手拉扯男子的頭，撞向自己的右肩。

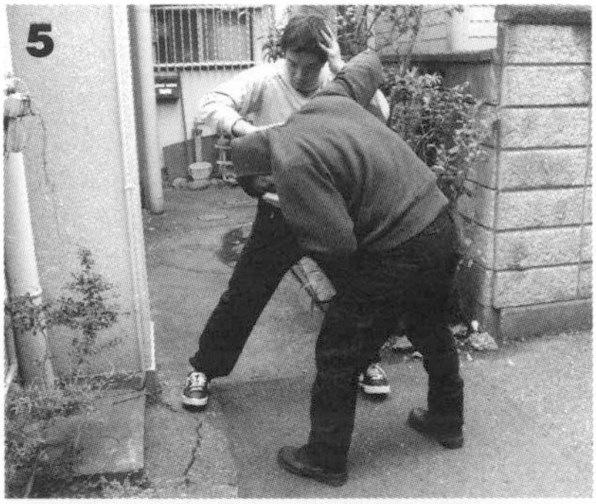


右手將男子的頭往下按，左手伸進男子的右腋下往上抬。

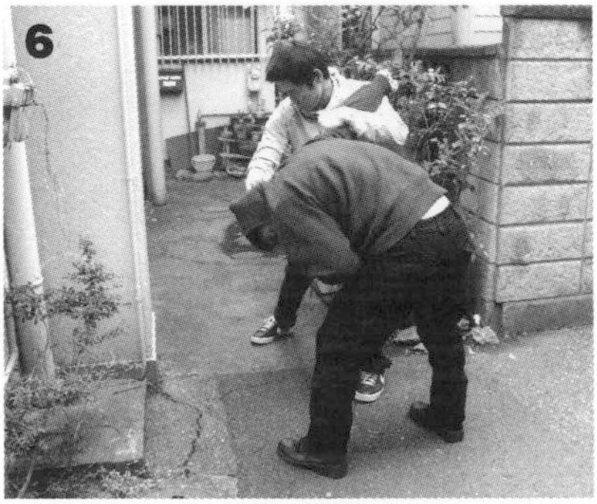


維持這個姿勢，右腳後退一步。

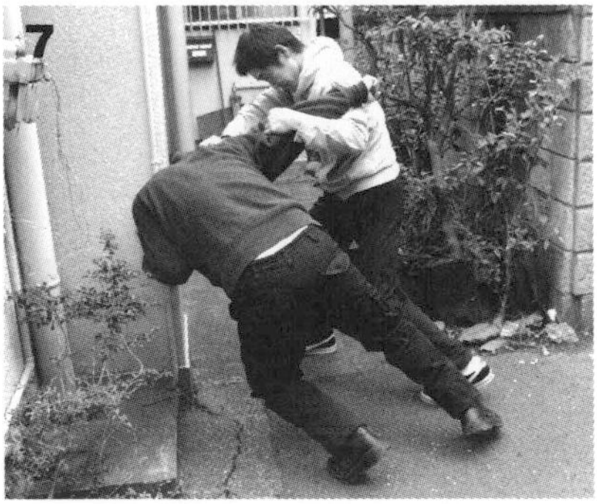


將男人的身體拉倒，按住頭去撞背後的牆角。

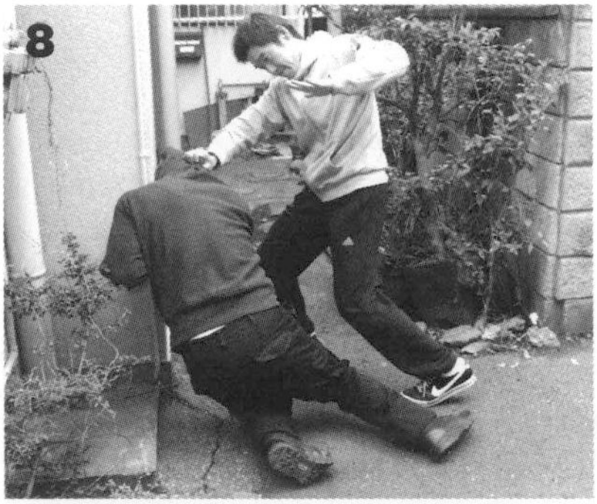


用右手按住男人。

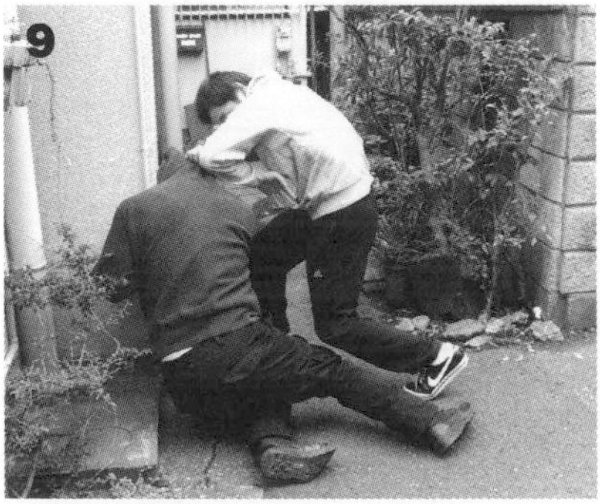


給他一記左肘擊。

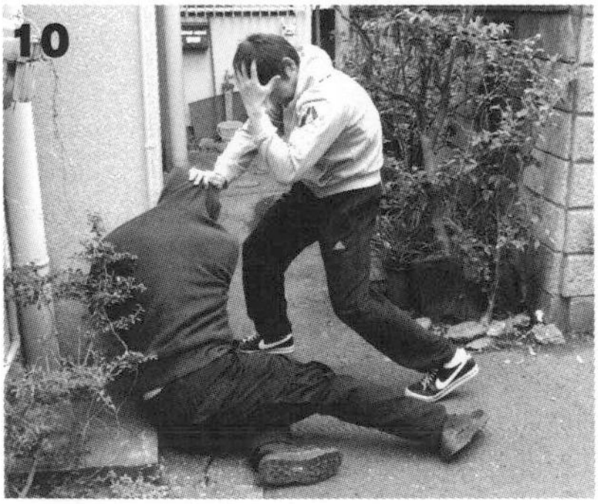


掃視周圍，當場離去。

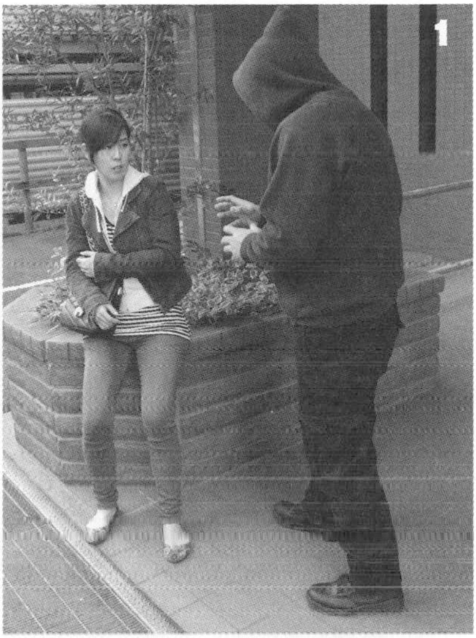

坐在花壇上面時，有可疑人物接近。

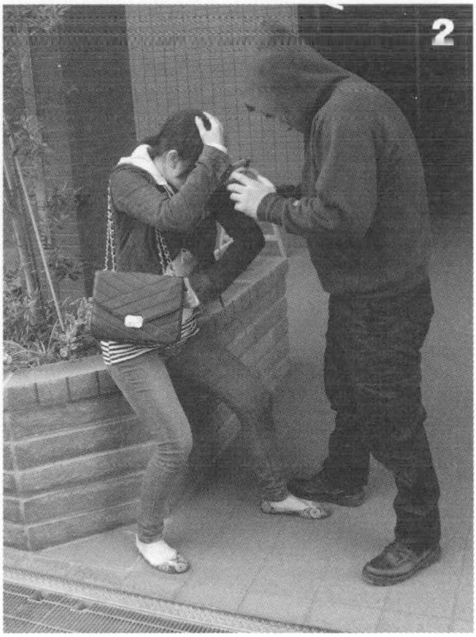

用手臂遮住頭。

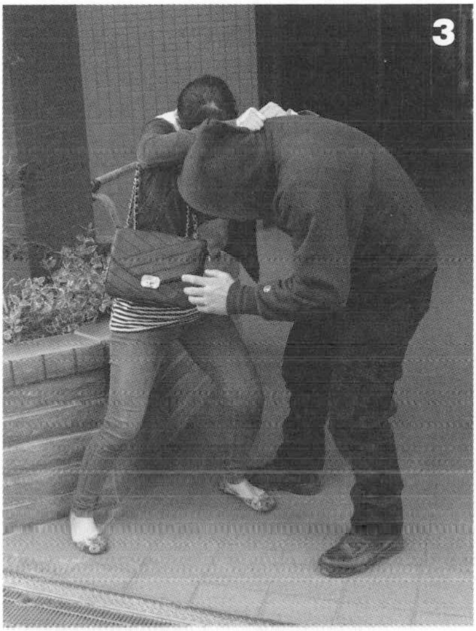

右手按在男人的脖子上站起來。

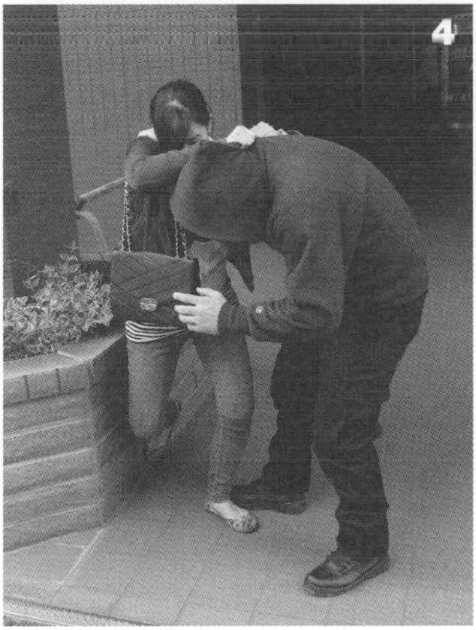

右腳後退，身體換邊。

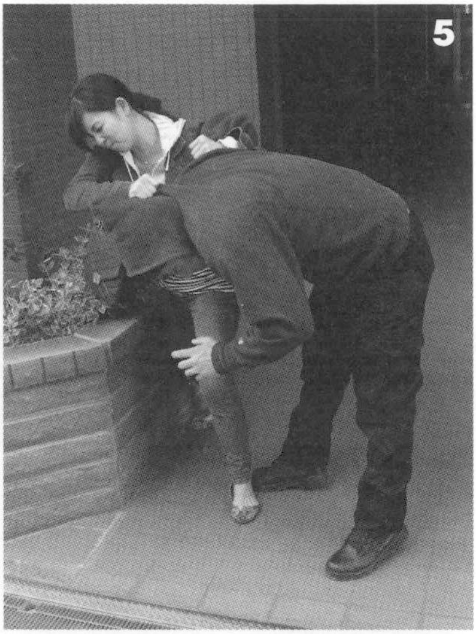


左手伸向對方腋下，右手抓住帽兜控制對方的頭。

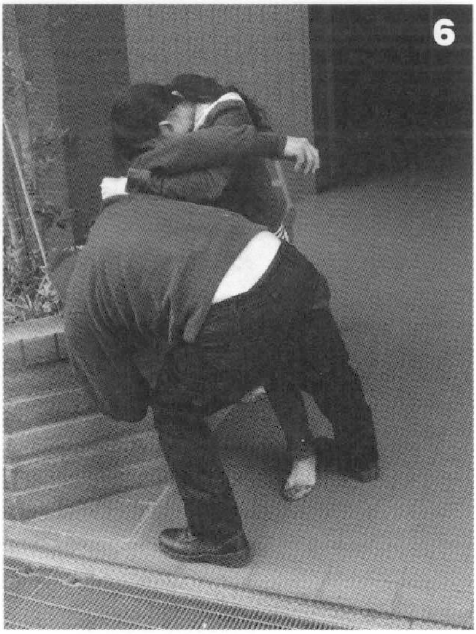


拉男人的頭撞向花壇一角。

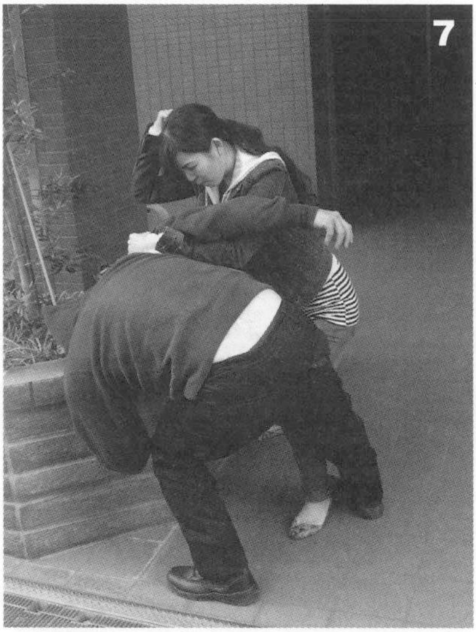


揮起右手，

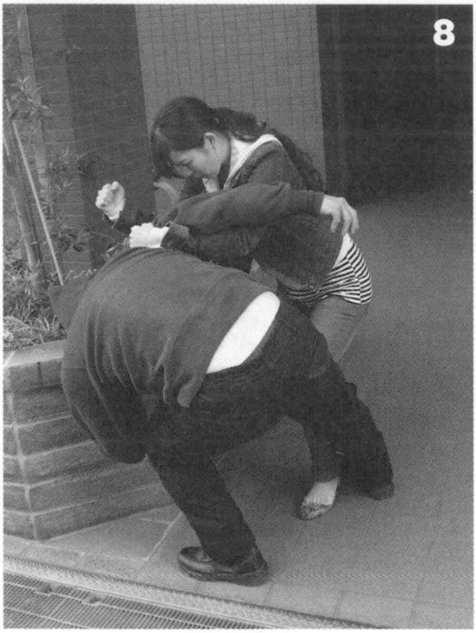


使出右鎚拳停止男人的動作。

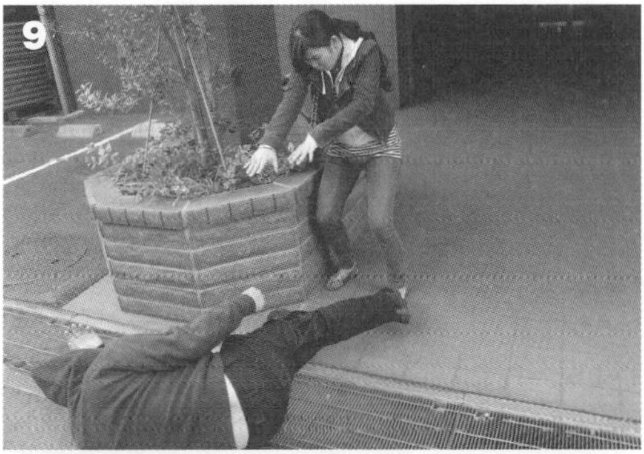

用兩手推倒男人。

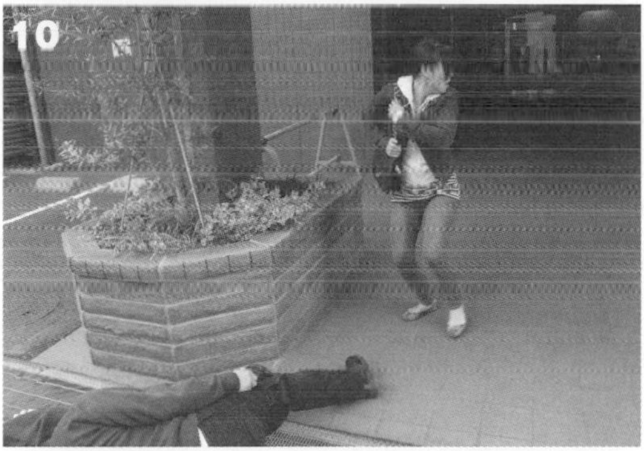

立刻掃視周圍。

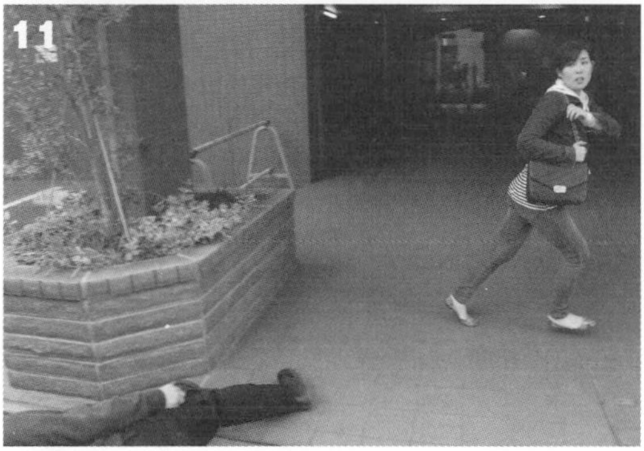

當場離去。

COLUMN

## 對於奇怪的海軍陸戰隊應確實指導

這是我包下大宮的朋友的酒吧，和工作人員舉行原始打擊介紹影片試映會的事。明明是包場，卻有個奇怪的外國人突然闖進來，他看了我們的影片，開始嘲笑：「這影片是什麼啊？是哪種格鬥技？」

我站在那位外國人面前只說了一句：「出去。」

「喔，所以這是什麼？」他依然囉嗦地繼續講。

我又說了一次：「出去。」

「我可是美國海軍陸戰隊的專家喔。我也學過所有的格鬥技，也有接觸過以色列近身格鬥術。」男人說道。

我說：「那又怎樣？」，結果他說：「像這樣手被抓住時，你會怎麼做？」他突然抓住我的右肘。

「立刻放開。不放手就等著挨揍。」我說。

店主人似乎察覺到要開打的跡象，他招呼一聲：「別把香檳酒打破喔。」

我用左手抓住男人的頭髮，直接對著頭回擊2、3次，然後保持左手抓著頭髮的姿勢，對他的頭部使出膝踢。男人驚叫逃出店外。

原本以為就此結束，可是不知為何這種怪人總是會主動靠過來。

1週後，我的客戶出席某場派對，我也擔任圍事參與那場派對。

我在客戶附近背靠著牆壁，環視周圍掏出香菸。結果，那位海軍陸戰隊（Marine Corps）的男人也在場。雖然我發現了，但我假裝不知道，結果男人靠近我，把我打火機的火一口氣吹熄。

男人堆起笑臉，伸出手想和我握手。「折斷你的手喔。」我說，男人慌忙縮手，露出恐懼的表情。

然而，我正和客戶說話，再次點菸時，他又從旁邊出現，一樣吐出一口氣把火吹熄。我問客戶：「可以回去了嗎？」客戶也看到這個情況，於是說：「若是要開打的話可以喔。」

我故意再一次掏出香菸。正打算點菸時，果不其然，那個男人又來吹熄。「你是小丑嗎？」我邊說邊把點燃的香菸按在男人的喉嚨上。我對慘叫的男人的喉嚨再補一記貫手。這是我擅長的周家螳螂拳的招式。

然後，我又補上2、3記鐵頭功讓他更衰弱，鎖喉之後把男人按到對面的牆壁上。我繼續按著他的脖子，男人的臉整個漲紅。

「別再掐了，會死人的。」店老闆從人群中擠過來，我不得已鬆開手。男人趁著這一瞬間逃出店外。

我從6樓的派對會場往下看，外頭有警察。客戶對我說：「沒事，他也沒受傷，死不了的。」

過了一陣子，不知為何那個男人又進入會場，他走到我的面前，突然拿出日本的一萬圓紙鈔。

我「嗄？」了一聲，然後對於男人的態度更加火大。

「掏什麼錢！你應該向我表現出敬意吧！」

我在憤怒時總是不自覺地說出這句口頭禪。

派對會場的人被我的聲音嚇到，開始有許多人聚集，於是我把那個男人帶到外頭。

對於這種無賴男子，必須確實地指導。然而，軍人之中時常會有這種奇怪的男人。

# 第6章

# CQC的應用

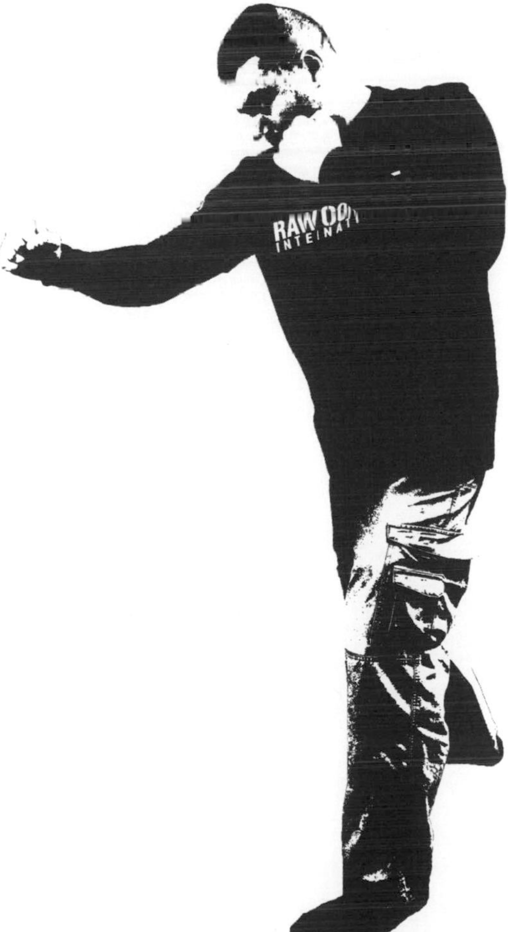

在此將敘述ＣＱＣ的發展型態，它的概念將在各種情境中發揮效果。

ＣＱＣ的概念在對上多人時也能有效應用，不僅能擺脫犯罪者的威脅，當站在護衛重要人士，或逮捕制止犯罪者的立場時也很有效。

這構成所謂專家的概念與技巧，在寫給初學者的本書中並未詳細提及，但為了正確理解ＣＱＣ，將簡單地介紹概要。

## 對複數敵人的應用

本書中設想一位可疑人物的情況，介紹了ＣＱＣ的技術。

然而，即使有複數對手，基本上也是相同事情的重複。不過，還要加上一個想法，就是將一名敵人的身體用來阻擋，或是當成武器扔向另一名敵人。

拳頭的應對方法也會舉例，我們來看看具體的範例。

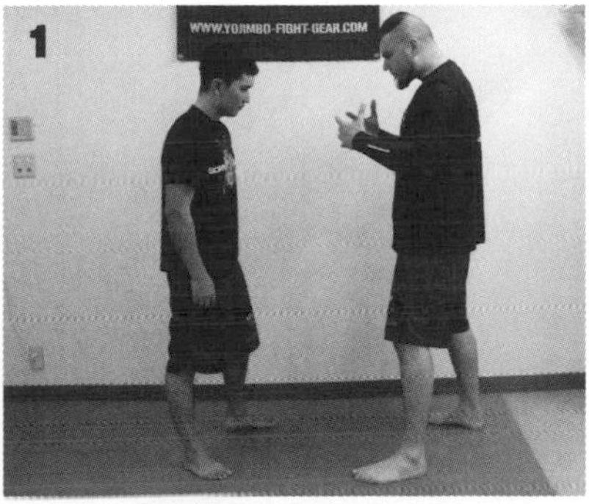


當可疑人物接近，

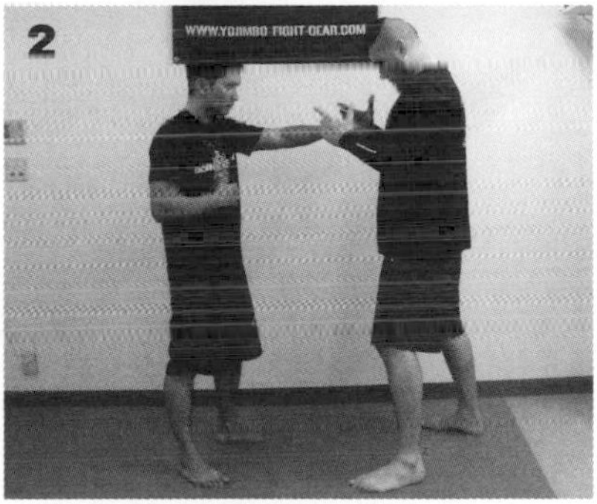


他揮出左拳，或伸出左手抓你。

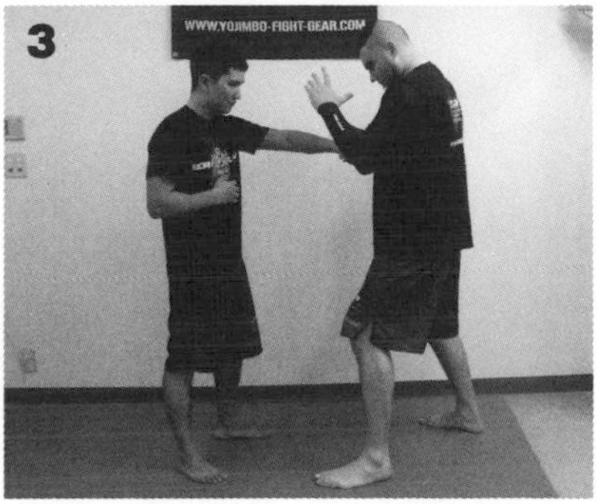


你向對方稍微跨步，用右手撥開對方的左手。

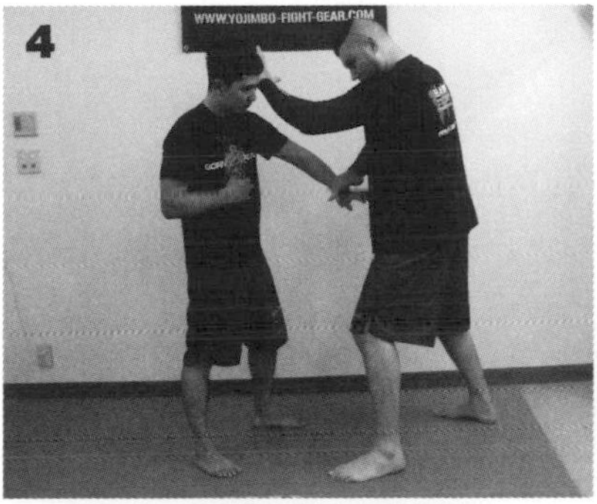


右手往下捲，左手伸向對方的臉部。

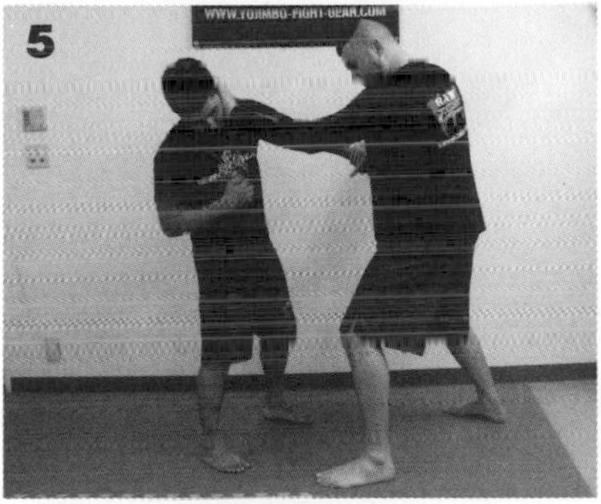


用左手把對方的頭轉向側面，取得位置優勢。

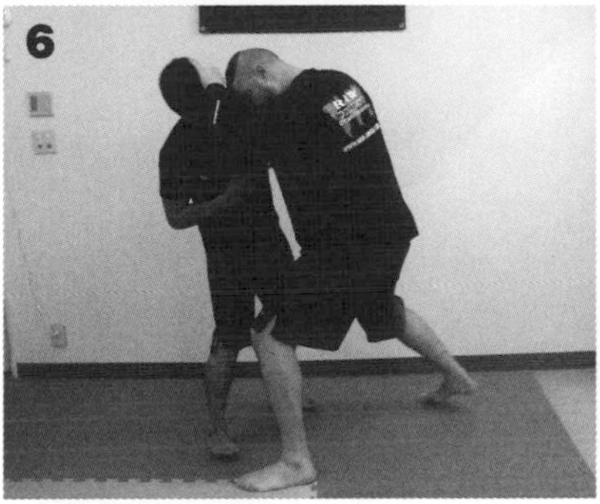


朝對方的頭使出頭錘。

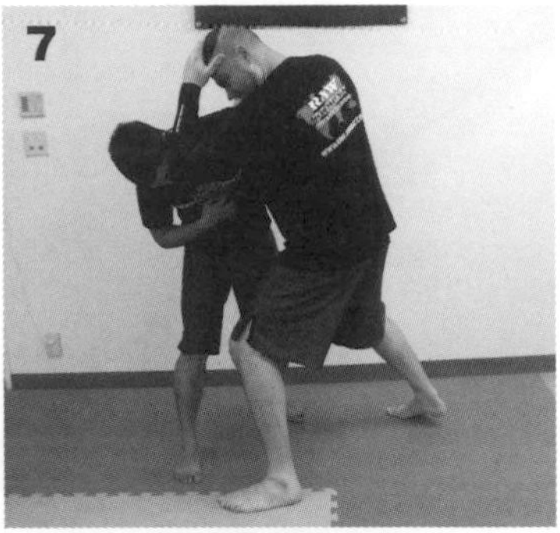


此時可以追加左肘擊。

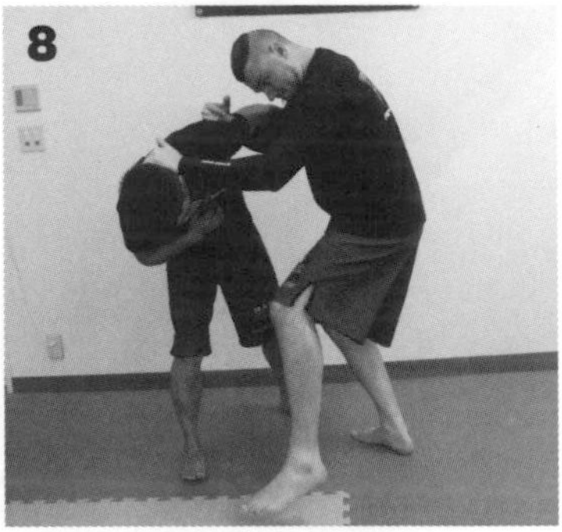


如果對方低頭就加上左膝踢。

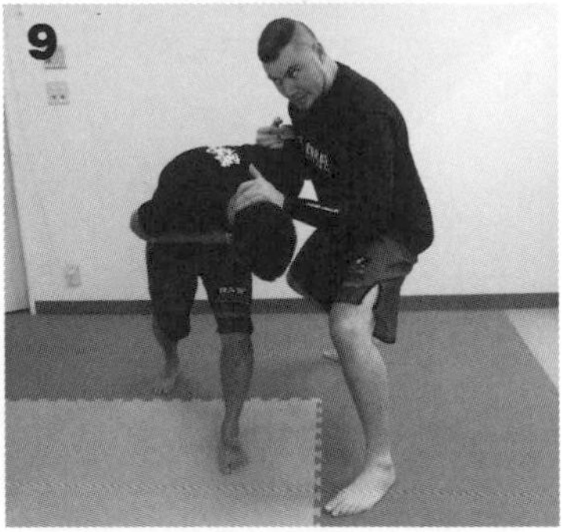


另外，要是附近有牆壁，也可以抓對方的頭用力撞牆。這是自己完全控制對方的狀態。

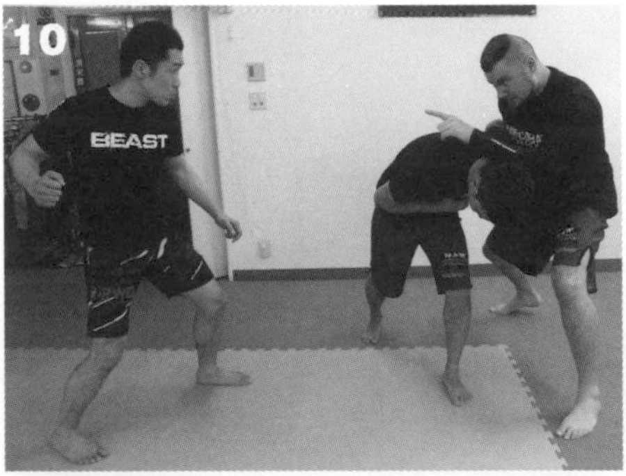


若維持這個姿勢，即使有複數敵人，另一名敵人襲向自己，

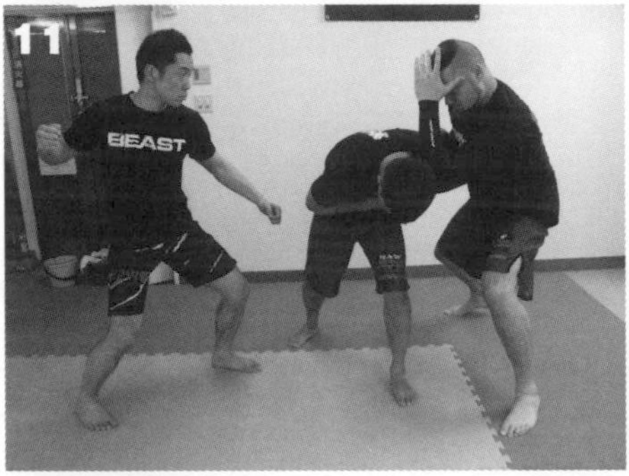


用肘擊打垮敵人，用力一推，

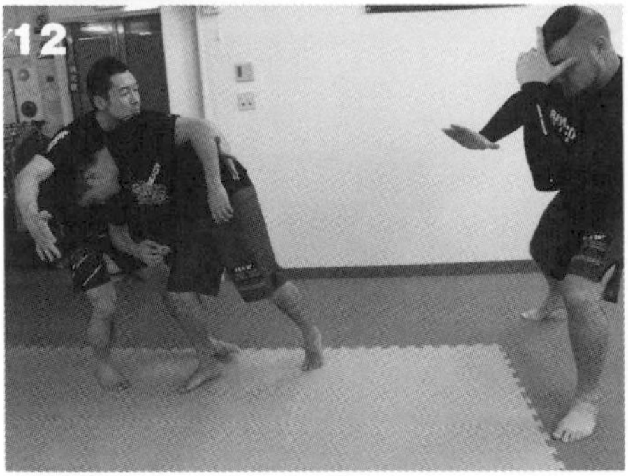


推去撞另一名敵人即可。接下來就是如此重複。

接下來介紹鉤拳的反擊招式作為參考。

面對鉤拳這種來自外側的圓周運動，兩手貼著頭採取清除的姿勢，再直接向前即可。

不僅能消除出拳的間隔，自己擅長的鎚拳、肘擊、頭錘等近身工具也能活用。

另外，在閃身這種對方身體旋轉的動作中也能取得位置優勢。

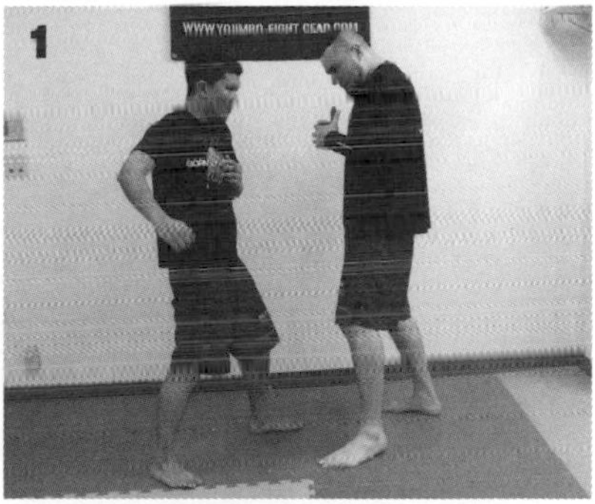


對方揮出右鉤拳。

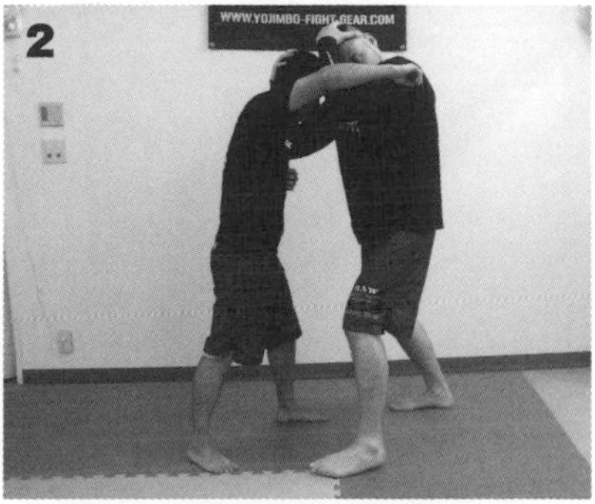


兩手抱頭，只要向前就能輕易格擋。這時自己右肘前端碰撞對方的胸口。這也是一種攻擊。

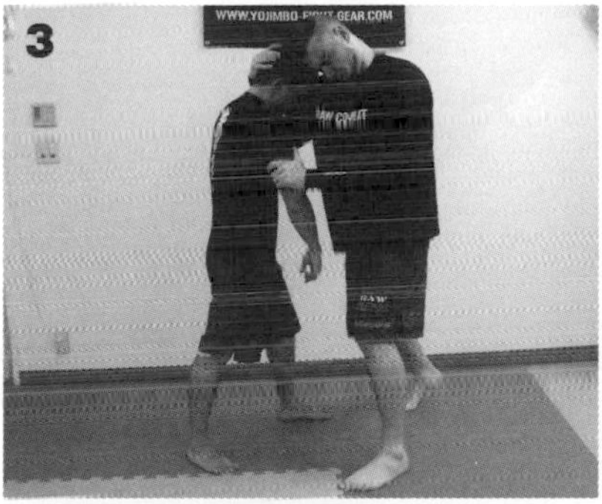


用左手將對方的右手往下拉，右手架在對方頭上。

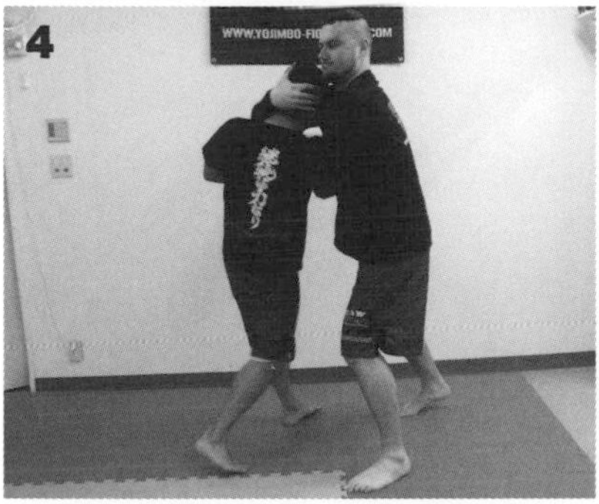


從下方抱住對方的右手，讓他閃過自己身體前面。

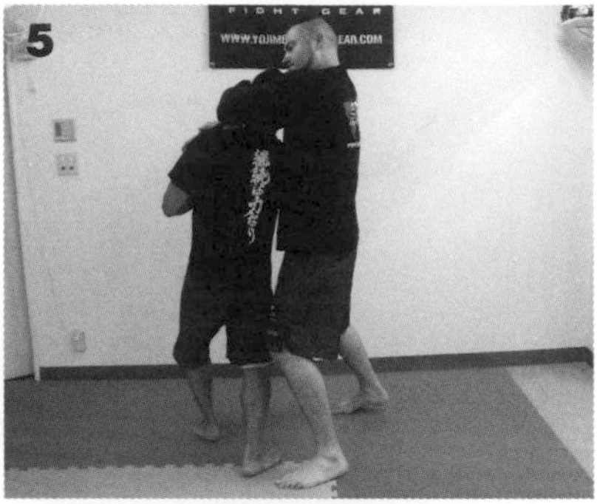


左手從上方架住對方的下顎。

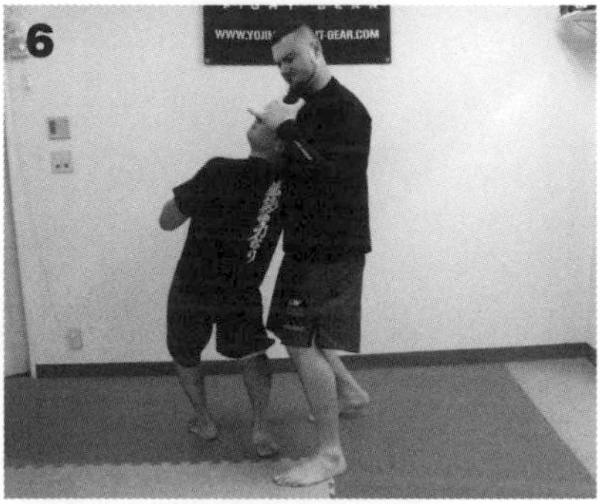


將對方的頭往左擰。

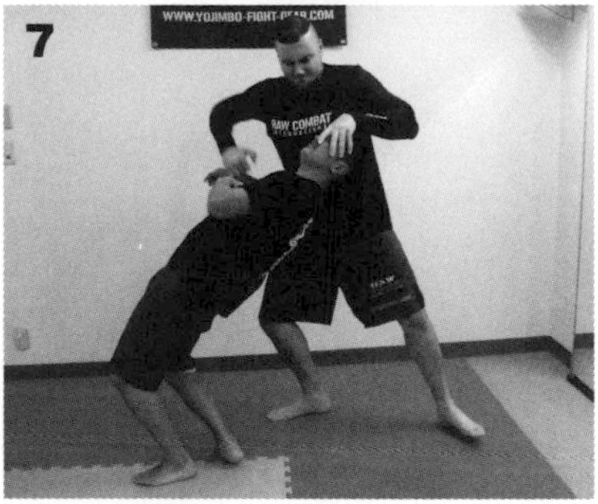


直接從後頭部，

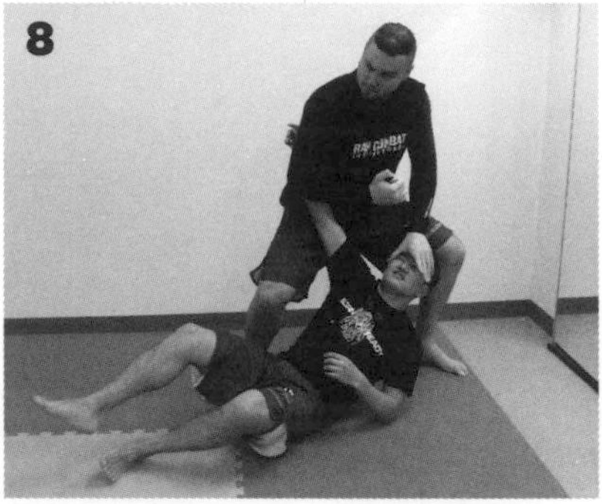


壓倒在地也行。

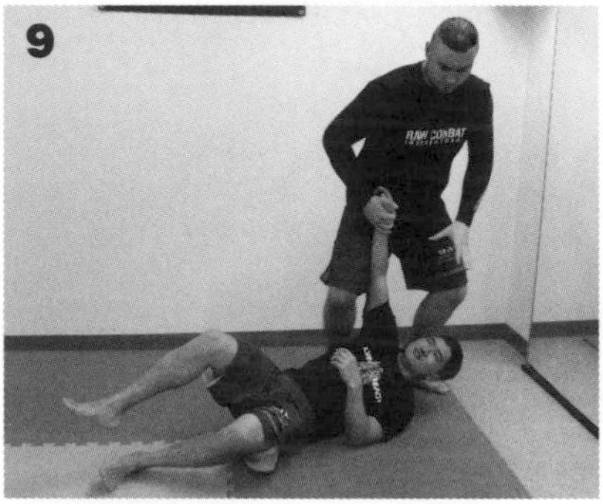


用右膝控制倒地的對手。

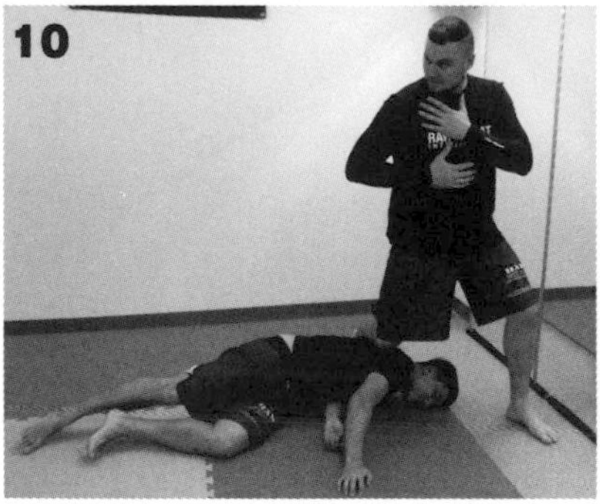


讓他的臉朝下。

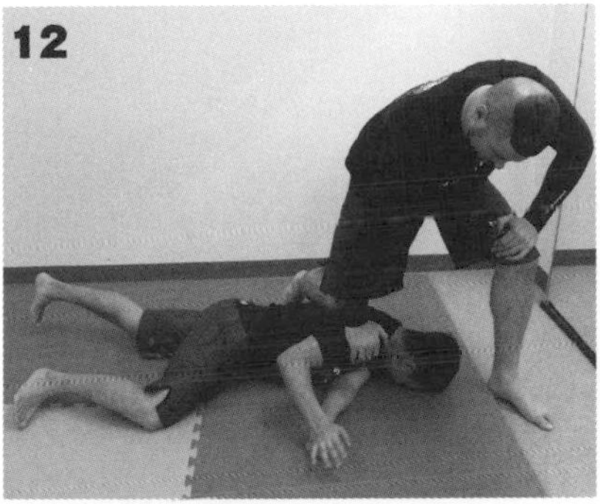


把對方的右手壓在地面上。

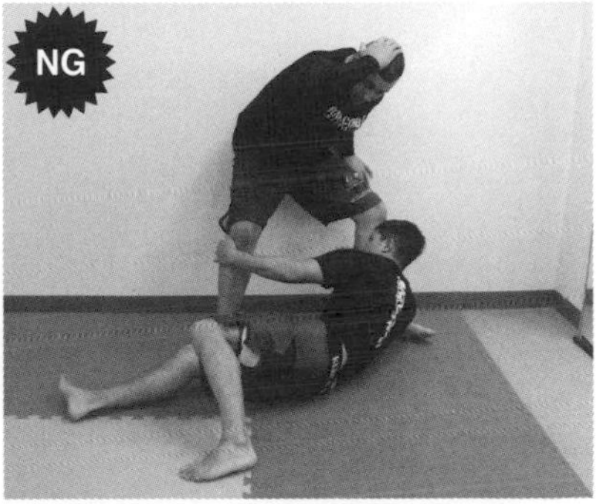


假如接近仰躺的對手，會被從下方反擊。

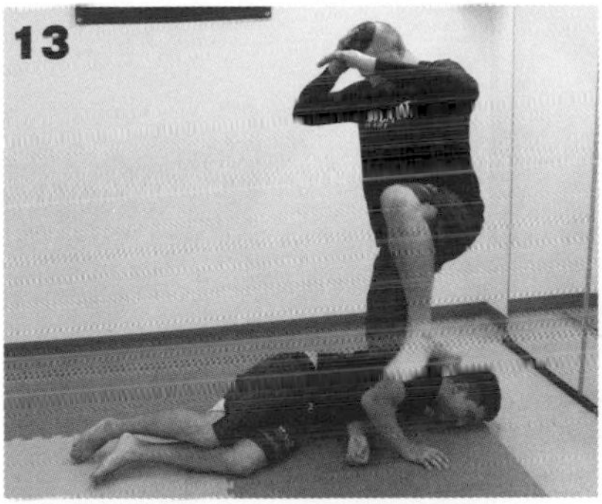


採取這個姿勢，從上方踩住對方右肘，也能折斷對方的手臂。

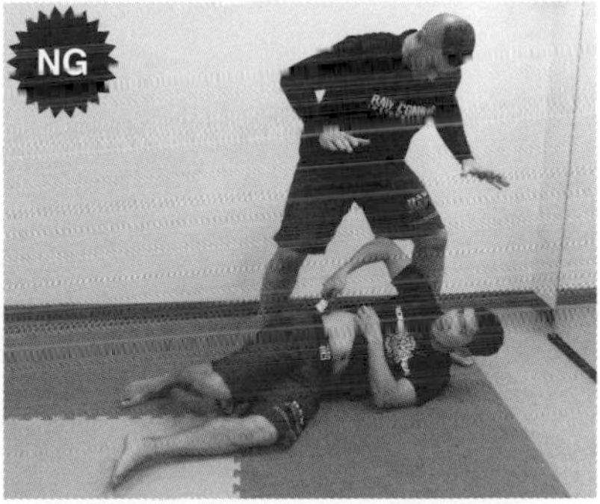


說不定對方能自由活動的右手會從腰部抽出暗藏的小刀反擊。

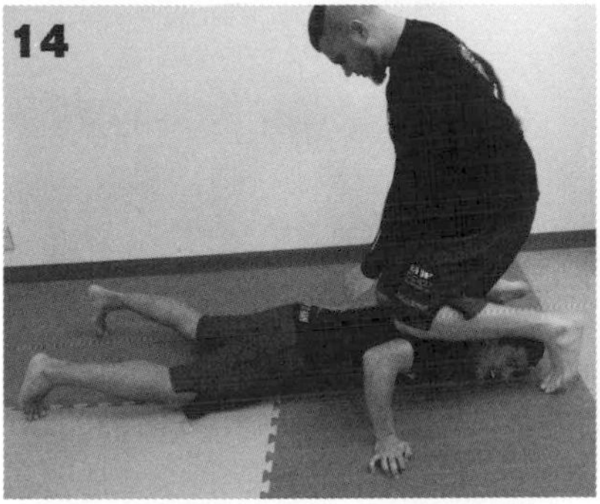


如果目的是調查可疑人物，就雙膝壓著。

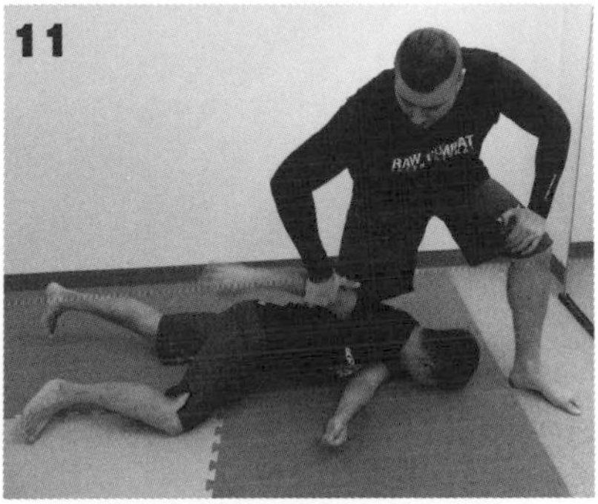


為了預防這些反擊，要控制對方的右手，用右膝壓著讓他的臉朝下。

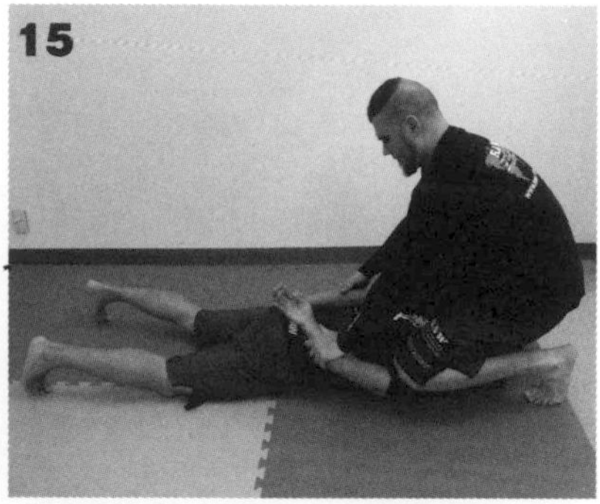

將對方雙手轉到背後。

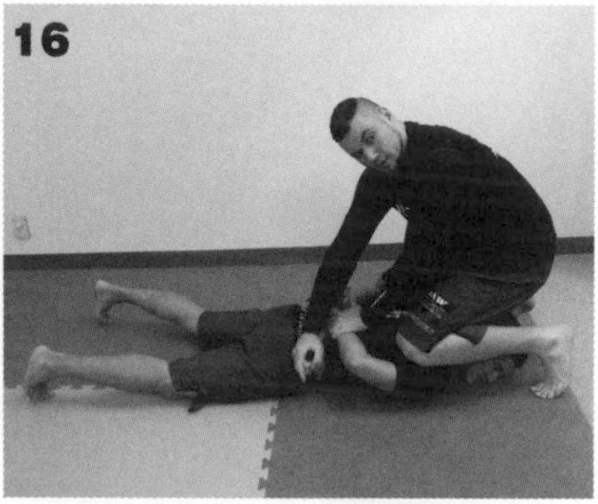

用左手壓住對方雙手，右手檢查對方的身體。通常腰部右側藏有小刀等武器。

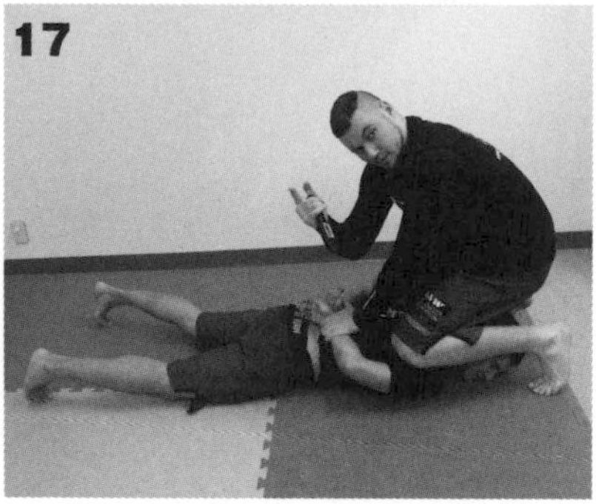

右手奪走小刀等武器。

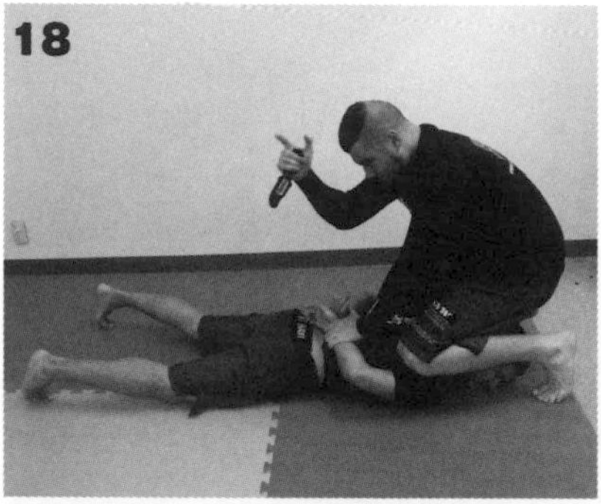

就算對方反擊，自己也能馬上用對方的武器應對。

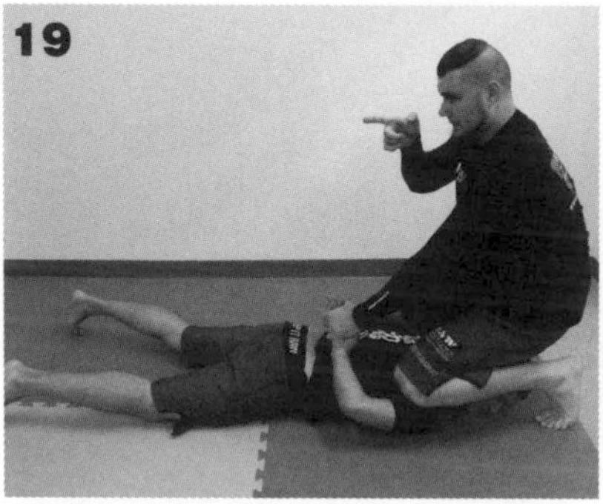

即使奪走了對方武器也不能就此放心，要掃視前方。

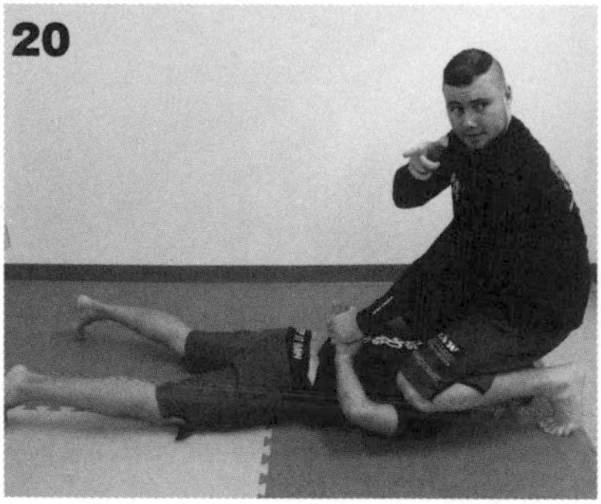

也別漏掉左右掃視。

因為我個頭比對方大，所以防守鉤拳的閃身，從下方進行，假如對方比自己體型壯碩，也可以將對方手臂從上方撥開。

以下介紹敬請參考。

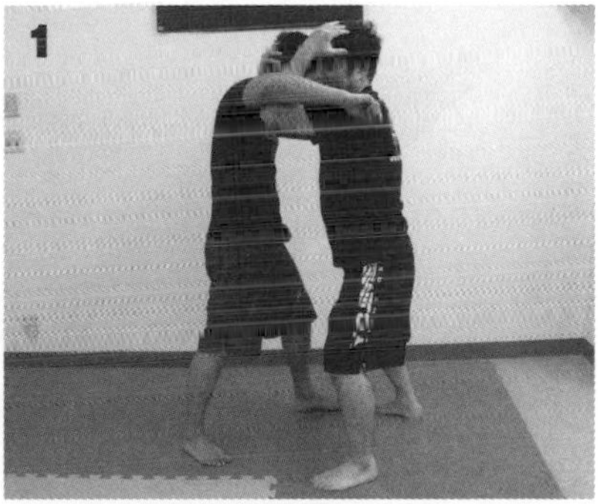


比自己塊頭大的對手揮出右鉤拳，你雙手抱頭一直線往內側格擋。

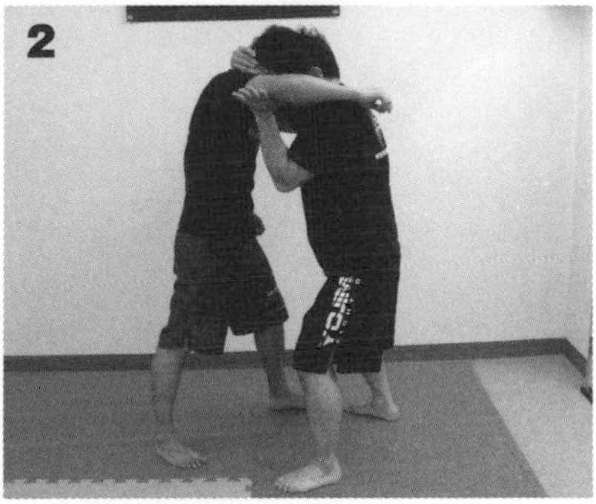


左手立刻碰觸對方的右肘。

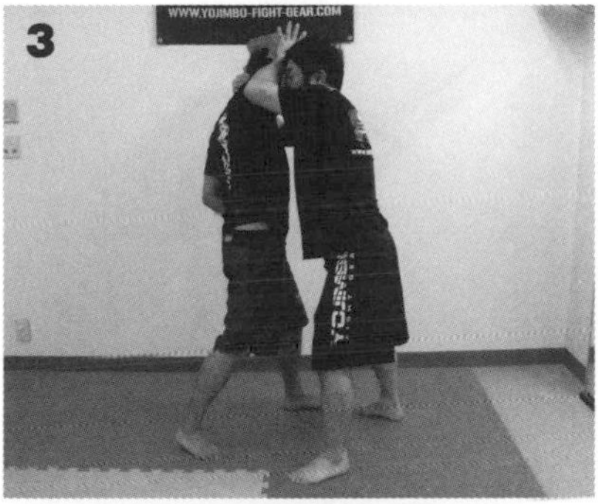


將對方的手肘往上抬，穿過自己面前。

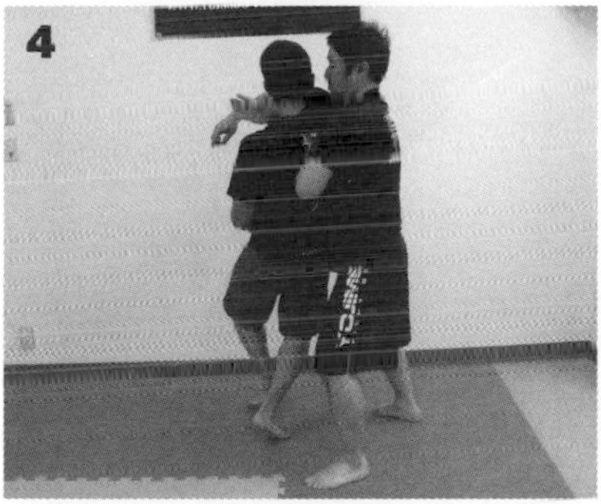


左手按住對方右肩，右手架在下顎，旋轉對方的身體。

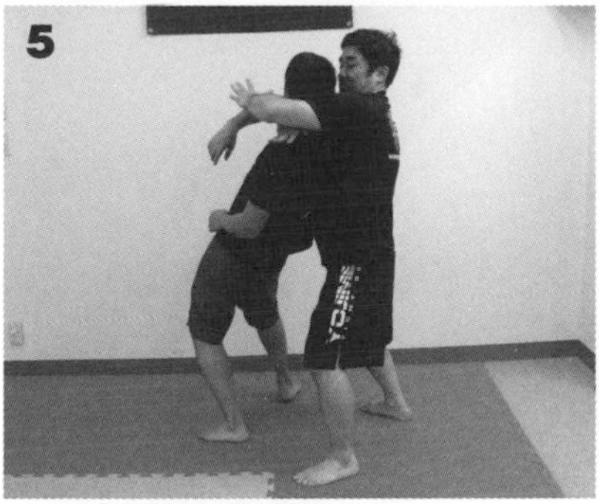


再用左手扭轉對方的下顎。

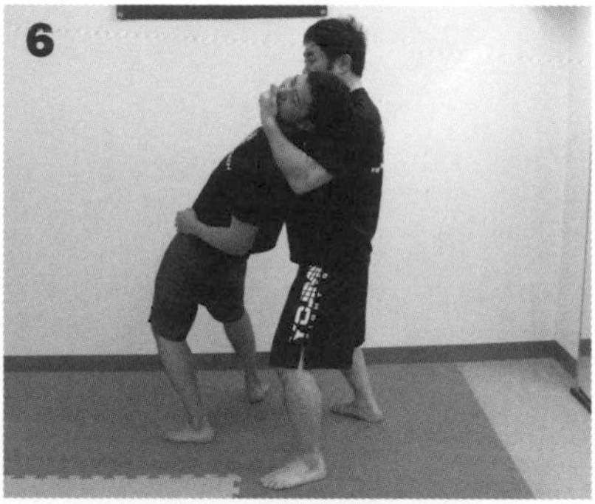

拉住對方的下顎，完全取得位置優勢。

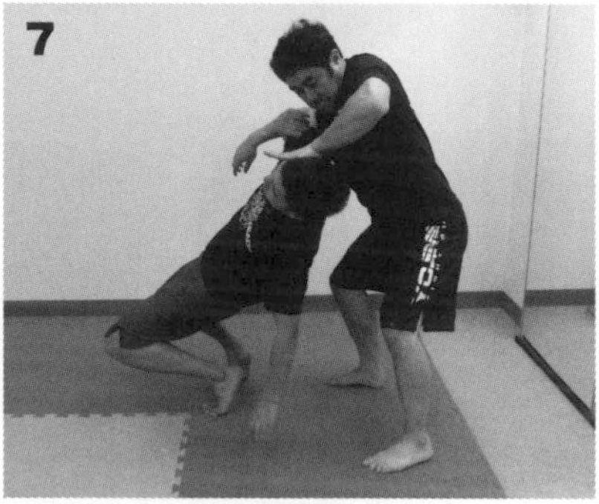

此時用左手按住對方的頭。

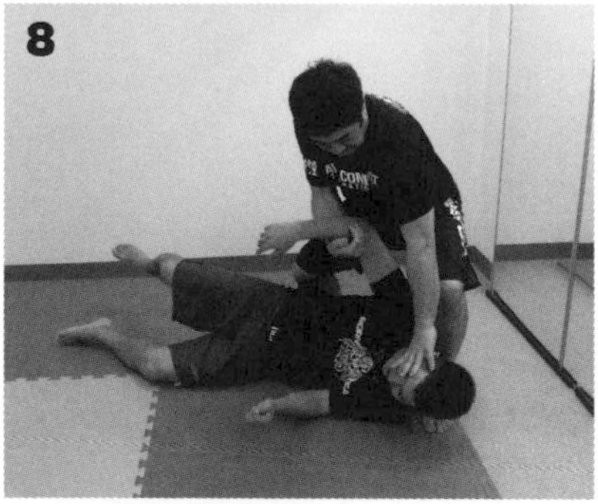

也可以將對方打倒在地。

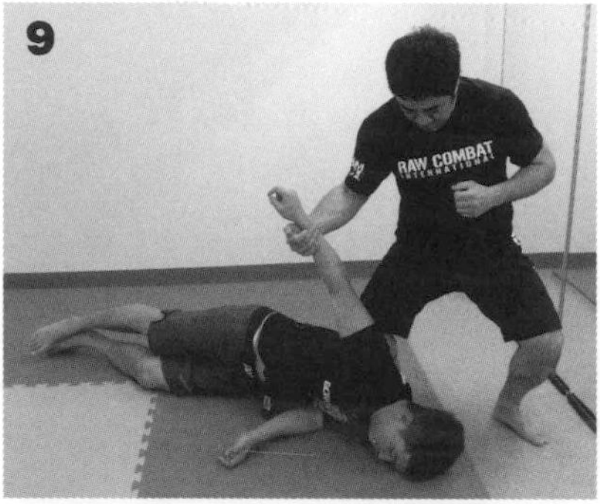

立刻用右膝壓制，封住右手。別讓對方朝向自己這一側。

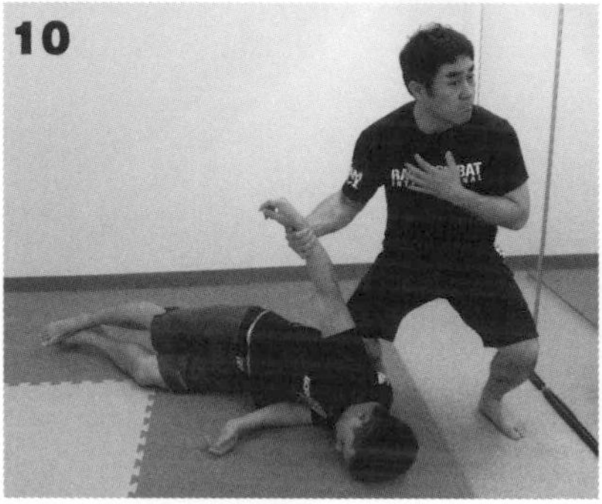

控制對方的同時左右掃視。

## SP的專業技巧

警察與SP的工作是實地盤查可疑人物，假如對方持有危險的武器，就沒收武器，逮捕可疑人物。

然而在檢查可疑人物時，必須盡可能自然地檢查。像日本警察正面盤問的作法，其實並不明智。對方心存戒心，走投無路時反而會使用武器。

另外，在派對宴席上護衛重要人士時，對於可疑的人物也要自然地檢查，以免打亂周遭的氣氛。

首先，專業的SP會用左手接觸可疑人物的右手。不熟練的SP會用右手控制可疑人物的右手，可是如果被對方繞到背後，自己的右手就會無法使用。

左手以自然的形式碰觸對方的右手，面帶微笑左手繼續拍打檢查對方腰部與背部。若是派對的宴席，可以上前搭話：「欸，你看那位小姐，她很漂亮吧？」然後接觸可疑人物的身體。並且笑著拍打背部和腰部。

如此大致可以明白對方是否暗藏武器。

另外，即使只用左手觸碰對方的手臂，不管對方有任何動作，專家也能立即對應。

我來舉個例子。

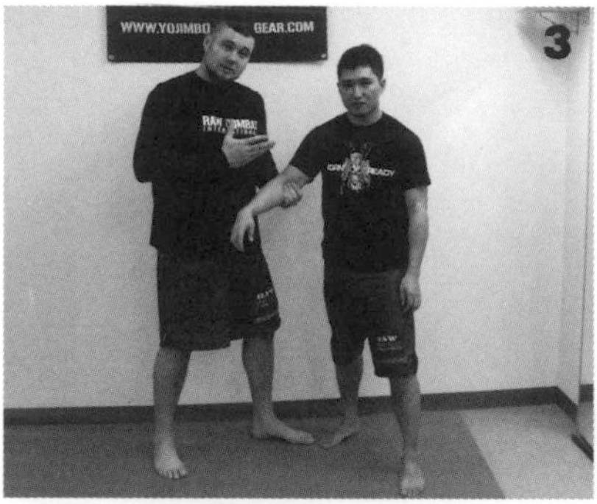


若是用左手觸碰對方的右肘，

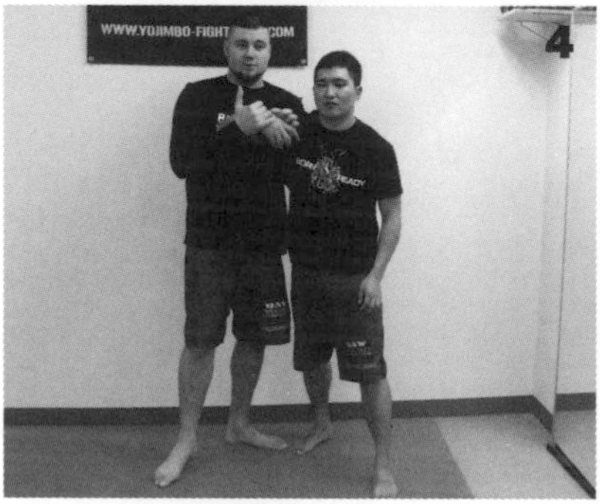


右手抓住對方的右手，

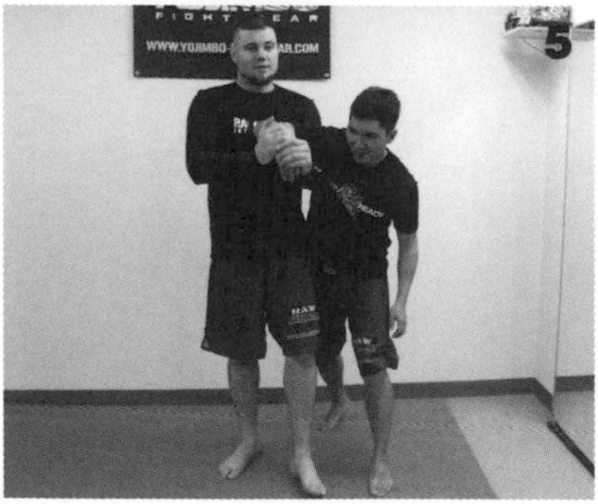


就能輕易地揪住手肘與手腕。也可以直接把人帶走。

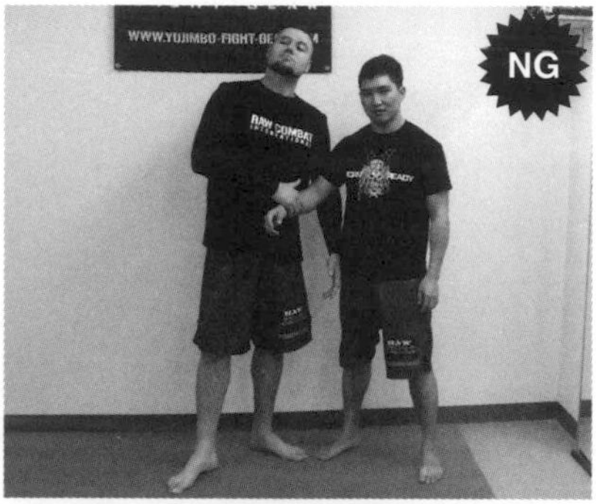


不要用自己的右手觸碰對方的右手。這樣很像在盤問，也很不自然。

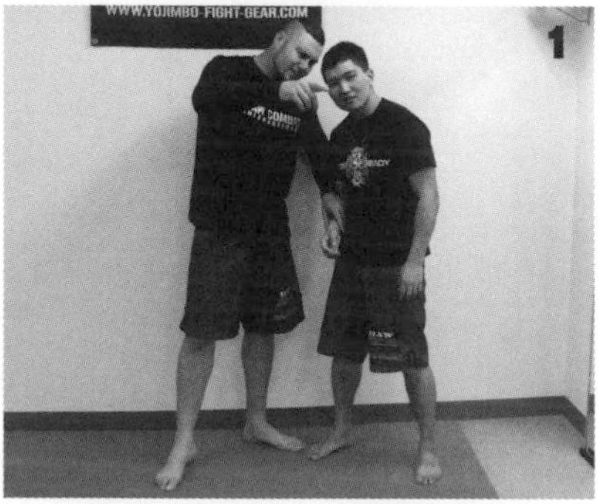


「你看！」一邊搭話一邊從對方右側用左手接觸他的右手。

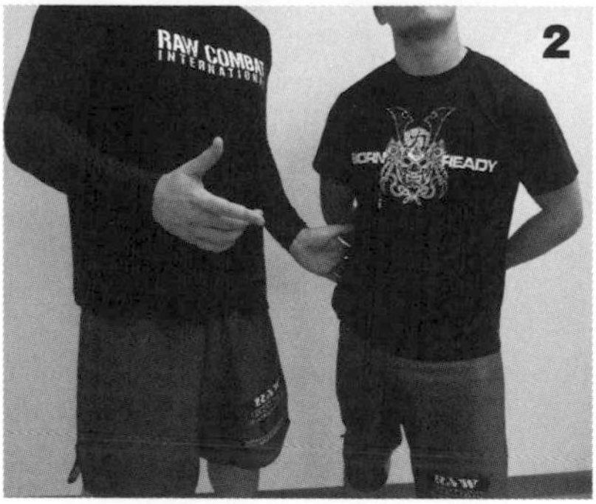


另外，邊搭話邊用左手觸碰對方腰部。

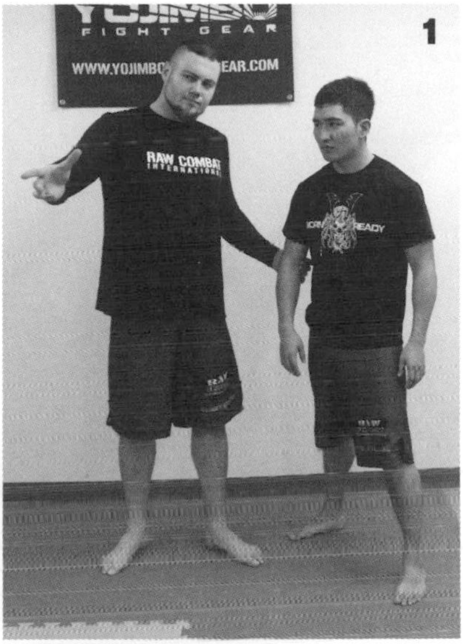

正在說話時，

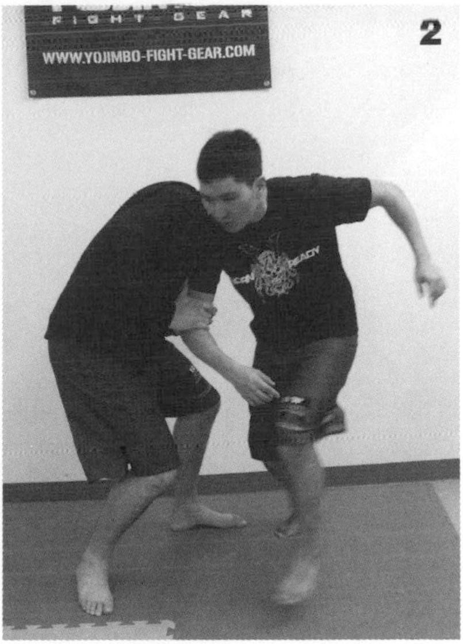

即使他突然繞到右側，

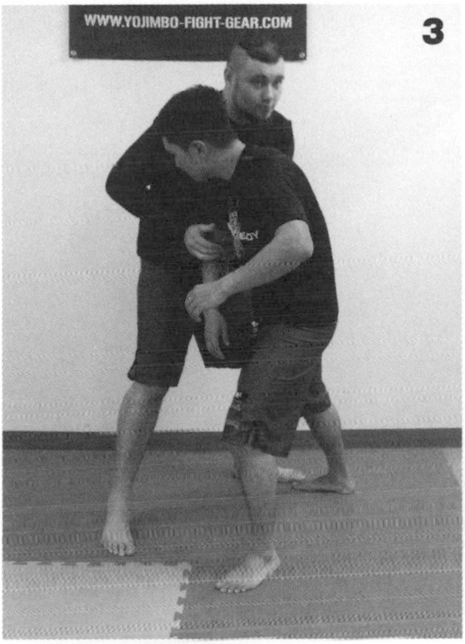

右手也能立即應對。

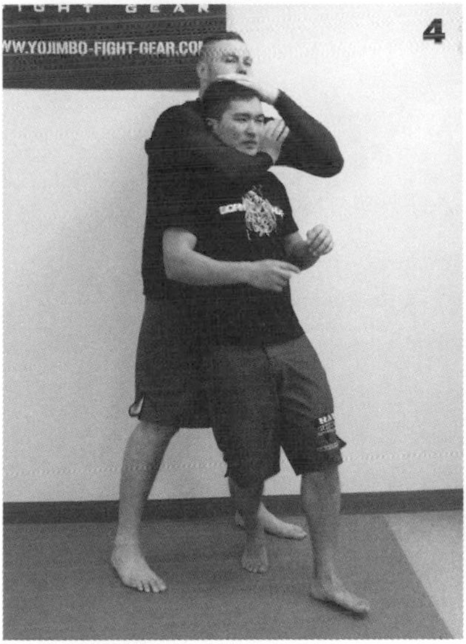

也可以直接壓制。

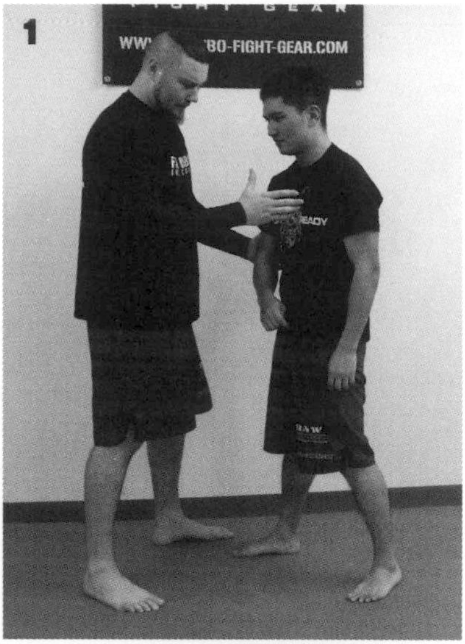

左手觸碰對方右肘，若覺得他很可疑，

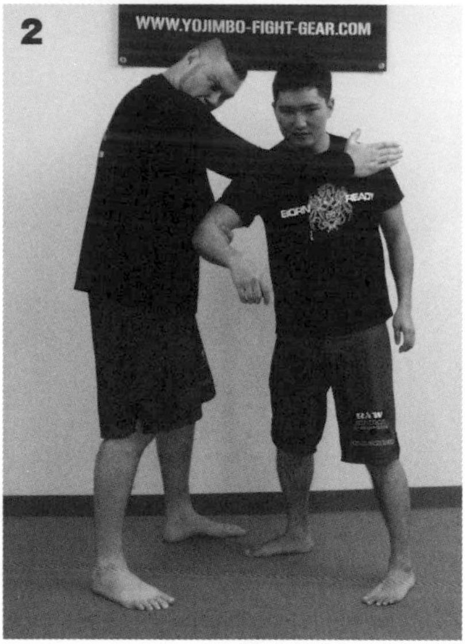

用右手按住左肩，旋轉對方的身體，

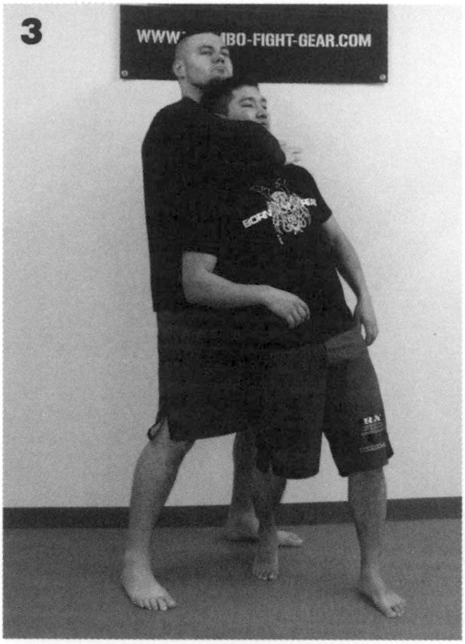

也可以壓制對方。

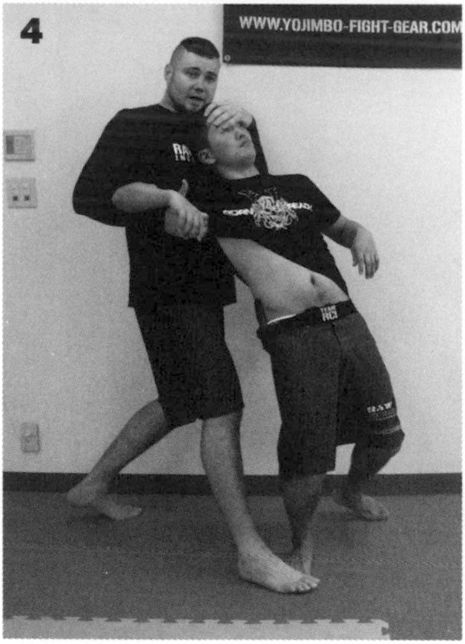

掀起對方的衣服。

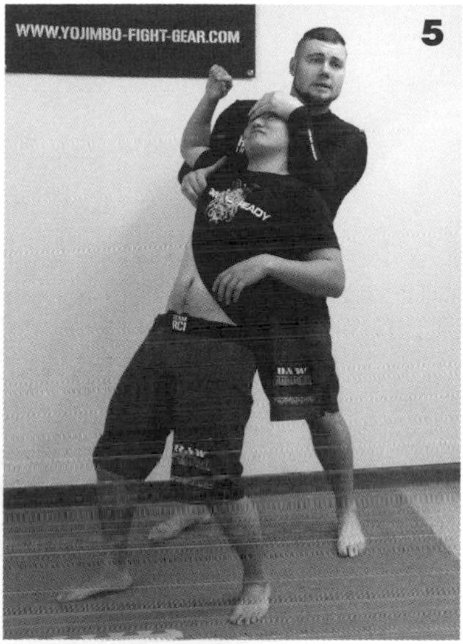


把對方拉過來封住行動。

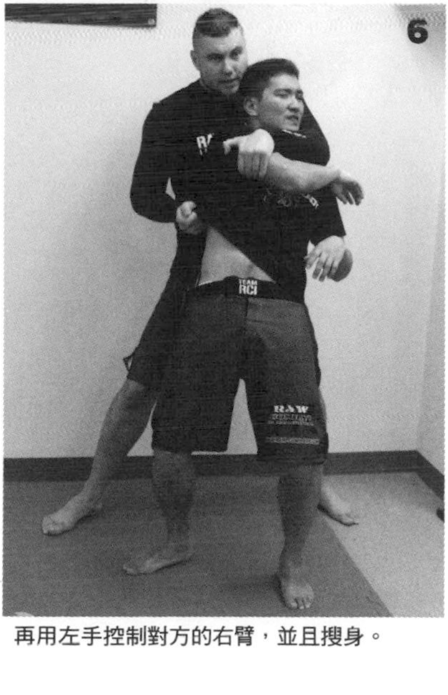


再用左手控制對方的右臂，並且搜身。

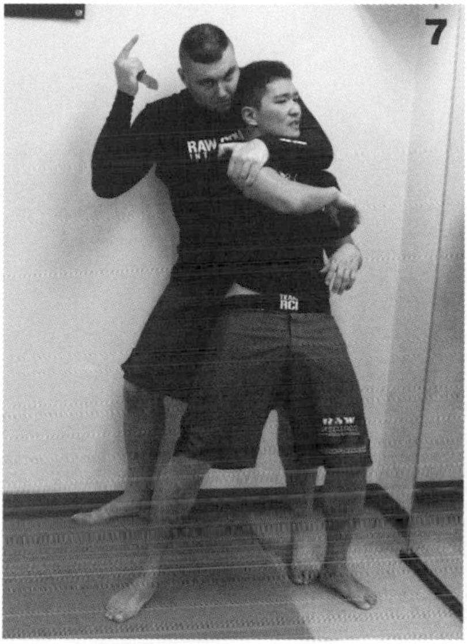


若對方藏有武器就搶走。

這些僅僅是ＣＱＣ應用的一個例子，只要理解概念，也能應用專家的技巧。

COLUMN

# 原住民女性將自由搏擊選手一擊KO

這不是我進行的打鬥，這是不久前我在澳洲看到的精彩KO場面。

我在大型酒吧從事圍事的工作，圍事的重要工作之一是，對於可能會喝酒鬧事的人，一開始就在入口拒之門外。如果把任何人都放行，只會增加圍事的工作。

這天我也擋下一名喝醉的原住民女性。澳洲原住民的酒品可是惡名昭彰。他們從小就學習獨特的拳術，一領到生活保護費就全部花光買酒。暢飲一番把錢花完後，就開始惹事生非。這種喝法正是原住民的習慣。

我把喝醉的原住民女性趕走後，這次來了一個剛出獄的澳洲自由搏擊選手。他問：「我可以進去嗎？」雖然要是他胡鬧起來會很麻煩，不過既然是出獄的第一天，那也沒辦法。「要是你胡鬧，我們會馬上請你出去，如果你乖乖喝酒就沒問題。」我這麼說，然後讓他進去。

雖然一開始他乖乖喝酒，可是過了30分鐘果不其然，那個男人開始做出莫名其妙的舉動。

他在舞池戴上蒙坤（泰拳選手在比賽中戴在身上的頭環），開始跳起拜師拳舞，不久對周圍的客人說：「要來挑戰看看嗎？」開始動手動腳。

我把跳著拜師拳舞的男人的手拉下來，用右手推他的身體，使他背靠著牆壁。我低聲說道：「出去！」

如果他老實地離開，我也用不著出手教訓他。

他老實地走向出口。我把他往外推，這時原住民女性還在外頭酒醉胡鬧。那個男人和原住民女性目光對上，他對著女性跳起拜師拳舞，又開始對人挑釁。

原住民女性大概也想大鬧一番吧？她突然對著男人毫不猶豫地猛衝。並且高高地躍起，對準男人的臉部使出二段踢，一擊將他KO。

她像是在模仿成龍，不過真是個精彩的KO場面。

我也省下了工作的麻煩，女人發洩完似乎也很滿足，結果皆大歡喜。

# 第7章

# 身體訓練

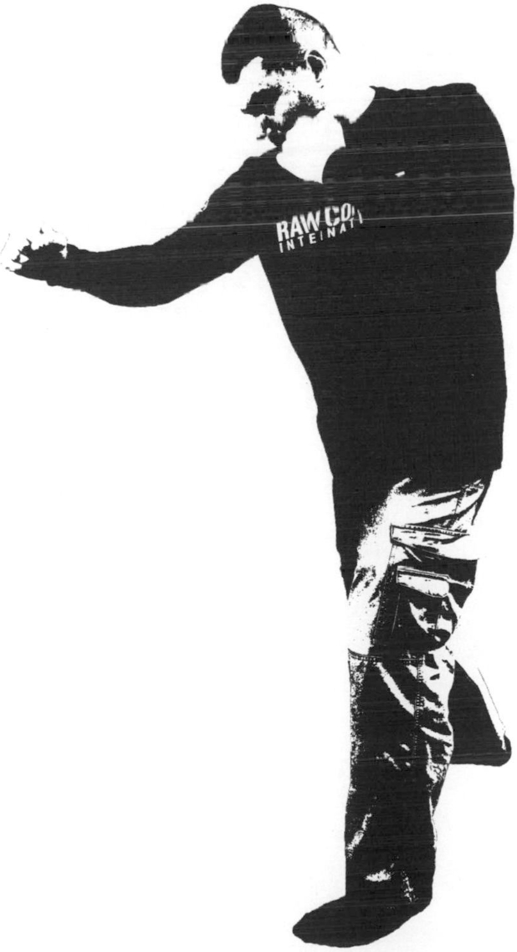

原始打擊非常重視身體訓練。至於CQC，之前已經敘述過若能活用3項工具就能迴避危機。

然而前提是瞬間正確地啟動OODA循環，明白自己置身於何種危機，並且該如何迴避。

CQC在執行時就能發揮效果。

既然如此，也許你會覺得身體訓練沒有必要。可是在風險管理與威脅管理中，身體都是重要的一點。

首先第一，在實際打鬥時，力量與精力都是必須的。

不管從對手那裡奪取多少位置優勢，或是讓對方挨了鎚拳與肘擊，假如攻擊本身缺乏破壞力就不值一提。為了取得強力的武器，某種程度的肌力絕對是必須的。

另外，打鬥是在興奮狀態下進行，精力損耗非常快速。若能瞬間結束打鬥倒還好，要是對方人數眾多，持續亂成一團的打鬥狀態，就會損失預料之外的精力。如果自己與對方體格相同，力量相同，那麼精力充足的人才會打贏。體力用完後，即使較小的衝擊也會負傷。精力耗盡就等於輸了。

另外，有時打鬥是在自己喝醉時，或疲勞時發生。未必總是在自己狀況絕佳時發生。從肉體方面看來，身體的鍛鍊不可或缺，至於另一個理由是，身體訓練對於精神層面的訓練也很有效。

原始打擊的訓練一開始會進行循環訓練，提高心跳速率，使肉體呈現疲勞狀態。

在上氣不接下氣，意識朦朧的狀態下，當然集中力也會衰退。假如此時危機來臨，精神壓力會很大。

藉由平日的訓練，刻意施加精神負荷，加入CQC與防身術的練習中。**即使意識朦朧，為了能在瞬間對付對手的攻擊，從平時習慣精神上、肉體上的壓力，是最確實、簡單的方法。**

我們進行的循環訓練並不特別，在此介紹一下，提供各位參考。這些訓練都是利用自身的重量，各位讀者也能在家裡進行。

## 12項循環訓練

原始打擊有12項循環訓練，原則上1項1分鐘做個3組，也就是要持續活動36分鐘。當然由於訓練時間的關係，有時1項只做30秒，2組就結束，但原則上是1分鐘做3組。另外，12項內容的細節每天都不一樣，因此主要介紹代表性的訓練內容。

## ①波比操

從站立的狀態，手撐著蹲下，兩腳向後跳。如伏地挺身身體由下往上抬，起身跳躍。重複這些動作。

可以鍛鍊全身肌肉，尤其是胸部與肱三頭肌，能練出鎚拳所需的重壓的肌肉。

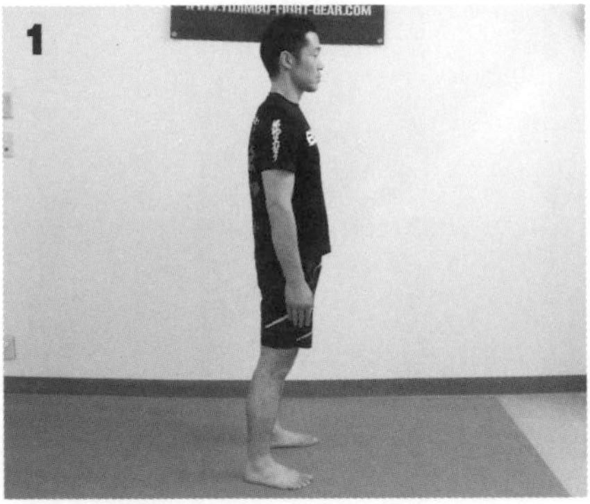

從站立的狀態，

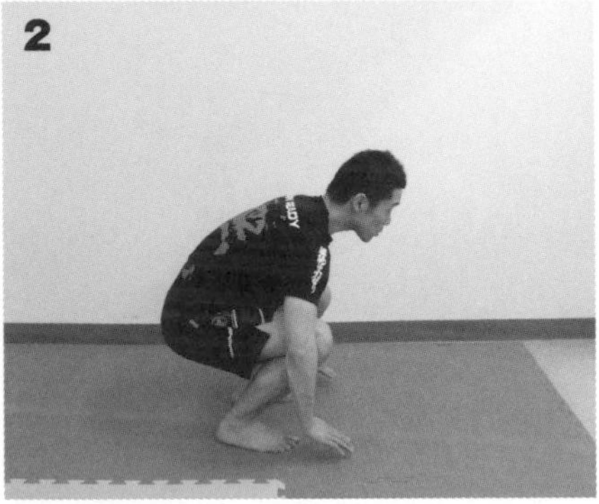

手撐著蹲下，

3

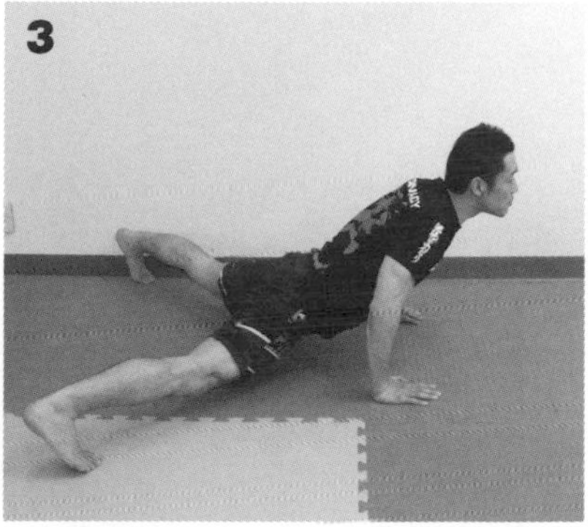

兩腳向後跳。

4

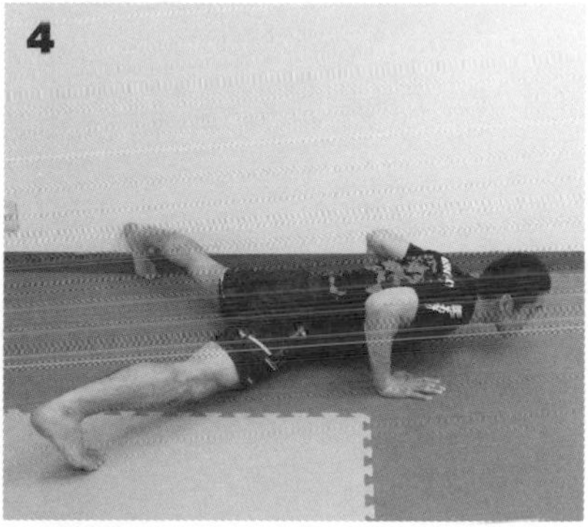

上半身往下，

5

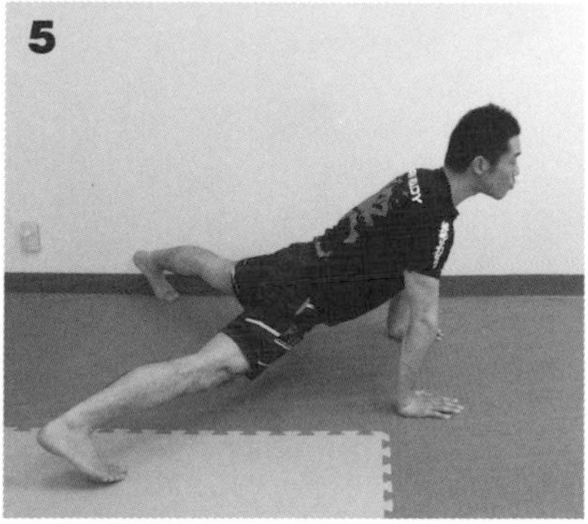

上半身抬起來。

6

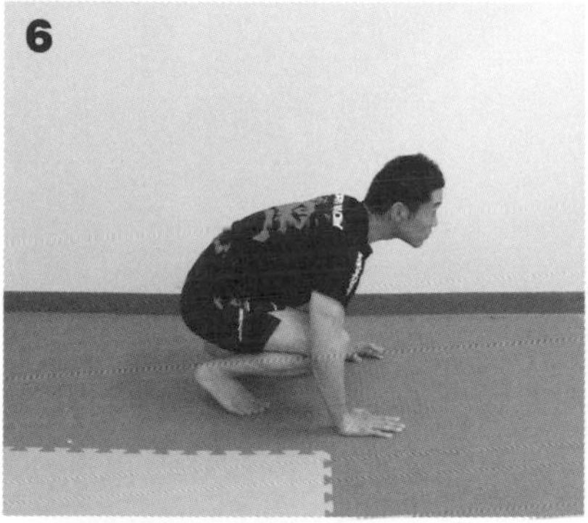

立刻收回兩腳。

7

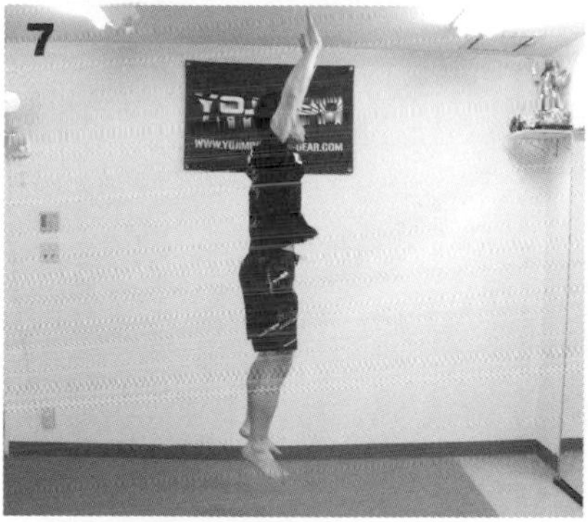

兩手高舉跳躍。

8

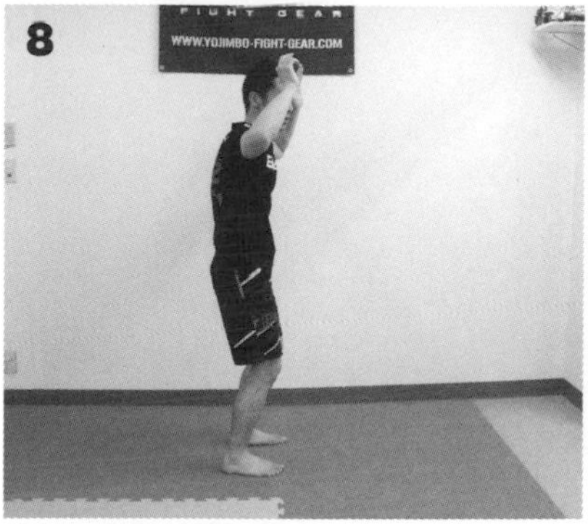


著地，重複這些動作。

## ②弓步蹲

兩手舉起格擋，兩腳靠攏站立，左腳向前，右膝撐地身體下降。起身，這次換右腳向前左膝撐地身體下降。重複這些動作。

可以鍛鍊包含大腿的整個下半身。

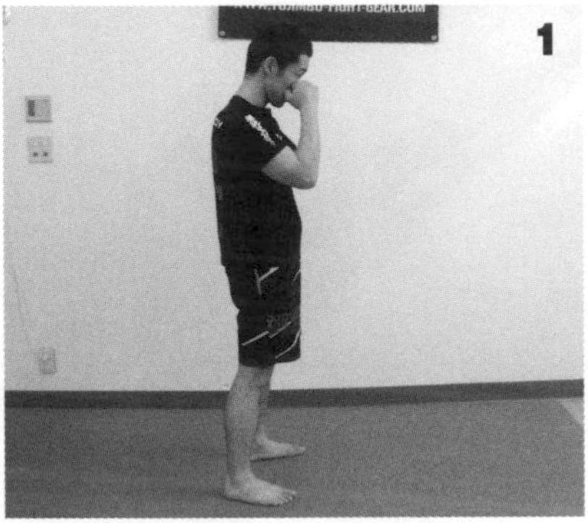

兩手舉起格擋站立。

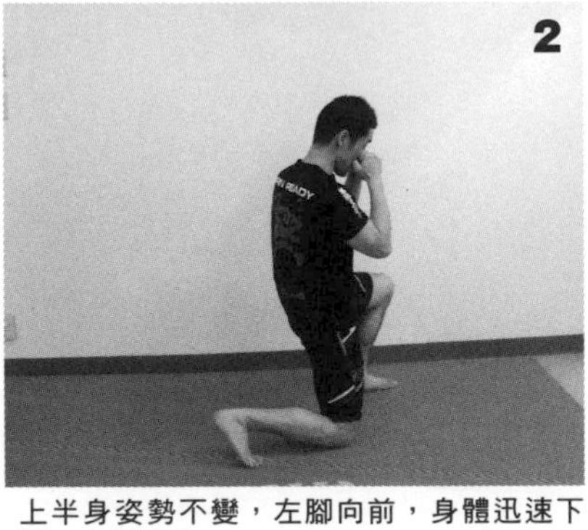

上半身姿勢不變，左腳向前，身體迅速下降。右膝撐地。

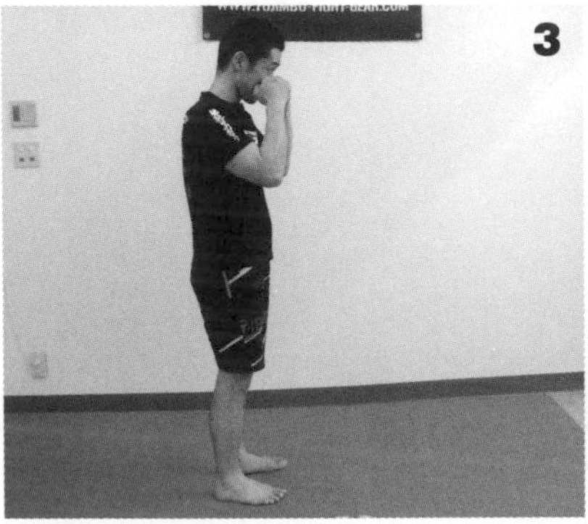

左腳收回起身。

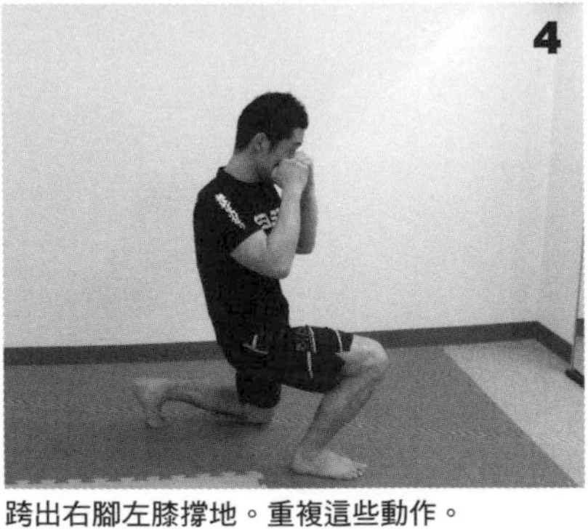

跨出右腳左膝撐地。重複這些動作。

### ③大字跳

從雙腳併攏，兩手下垂的狀態稍微往上跳，兩腳打開，同時雙手舉到頭上拍掌，兩手放下雙腳併攏。重複這些動作。

可以培養全身的體力和精力。

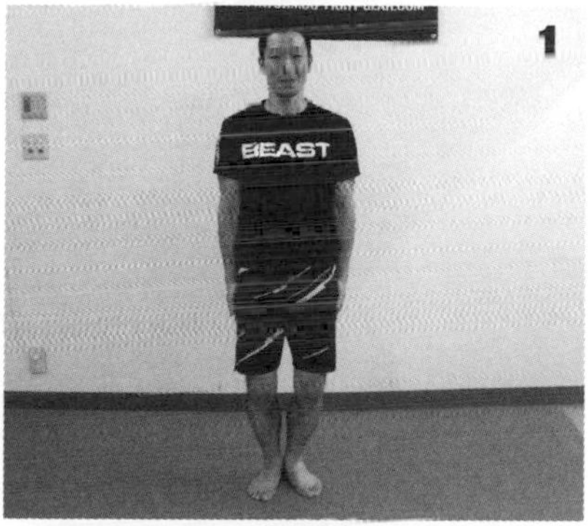


雙手雙腳併攏。

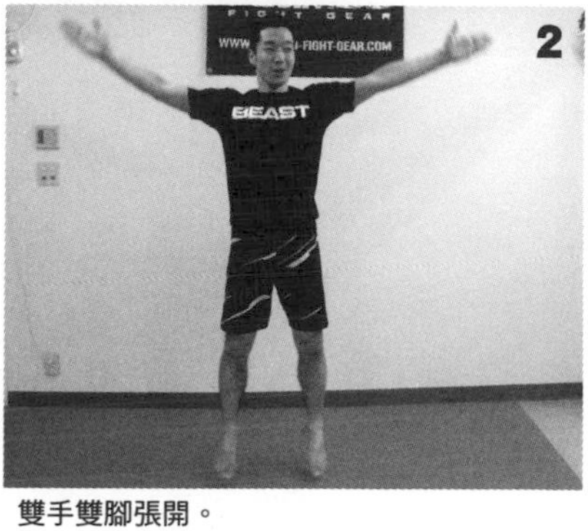


雙手雙腳張開。

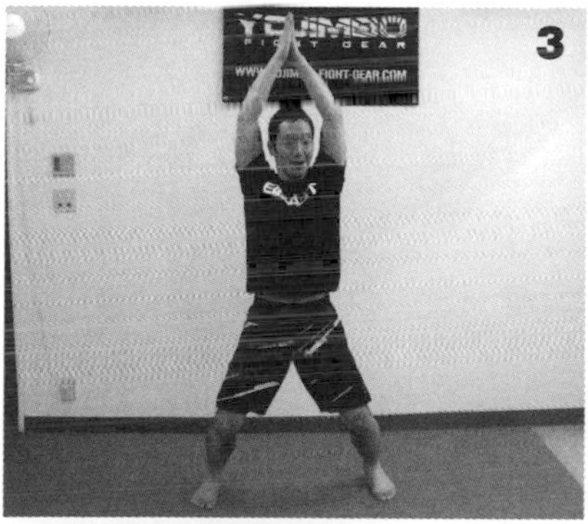


兩手舉到頭上拍掌。

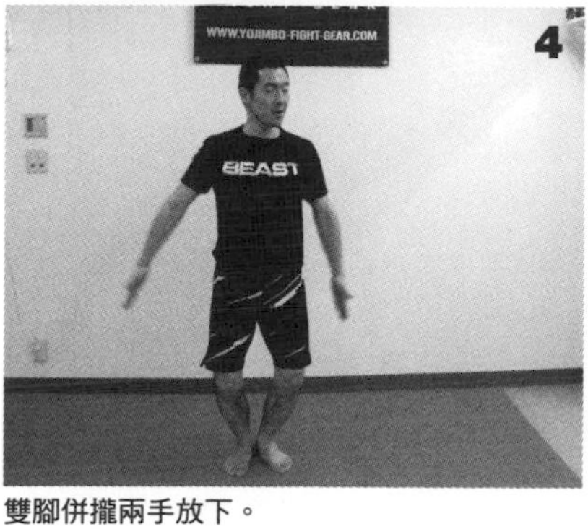


雙腳併攏兩手放下。

## ④跳繩

拳擊訓練中常見的跳繩。因為拳擊是回合制，所以精力會大幅影響勝負。這在實戰中也一樣。和大字跳相同，可以培養全身的精力。

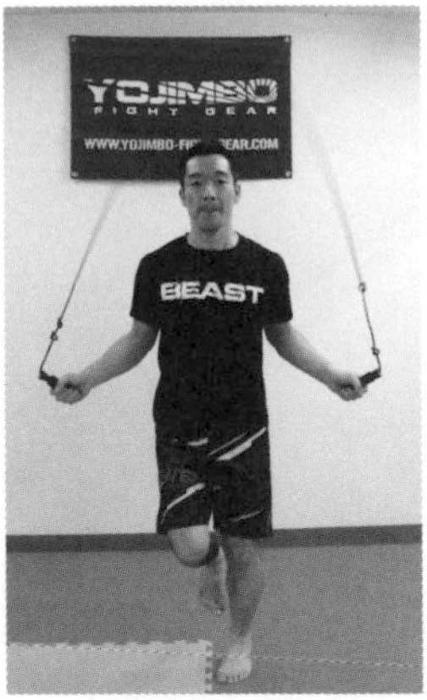

可以做二重跳，或變換腳步進行。

## ⑤滾輪

兩膝跪地，按住滾輪，上半身接近地板，再抬起來。

除了腹肌，對背闊肌也很有效。可以培養扭抱拉扯時的力氣，及摔倒對方所需的肌力。

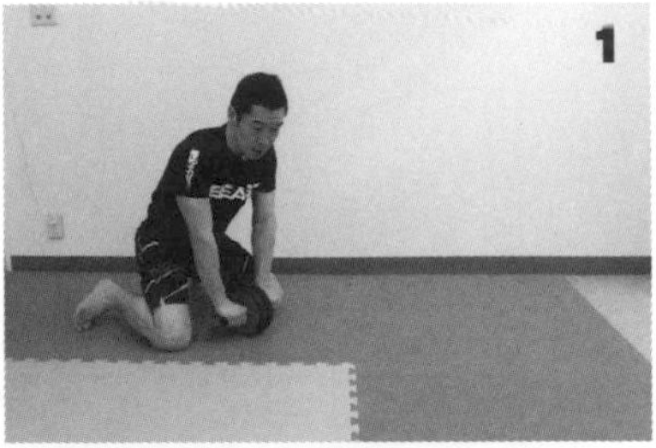

兩膝稍微打開進行滾輪訓練。

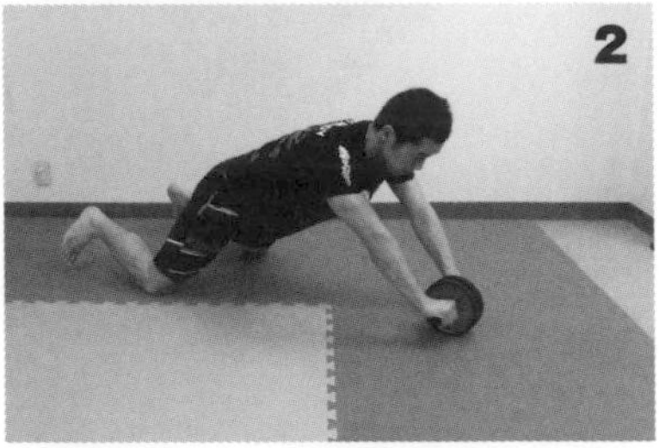

慢慢往前推。

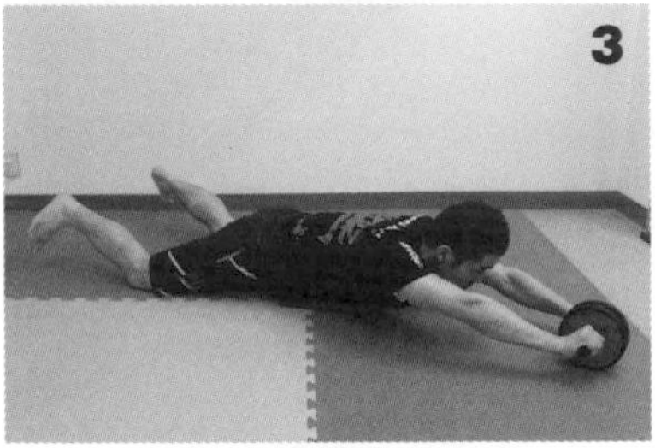

在大腿碰到地面前停住。

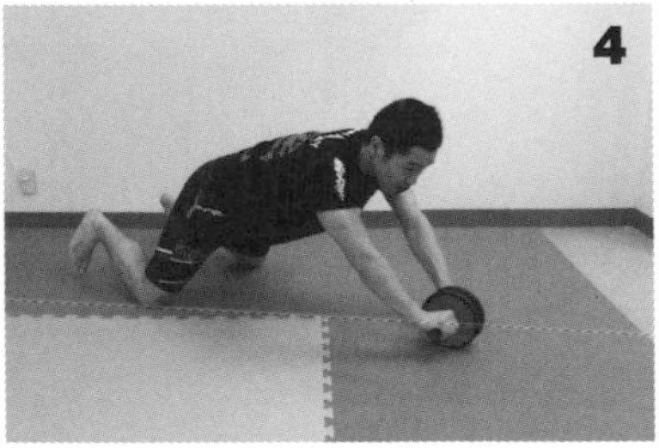

恢復再重複動作。

### ⑥V型仰臥起坐

兩手向上伸，從仰躺的狀態緊縮腹肌，在空中雙手與兩個腳尖觸碰。重複這個動作。

這是加強腹肌與腰部等軀幹的訓練。

### ⑦伏地挺身

就是雙臂屈伸。標準的方法是雙手打開與肩同寬，至於增加強度的方法，可以兩手張開，或兩手合起。

張開進行時，兩手指尖要朝外。合起時，兩手拇指與食指要合成三角形。

一般的方法對於胸部與肱三頭肌很有效。張開進行時，對於肩膀與背闊肌很有效。合起時，則對胸部與三頭肌很有效。能夠加強肘擊使出時的力量。

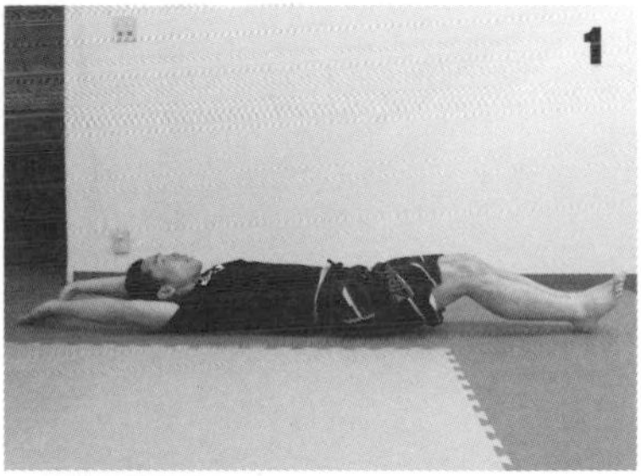

兩手伸直躺平。

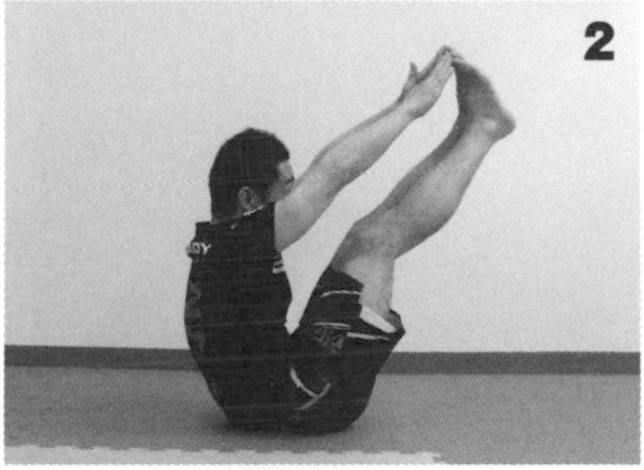

雙手和雙腳在空中觸碰。

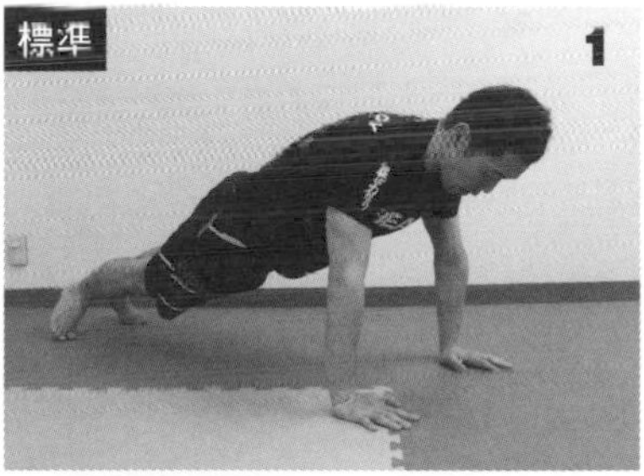

雙手打開與肩同寬。

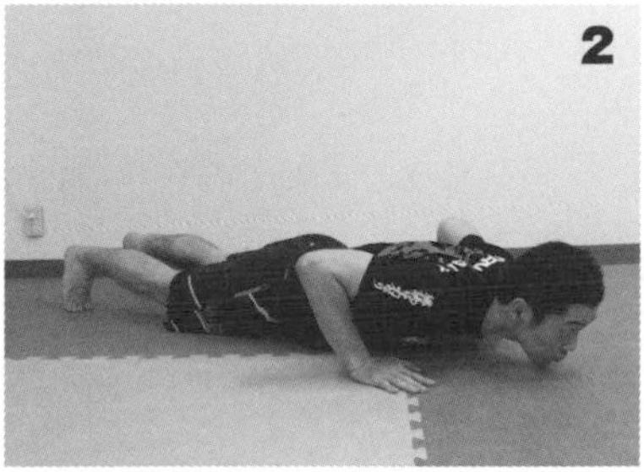

上半身深深地下沉。

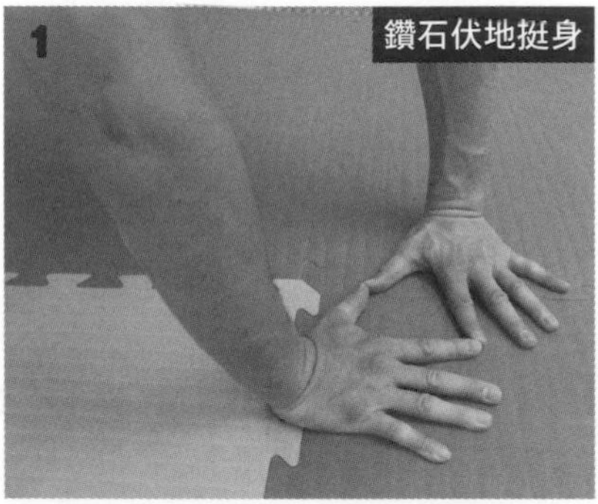


用雙手手指合成三角形，稱為「鑽石伏地挺身」。

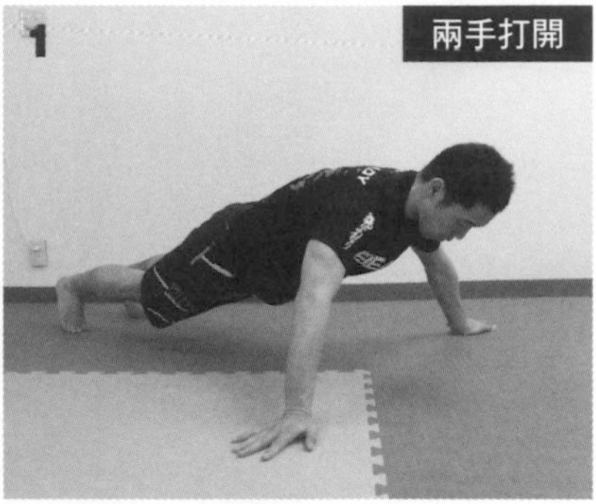


兩手打開，指尖朝外。

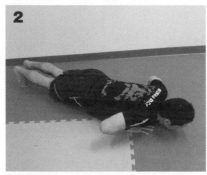

深深地下沉。

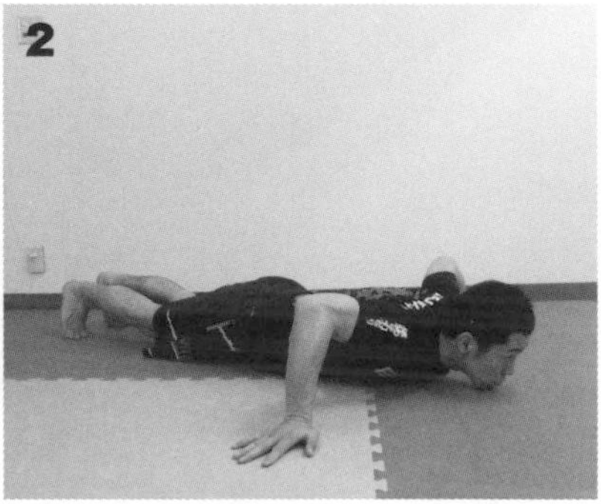


對背闊肌很有效。

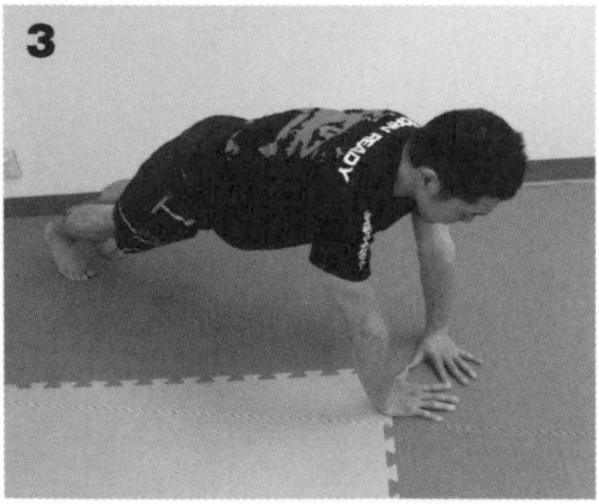


手臂伸直挺起來。對胸部與三頭肌很有效。

### ⑧背部伸展訓練

趴著，雙手雙腳抬起來，很常見的訓練。

可強化腰部與背部等軀幹。

### ⑨登山式

兩肘撐地，從趴著的姿勢伸出一隻腳，腳掌撐在地上，另一隻腳拉到胸口，膝蓋不碰地。左右腳交換，重複這個動作。

不僅能鍛鍊側腹、肱三頭肌與肩膀，膝踢也能流暢地施展。

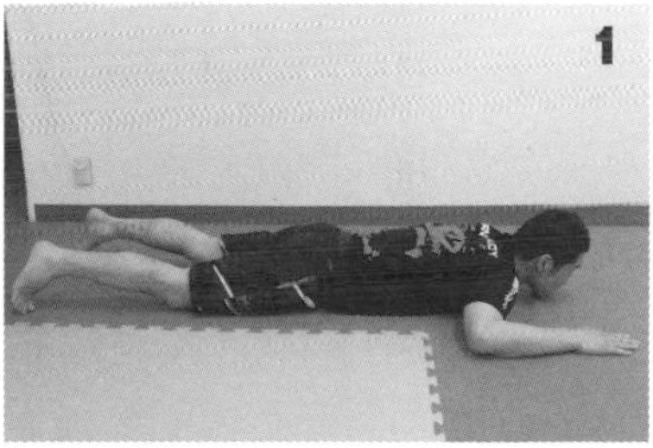

趴著，

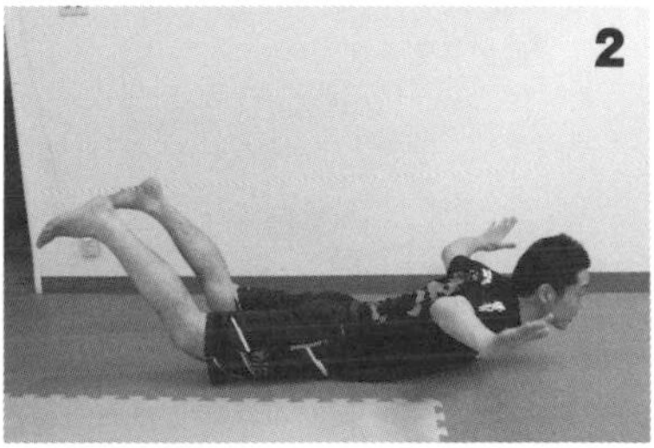

雙手雙腳抬起來。

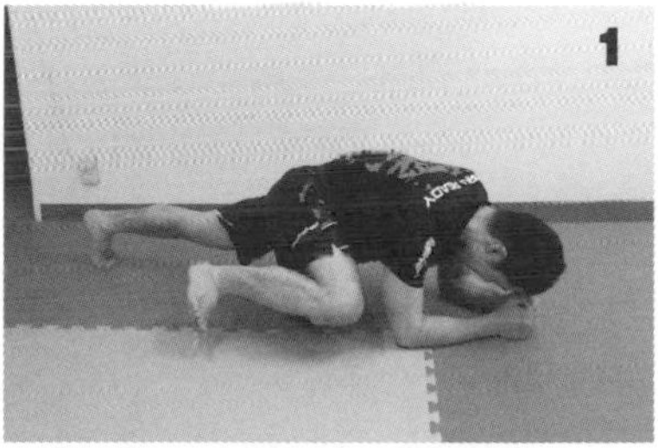

兩肘撐地，左腳伸直，雖然撐在地上，可是拉回的右膝不碰地。

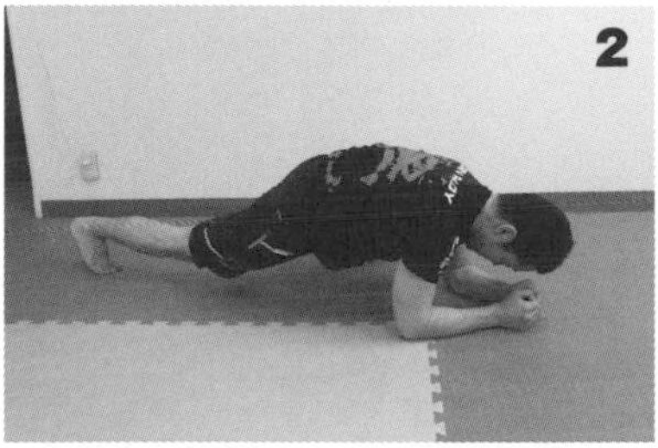

右腳伸直，腳掌撐地，左膝拉回不碰地。

## ⑩鎚拳、肘擊、膝擊

跨坐到倒地的對手身上，左右連續擊出鎚拳、肘擊、膝擊。

雖是初學者專用的基本連鎖攻擊，但是高手可以使出更複雜的連鎖攻擊。另外，也可以進行當天學到的連鎖攻擊。

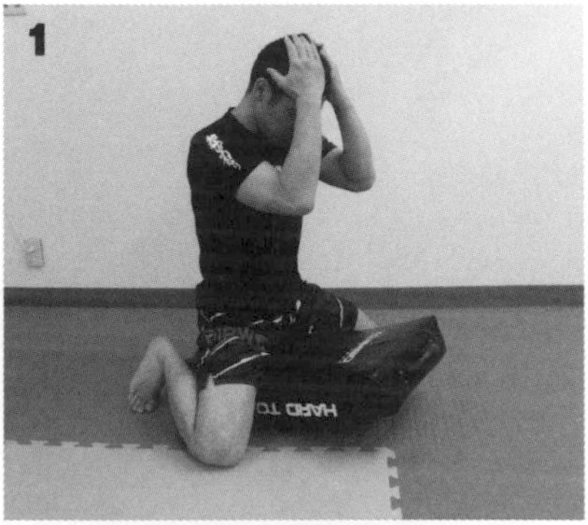

跨坐到練習靶上面，兩手遮住頭。

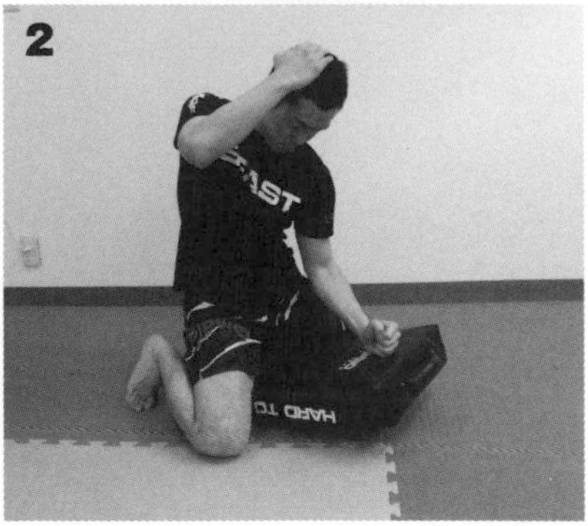

使出左鎚拳、

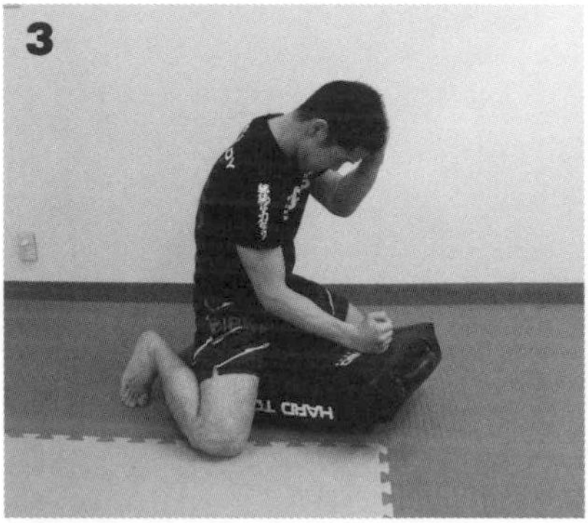

右鎚拳、

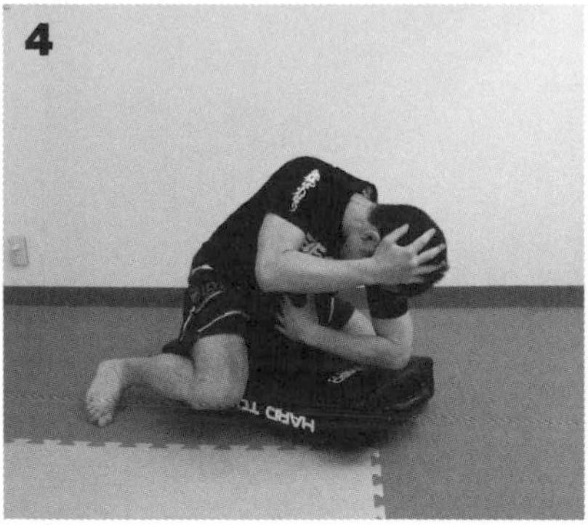

左肘擊、

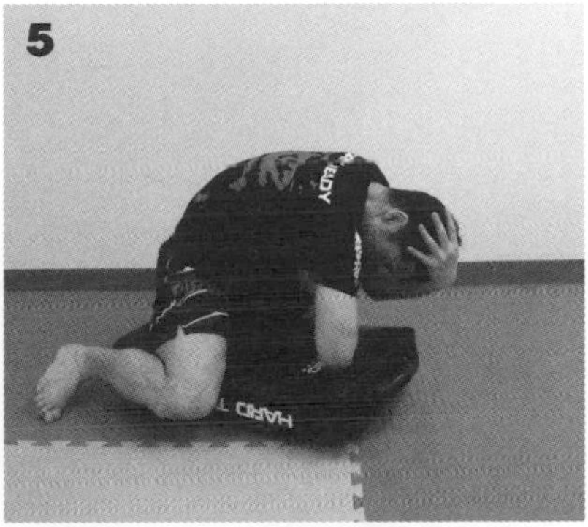


右肘擊、

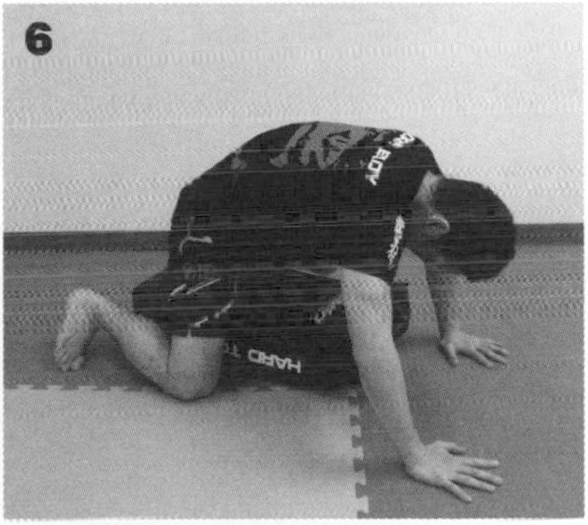


兩手撐地，

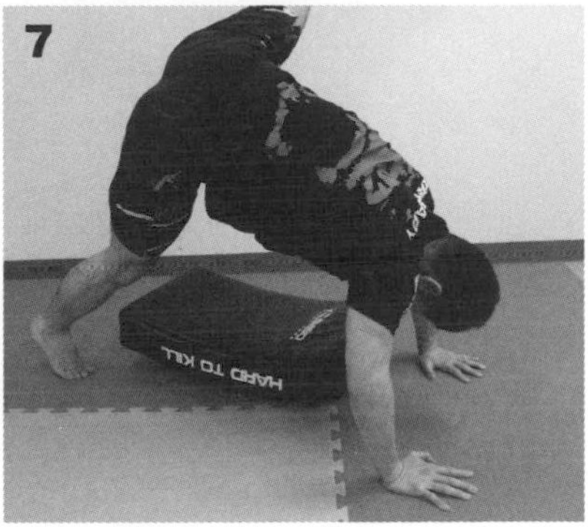


下半身抬起來，

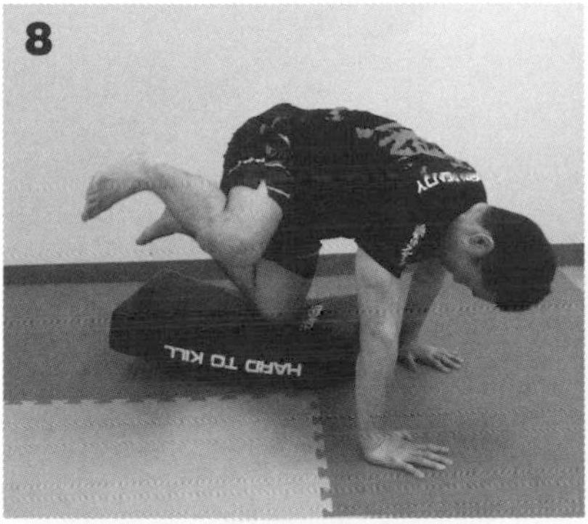


利用落下的力道使出左膝踢，

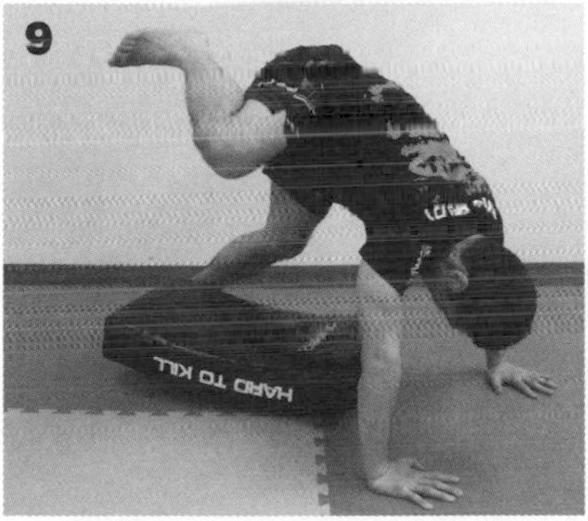


再抬起下半身，

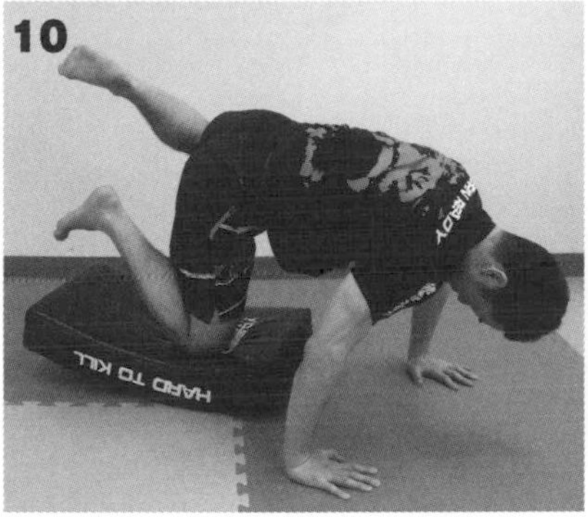


右膝踢落下。

## ⑪仰臥起坐左右鎚拳

兩膝稍微彎曲，仰躺，雙手抱頭。維持這個姿勢抬起來，扭轉上半身並擊出左右鎚拳，再次雙手抱頭恢復姿勢，重複仰臥起坐。

可以鍛鍊腹直肌與腹斜肌。

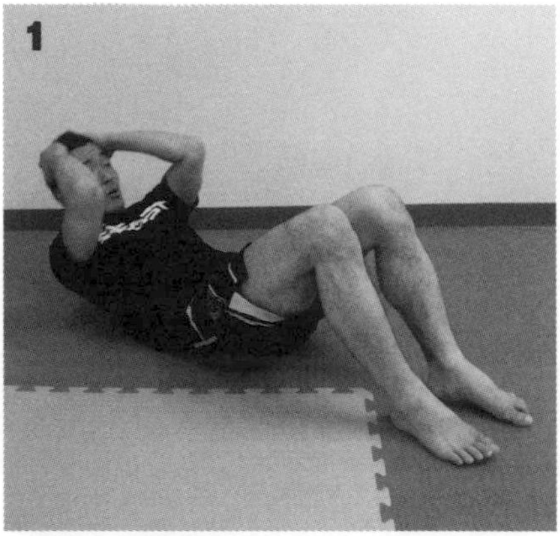

兩膝彎曲，雙手抱頭。

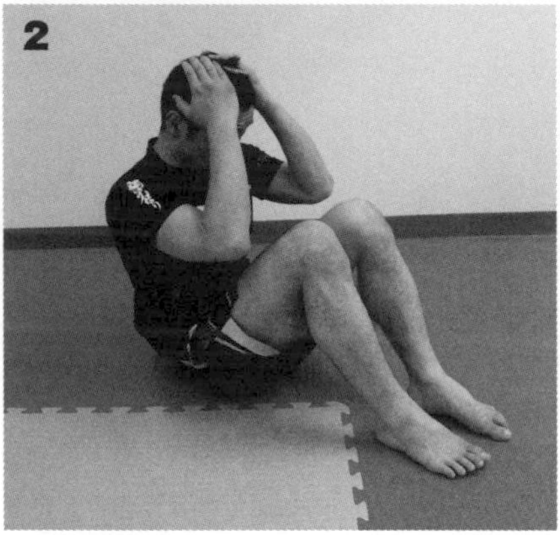

以這個姿勢起身。

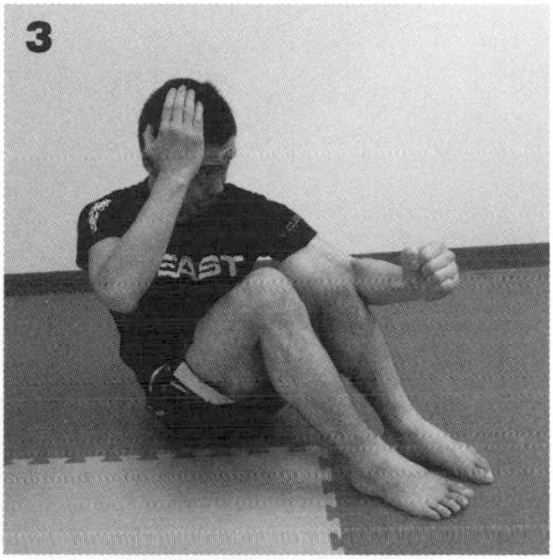

扭轉上半身揮出左鎚拳，

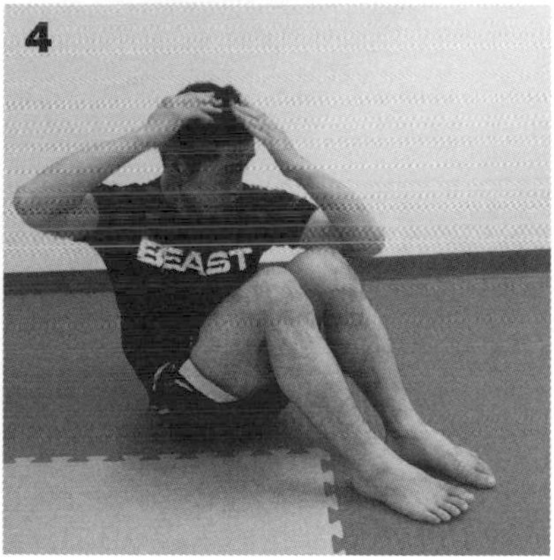

左手收回，雙手抱頭。

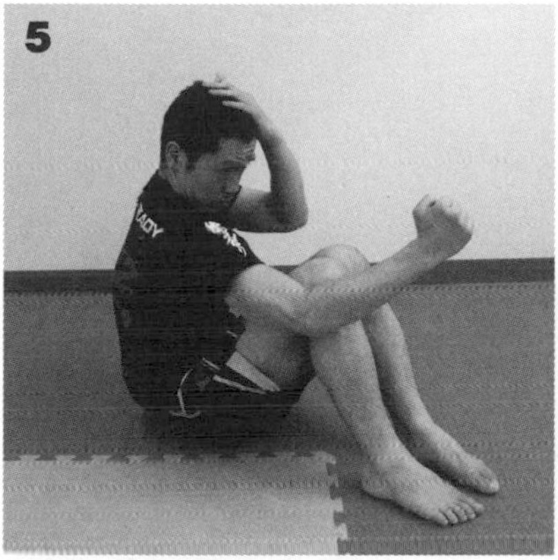

扭轉上半身揮出右鎚拳，

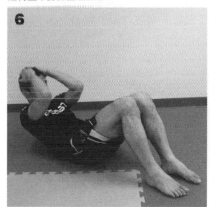

右手抱頭，重複這些動作。

### ⑫深蹲左右前踢

雙手格擋舉到面前，兩腳與肩同寬。

此時兩肘約碰到兩膝，確實曲膝下蹲後，一起身就踢出左右前踢。這時，雙手的格擋要確實舉好。

不僅有助於鍛鍊下半身與培養精力，也能養成踢腿時用手確實防禦頭部的習慣。

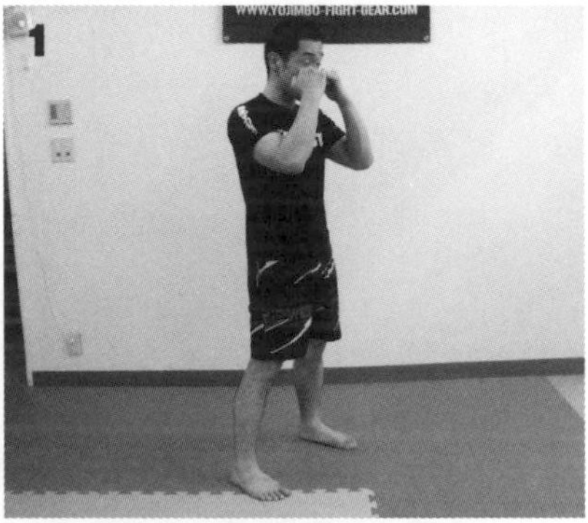

兩手確實防禦下顎。

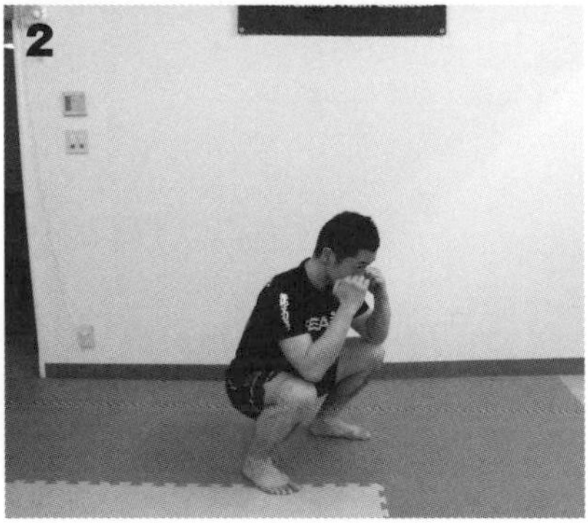

手肘約碰到膝蓋，確實曲膝下蹲，

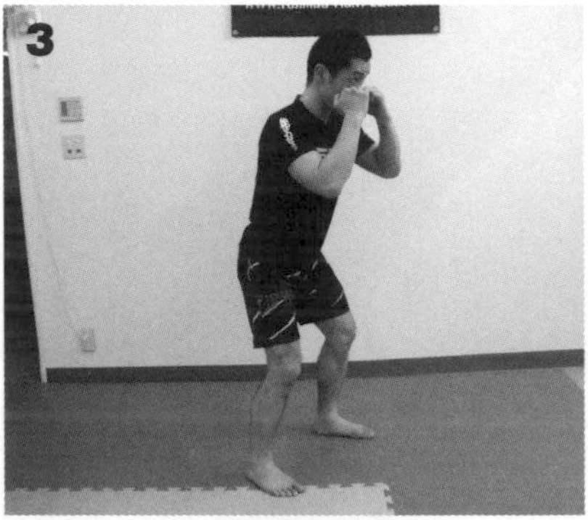

起身後

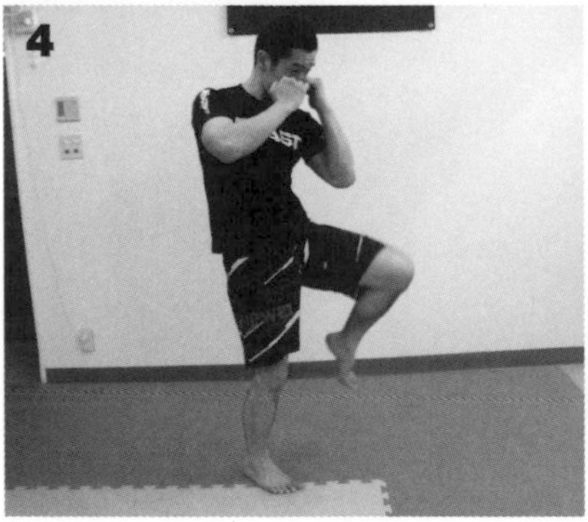

抬起膝蓋，

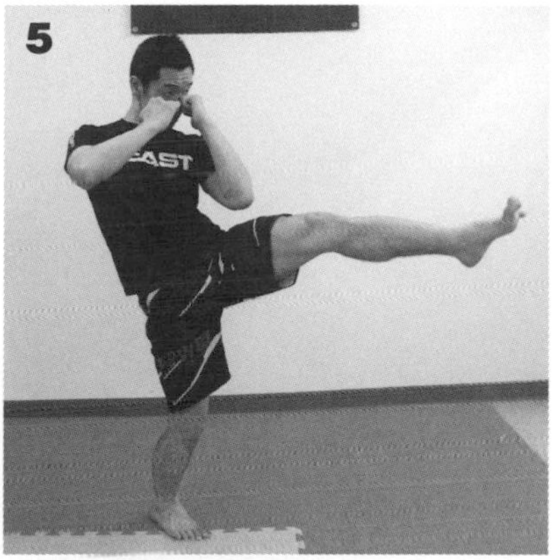

使出左前踢，

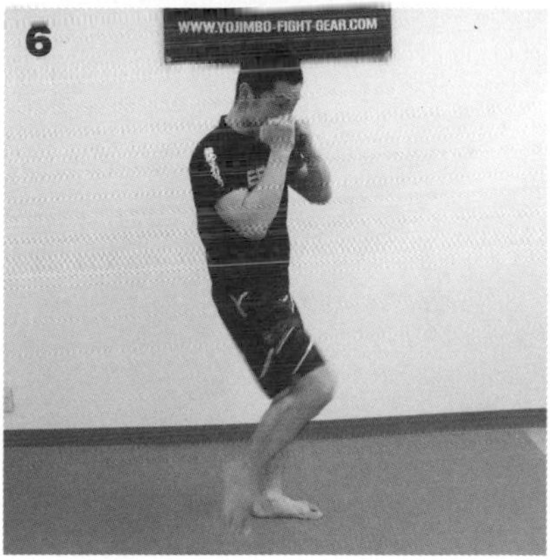

立刻抬起右膝，

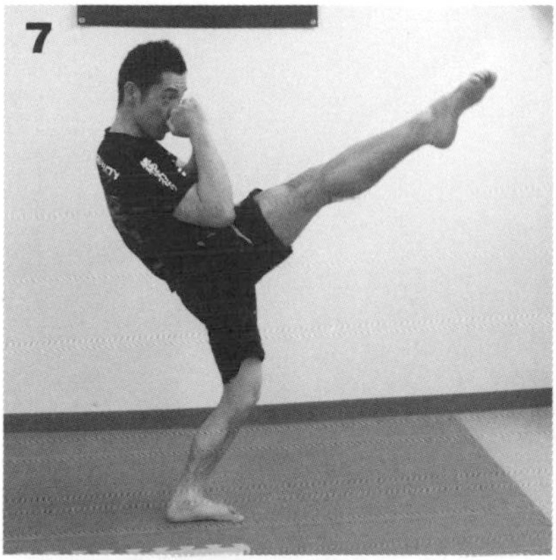

使出右前踢，

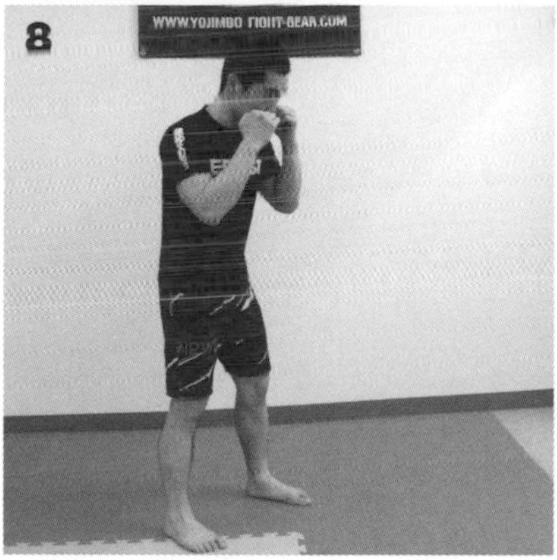

收回右腳，兩腳回到大致平行。重複這一連串的動作。

以上就是循環訓練的主要項目，除此之外，也能進行維持靜止姿勢的核心訓練。

從1分鐘到2分鐘做個3組。

最具代表性的是手肘撐地，身體維持挺直的V字平衡。也有維持兩肘撐地的姿勢，抬起腰部等變化。

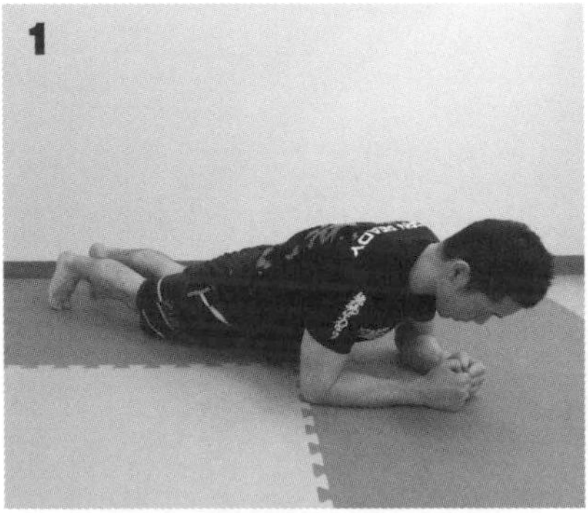

兩肘撐地趴著，全身保持一直線持續挺起。

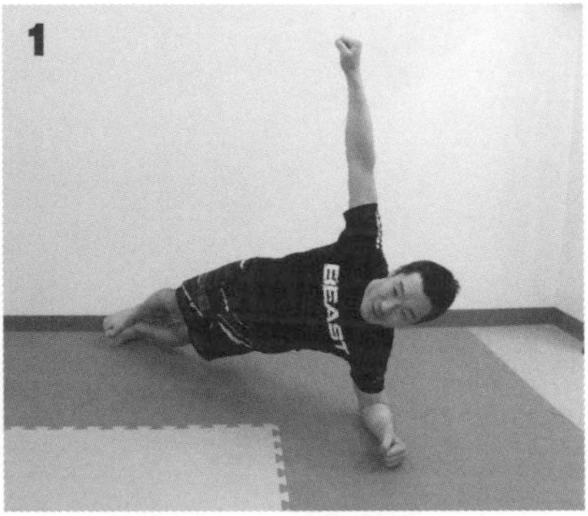

一邊手肘撐地，另一隻手向上伸。身體維持一直線持續抬起。

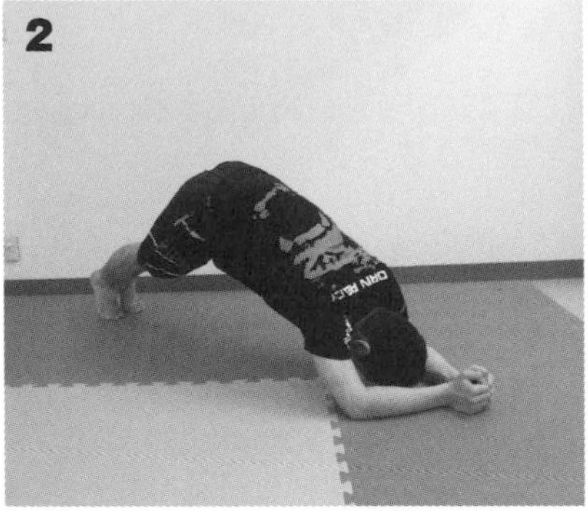

兩肘撐地，維持腰部抬起的姿勢。這個形式適合初學者與肌力弱的人，效果比較差。

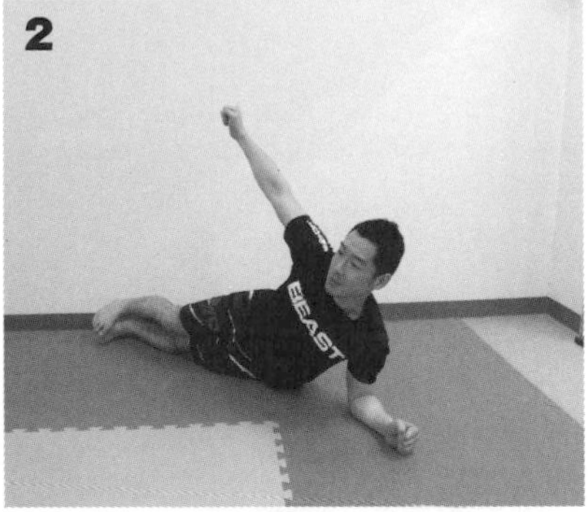

初學者可以腰部撐著進行，強度便會減弱。

打鬥時一定會承受精神上與肉體上的壓力。練習前要做這種循環訓練，讓精神與肉體變成難受的狀況再開始學習。這時必須冷靜地發揮OODA循環。

要在這種疲憊的狀態下，練習正確地發揮OODA循環。

例如攻擊者莫名其妙地上前搭話：「你相信神嗎？」、「請幫我叫救護車。」雖然冒出令人想笑的問題，但接收者面對問題時要用反問回應。絕不可認真回答。平時若是沒有做這種訓練，一時會無法反應。

然後，如果我說出「GO！」的暗號，就表示開啟了從決定到行動的開關。這時要毫不猶豫地從這個狀態下即時反應，在2秒內打倒攻擊者。

接著掃視後離去。從GO的暗號，只在2秒內完成。

有時為了施加壓力，我會讓道館的光線變暗，加上大音量的音樂，對於視覺與聽覺也施加壓力。

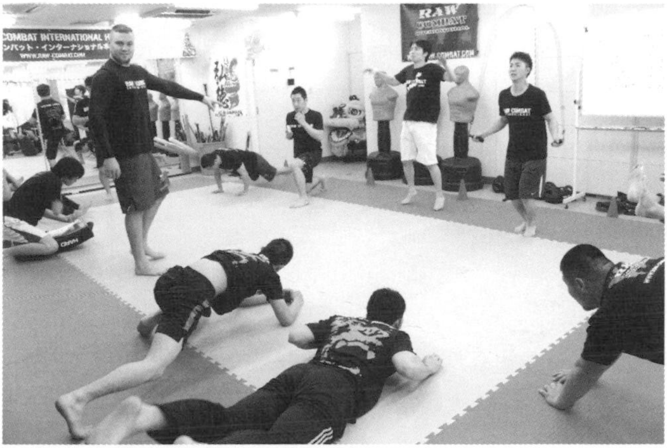


藉由12種循環訓練，道館內充滿高昂的氣氛。

在這種壓力下，能夠冷靜行使ＯＯＤＡ循環的頑強精神是最需要的。
原始打擊在全球軍隊、特種部隊、警察與ＳＰ等單位，被公認為最具有實戰性的即戰力。各位是否瞭解其中部分祕密了呢？
若能理解它的概念，你也能成為硬目標的一分子。

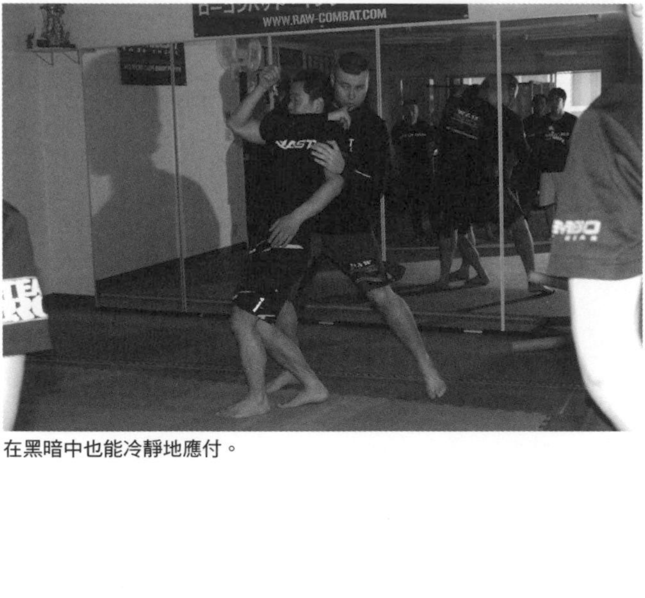

在黑暗中也能冷靜地應付。

COLUMN

# 飛車追逐撿回一條命

我擁有各種實戰技巧的教練資格，2012年我在巴西聖保羅取得了戰術駕駛的教練資格。

特種部隊隊員為了追捕恐怖分子，需要特殊的駕駛技術。就是所謂的飛車追逐技術。

我在反恐中心與特警部隊的頂尖好手努力學習特殊駕駛技術。像是在車子不減速的情況下降低轉速，不踩煞車奔馳在複雜的路線上。

取得這項資格後，我因為在洛杉磯進行指導，和前來迎接的學員從機場上車。碰巧是由我開車。

結果，我發覺有2台可疑的車追著我的車。那是大型的露營車。1台停在我的車前面，擋住去路。這2台車想包夾我。有個黑人下車手上拿著槍。也許是洛杉磯的黑道，他們可能把我們誤認為目標。

該怎麼辦？從車窗探頭說聲你們認錯人了？還是？這時的判斷必須在2秒內進行，並且採取行動。

我踩下油門，往前衝，擠過那些人的車縫，全速逃離。我知道後面有車子追上來，我闖過紅燈奔馳，他們沒有再追上來。

我沒想到會在這時用上戰術駕駛的技術。

雖然在車上與CQC或格鬥無關，但是OODA循環的危機管理概念，在任何情境都有效。多虧如此，這次也總算求生成功了。

# 後記

非常感謝各位讀到最後。

對於讀完本書的各位讀者，最後我想說3件事。

首先，在本書似乎表現出我否定武術的意思，其實不然。因為我從小熱愛武術，是不想輸給任何人的「武術御宅族」。

年幼期我在澳洲開始學習武術與格鬥技，之後在東南亞、中國、台灣、韓國、日本、美國學習武術。一發現哪位師父很厲害，我就會搭飛機去見他，拜入門下，然後全部從基礎重新學習。

如今我也不忘練習太極拳與功夫。在工作與社會生活中產生的壓力，由此重新調整自己的身心與態度時，具有非常不錯的效果。

並且，我在原始打擊也傳授「席拉」這種武術。各位讀者或許有不少人對席拉抱持著強烈的興趣，這部分若有機會再來介紹。

我想說的是，「武術」與「求生」是不同的概念，應該加以區別練習。

在日本「武術」、「格鬥技」、「護身術」、「實戰性」……這些都被混為一談，放在檯面上一起談論，可是這是錯誤的。「武術」是分別具有悠久歷史的文化，「格鬥技」是在規則中決定勝敗的運動。

兩者所陳述的「護身術」與「實戰性」，只是追求「招式」，不過是減肥的鍛鍊。或許這些指導者缺乏實際面對暴力的經驗，在日本這種情況尤其普遍。只集中在眼前狹隘的範圍，對於周遭，或是前後的危機管理完全沒有顧及。所以，需要的概念並非「護身術」，而是「求生」。

第二，要經常掃視，務必將「求生」所需的意識加入自己的生活風格。

最近社群網站很流行，如果隨便將自己的個人資訊上傳到網路，你在犯罪者眼中就是「軟目標」。隨時能與他人聯繫的便利工具，要是弄錯使用方式，馬上就會變成讓自己成為被害者的工具。

第三，找到一起練習的同伴，不只練習技術，最好健身出汗，練出肌肉與精力同時鍛鍊身體。在實際打鬥中，力量與精力都是必須的。自己的身體是求生工具，應做好準備。就像磨刀一樣，要時時保持鋒利，隨時能夠拔刀斬切。

如此一來，自己也能培養自信。連走路方式與舉手投足都會變得不一樣。如此經常保有危機管理意識，「心、技、體」全部到位，你就會成為「硬目標」。

經常有人如此問我：

「學了原始打擊就會變強嗎？」、「要練多久才會變強？」

我的回答總是那一句：

「這就要看你了！」

沒錯，全看你如何活用。

在原始打擊的本部道館有許多學員努力訓練。對初學者或女性而言，一開始的一點訓練也可能令他們覺得難受。但是不要放棄，一點一滴地持續努力才能培養出真正的力量。

這正是「堅持就是力量」。

目前日本原始打擊戰鬥系統除了大宮本部，我也在東海、關西、九州展開活動。如果各位讀者想要加入一起練習，我們非常歡迎。

最後，在本書出版之際，fullcom的山田英司先生與野澤靖尚先生客氣且有耐心地採訪、編輯，我要向兩人致上深深的謝意。本書有許多內容是在日本前所未有的概念，將這些整理成冊，實在是一件大工程。我要向兩人的求生意志獻上敬意與感謝。

另外，也感謝購買本書並讀到最後的各位讀者。

並且，祝福各位都能順利「求生」，後會有期！

盧克・霍洛威

## 作者簡歷

### 盧克・霍洛威

國際原始打擊戰鬥系統（RAW Combat International）創始人。

自幼在出身地澳洲學習各類武術、狩獵、叢林求生等訓練。立志學習全世界的武術，到過日本及世界各國的道場拜師，鑽研技術、知識與思想。

返回澳洲後，活用所學展開重要人物保鏢與設施警衛等的訓練事業，在屢次發生的暴力事件與生命面臨危機的狀況下，開始面對高度風險管理。由於認識到在危急狀況下空有技藝的武術毫無意義，於是以過往鑽研的武術為基礎，想出儘管肉體、精神感受極度壓力也能控制自我的技巧。與複數的對手對峙、或是遇到持有武器的各種場面，都讓他學到一點，就是以「生還」為最優先考量的想法。他把訓練定位成一種準備，將以往的武術訓練方法從根本改變，創立了「國際原始打擊戰鬥系統」。

他開發出現場主義的訓練方法，目的在於使所有的訓練對參加者而言具有真正的意義，目前活躍於世界各國。

---

### 國際原始打擊戰鬥系統總部

330-0854　埼玉県さいたま市大宮区桜木町2丁目297　桜ビル2F
www.raw-combat-japan.com
info@raw-combat-japan.com
Youtube頻道　https://www.youtube.com/user/RawCombatJapan

---

**●演武協力**

須田純弘／青山武志／安部和英／中島絢詩朗／広瀬道琉／さおり

國家圖書館出版品預行編目資料

2秒內擊倒!戰鬥民族的防身技巧「原始打擊」 / 盧克.霍洛威(Luke Holloway)編著；蘇聖翔譯. -- 初版. -- 臺北市：臺灣東販, 2017.03
216面 ;14.8×21公分
ISBN 978-986-475-287-4(平裝)

1.防身術

411.96　　106001421

**2 BYO INAI NI TAOSU! RAW COMBAT**

Originally published in Japan in 2016 by Toho Publishing Co., Ltd.
Chinese translation rights arranged through TOHAN CORPORATION, TOKYO.

## 2秒內擊倒！
## 戰鬥民族的防身技巧「原始打擊」

2017年 3 月 1 日初版第一刷發行
2020年11月15日初版第三刷發行

作　　者　盧克・霍洛威
譯　　者　蘇聖翔
編　　輯　林宜柔
美術編輯　鄭佳容
發 行 人　南部裕
發 行 所　台灣東販股份有限公司
＜地址＞台北市南京東路4段130號2F-1
＜電話＞(02)2577-8878
＜傳真＞(02)2577-8896
＜網址＞http://www.tohan.com.tw
郵撥帳號　1405049-4
法律顧問　蕭雄淋律師
總 經 銷　聯合發行股份有限公司
＜電話＞(02)2917-8022



TOHAN